Jean-Christophe Berlin
Nicolas Bertrand

MASSAGE HANDBUCH

Bibliografische Information der Deutschen Nationalbibliothek
Die Deutsche Nationalbibliothek verzeichnet diese Publikation in der Deutschen Nationalbibliografie. Detaillierte bibliografische Daten sind im Internet über http://dnb.d-nb.de abrufbar.

Für Fragen und Anregungen
info@rivaverlag.de

Wichtige Hinweise
Dieses Buch ist für Lernzwecke gedacht. Es stellt keinen Ersatz für eine individuelle medizinische Beratung dar und sollte auch nicht als solcher benutzt werden. Wenn Sie medizinischen Rat einholen wollen, konsultieren Sie bitte einen qualifizierten Arzt. Der Verlag und die Autoren haften für keine nachteiligen Auswirkungen, die in einem direkten oder indirekten Zusammenhang mit den Informationen stehen, die in diesem Buch enthalten sind.

Ausschließlich zum Zweck der besseren Lesbarkeit wurde auf eine genderspezifische Schreibweise sowie eine Mehrfachbezeichnung verzichtet. Alle personenbezogenen Bezeichnungen sind somit geschlechtsneutral zu verstehen.

1. Auflage 2023

Türkenstraße 89
80799 München
Tel.: 089 651285-0
Fax: 089 652096

Die französische Originalausgabe erschien 2019 bei Flammarion unter dem Titel *Encyclopédie du Massage*.

Übersetzung: Elisabeth Liebl
Redaktion: Ulrike Reinen
Umschlaggestaltung: Sonja Vallant
Alle Illustrationen (Umschlag und Innenteil): Lise Herzog, außer: S. 218: Gëorgia Knap, S. 219: Clair Davies et al., S. 222: Jean Bossy; S. 272: Jean-François Fanet © Flammarion
Satz: Daniel Förster, Belgern
Druck: Florjancic Tisk d.o.o., Slowenien
Printed in the EU

ISBN Print 978-3-7423-2438-2
ISBN E-Book (PDF) 978-3-7453-2205-7
ISBN E-Book (EPUB, Mobi) 978-3-7453-2206-4

Jean-Christophe Berlin
Nicolas Bertrand

MASSAGE HANDBUCH

Entspannt von Kopf bis Fuß

Mit den besten Griffen und Techniken für lockere Muskeln, bewegliche und schmerzfreie Gelenke und ein gesundes Lymphsystem

riva

Inhalt

Einführung

In seinem Buch *Medizinalrat Kersten: Der Mann mit den magischen Händen* erzählt der Schriftsteller Joseph Kessel, wie der Massageguru von Heinrich Himmler den Lauf der Geschichte beeinflusste. Es gelang ihm nämlich, seinen Patienten, der traurige Berühmtheit erlangt hat, dazu zu bewegen, sich von Hitler zu lösen – wodurch er Millionen von Leben rettete. Allein das beweist schon, dass die Massage mehr ist als ein simples Wohlfühlinstrument!

Auch Freud setzte sie neben der Hypnose ein, um die Barrieren aufzulockern, die uns vom Unbewussten trennen. Und Aristoteles bezeichnete die Hand als das »Werkzeug der Werkzeuge«, weil sie die Verlängerung der Vernunft sei. Sie verbindet die Menschen miteinander. Die Mutter streichelt das Kind, das ins Leben tritt. Das Kind berührt alle Dinge zuerst mit der Hand, bevor es sie in den Mund steckt. Wer sehbehindert ist, »schaut« mit den Fingern. Der Schamane lindert Schmerzen durch Handauflegen. Und auch Friedensverträge werden geschlossen, indem man einen geschwisterlichen Handschlag tauscht.

Die Hand ist auch ein von vielen Therapeuten verwendetes Instrument der medizinischen Behandlung. Das Wort »Massage« kommt vom arabischen *mass*, was »berühren« heißt. Avicenna (ein persischer Arzt, 980 bis 1037) glaubte, dass die Berührung schädliche Substanzen aus den Muskeln ausleitet. Die Berührung war seiner Ansicht nach »eine Kraft, die in den Nerven der Haut und dem ganzen Körper wohnt«.

Die Weiterentwicklung der Massage ist eng verknüpft mit jener der Medizin. Bereits 5000 Jahre vor Christus beschrieben ägyptische Hieroglyphen verschiedene Massagetechniken. Etwa um die gleiche Zeit stimulierten in China Therapeuten per Massage Reflexzonen. Etwas später erhielt die Massage auch in den Behandlungsmethoden des indischen Ayurveda breiten Raum. Die griechischen Philosophen empfahlen Massage ebenfalls, und Hippokrates (460 bis 377 vor Christus) lobte ihre Vorzüge. Mit dem Aufstieg des Christentums, in dem Berührungen als suspekt angesehen wurden, verlangsamte sich die Verbreitung der Massage im Abendland. Dennoch berichteten auch die

Kreuzfahrer nach ihrer Rückkehr aus dem Heiligen Land über die orientalische Massage. Doch im Westen mussten wir bis zum 19. Jahrhundert warten, als die ersten Hygienemaßnahmen aufkamen und die Massage ihren Platz in der modernen Gesellschaft einnehmen konnte. Von da an aber gehörte die Massage zu den wichtigsten medizinischen Techniken. Das vorliegende Handbuch wird Sie inspirieren. Wir haben hier eine Fülle von Techniken aus aller Welt beschrieben. Jede hat ihre eigene Geschichte und eignet sich für bestimmte Krankheitserscheinungen. Das verbindende Element ist der Wunsch, der massierten Person etwas Gutes zu tun. Wenn das Ihr Anliegen ist, werden Sie ihr damit helfen können.

Die therapeutische Massage allerdings gehört in die Hände der Profis. In einer Gesellschaft, in der sich die Menschen immer stärker voneinander entfremden, ist die Massage ein echter Trost. Im Beruf, aber auch im Privatleben lernen wir, anderen Menschen zu misstrauen. Wir hoffen, dass die Massage dazu beiträgt, das Eis der Isolation schmelzen zu lassen.

In den USA wurde kürzlich ein Versuch durchgeführt: Zwei Puppen, Nachbildungen erwachsener Affen, wurden in einen Käfig gesetzt. Die eine hatte eine Zitze mit warmer Muttermilch, die andere ein unglaublich weiches Fell. Dann ließ man ein Affenkind in den Käfig und erschreckte es, um zu sehen, zu welcher Puppe es sich flüchten würde. Es verkroch sich im weichen Fell, was ein klarer Beleg dafür ist, dass der taktile Trost wichtiger ist als Muttermilch.

Wir wünschen Ihnen, dass die Massage Ihnen das gleiche Gefühl von Schutz und Geborgenheit schenkt, die gleiche Entspannung und das Wohlbefinden, das unsere Kindheitserinnerungen prägt.

Wie nutzen Sie dieses Buch am besten?

Zum einen können Sie es von vorn nach hinten durchlesen, denn die Darstellung der Techniken ist so aufgebaut, dass Sie einen Überblick über alle Formen des Massierens bekommen. Aber natürlich können Sie das Buch auch kapitelweise lesen, denn jedes Kapitel ist eine in sich abgeschlossene Einheit. Die verschiedenen Massagetechniken werden mit Abbildungen erklärt und bauen vom Schwierigkeitsgrad her aufeinander auf. Die simple Handhabung macht dieses

Buch zum idealen Begleiter, sowohl für Erfahrene als auch für Laien, denn es lässt sich zum Lernen ebenso wie einfach zum Nachschlagen verwenden.

Uns ist beim Schreiben bewusst geworden, wie schwierig es ist, das eigene Wissen weiterzugeben. Denn gerade die Massage beruht eben nicht nur auf einer Kenntnis der Techniken, sondern vor allem auf Erfahrung. Daher haben wir auch viele Tipps aufgenommen, die unsere persönlichen Kenntnisse widerspiegeln. Aber das sind nur Hinweise, die nicht immer Ihren eigenen Empfindungen entsprechen müssen. Wir bilden uns nicht ein, im Besitz der einzig selig machenden Wahrheit zu sein.

Zusätzlich haben wir noch Videos gemacht, weil man durch Zuschauen leichter und schneller lernt, wie wir finden. Diese Videos können Sie mithilfe der im Buch (auf Seite 270) enthaltenen QR-Codes abrufen. Diese mit professioneller Unterstützung erstellten Videos haben wir ebenfalls nach Körperteilen geordnet, sodass Sie das Gelesene mithilfe dieser Videos gleich praktisch anwenden können. Suchen Sie sich einen Platz, an dem Sie Ihr Tablet oder Ihren Computer sehen können, und lassen Sie sich von den Bildern leiten, wenn Sie mit Ihrem Massagepartner arbeiten.

Die Massage ist vor allem eine sinnliche Erfahrung. Wir vermitteln Ihnen hier das nötige Rüstzeug, aber am Ende zählt nur, was Sie daraus machen. Sie werden ständig dazulernen, bis Sie nicht nur irgendein Massageöl auftragen, sondern tatsächlich Masseur oder Masseurin sind.

Eines sollten Sie sich auf jeden Fall gut einprägen: Ein guter Masseur muss selbst massiert werden. Das ist unumgänglich! Denn wie wollen Sie eine Empfindung oder Emotion weitergeben, die Sie selbst nie erlebt haben? Also teilen Sie das Buch und die Erfahrung mit anderen Menschen.

Willkommen in der Welt neuer Sinneserfahrungen!

Bevor Sie anfangen – Ein paar Tipps in puncto Massage

Wie der Kinesiotherapeut Boris Dolto, der zusammen mit seiner Ehefrau Françoise Dolto die moderne Kinesiotherapie in Frankreich begründete, meinte, ist die Massage ein Kontakt »zwischen zwei Körpern«, bei dem Schritt für

Schritt die einzelnen Stücke eines Puzzles zusammengesetzt werden. Wenn alle am richtigen Platz sind, ist unser Körper ein anderer. Er hat ein neues »Bild« von sich. Man kann die Massage daher nicht auf die bloße Berührung reduzieren. Es handelt sich vielmehr um eine anspruchsvolle Technik, die alle Funktionen unseres Körpers beeinflusst.

Wir werden der Reihe nach den Einfluss der Massage auf alle Systeme kennenlernen, wie auf die Haut, den Kreislauf, die Muskeln. Aber es wäre falsch, diese Wirkungen isolieren zu wollen. Denn kaum berührt man den Körper – ob nun den eigenen oder einen fremden –, kommt eine Vielfalt von Reaktionen in Gang.

Daher geht es bei der Massage der Beine auch nicht nur um die Beine. Diese Massage beeinflusst auch den Blut- und Lymphkreislauf – das heißt Herz und Nieren – sowie das Nervensystem und damit alle Nervenstränge im Körper und das Gehirn. Diese Kettenreaktionen, die je nach Individuum sehr verschieden ausfallen können, machen aus der Massage die wirksamste Waffe gegen Stress.

Wir wissen schon aus der Einleitung, dass uns das Handauflegen ein Gefühl der Geborgenheit schenkt. Eine Massage von der Hand eines Menschen, dem wir vertrauen, sollte alle Spannungen lösen. Das ist der entscheidende Punkt. Sie können sich meine Überraschung vorstellen, als man mir in einem Frisiersalon in Dakar (Senegal) nach dem Schamponieren der Haare den Vorschlag machte, die Kopfhaut zu massieren. Ich war schon drauf und dran, Nein zu sagen, als das Mädchen meinte: »Aber das ist ein Vergnügen, mein Herr ...« Die sehr langsame und sanfte Massage bewirkte augenblicklich, dass sich mein ganzer Körper entspannte. Ich gab mich diesen klugen Fingern vollkommen hin. Die Empfindung war mir neu, und sie hat mich begeistert.

Im Nachhinein hat sich wieder einmal gezeigt, dass eine wohlwollende Berührung unsere Widerstände überwinden kann. Daher sollten Sie sich der Massage immer »hingeben«. Legen Sie die Uhr ab, denken Sie nicht mehr an den nächsten Termin. Vergessen Sie, zumindest für kurze Zeit, Ihre Sorgen.

Die Massage als Auszeit von Ihrem hektischen Leben trägt dazu bei, dass Sie Ihren Blickwinkel weiten können. Sie kann Ihnen eine umfassende Entspannung schenken.

Der beste Moment für die Massage

Um den besten Augenblick für Ihre Massage zu bestimmen, sollten Sie zuerst überlegen, ob Sie eine entspannende oder eher anregende Massage vorziehen.

Der Mensch ist ein »Tagtier«, was heißt, dass er tagaktiv ist. Im Laufe von 24 Stunden reagiert unser Körper jeweils unterschiedlich und erledigt seine »Arbeiten« immer zu gewissen Zeiten. Die Chronobiologie untersucht diese verschiedenen biologischen Rhythmen.

Die Veränderungen im Laufe eines Tages lassen sich sehr schön als Sinuskurve darstellen.

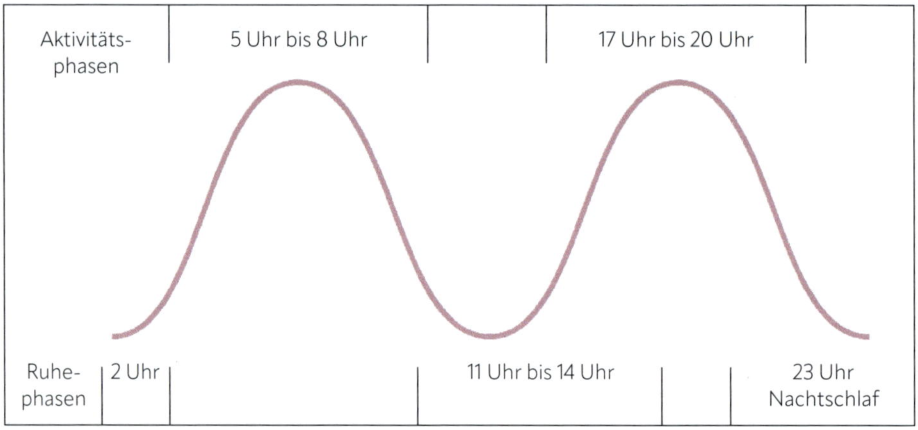

Sie sehen hier, dass wir in bestimmten Phasen aktiv sind: zwischen 5 und 8 Uhr am Morgen und zwischen 17 und 20 Uhr am Abend. Die Müdigkeit hingegen steigt zwischen 11 und 14 Uhr sowie nach 23 Uhr.

Wenn Sie sich also entspannen möchten, sollten Sie die Massage in die Phasen legen, in denen Sie nicht gerade hellwach sind: also nach 11 Uhr oder am Ende des Tages. Soll die Massage dagegen anregen, dann ist der beste Zeitpunkt der Morgen oder der frühe Abend. Auf jeden Fall aber sollten Sie eine Zeit wählen, in der Sie nicht gestört werden! Schließen Sie die Tür und widmen Sie sich der Zweisamkeit: Sie und der Masseur, Sie und die Massagepartnerin.

Lagerung

Decken Sie die Person, die massiert werden soll, grundsätzlich ganz zu, um keine Zweideutigkeiten entstehen zu lassen. In der Rückenlage geben Sie unter den Nacken ein kleines Kissen, damit dieser sich nicht zu sehr wölbt.

Das Beste ist natürlich ein Massagetisch – den man sich heute preislich leisten kann –, aber auch ein großer Esstisch erfüllt seinen Zweck. Und natürlich können Sie immer auf dem Boden praktizieren. In jedem Fall müssen Sie einige Regeln beachten, denn eine gute Massage hängt von einer guten Körperhaltung ab. Die Entspannung sollte schon einsetzen, wenn der Partner sich hinlegt.

- **Auf dem Rücken:** Achten Sie auf den Nacken, der sich meist zu sehr wölbt. Bedecken Sie die Brustregion, die – vor allem bei Frauen – meist sehr sensibel ist. Schieben Sie ein Kissen unter die Kniekehlen, damit sich Bauch- und Oberschenkelmuskulatur entspannen können.

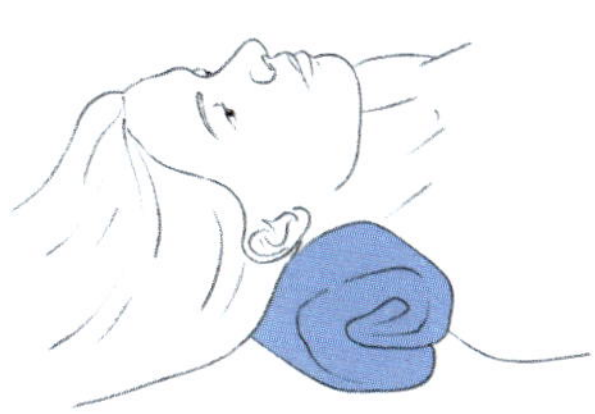

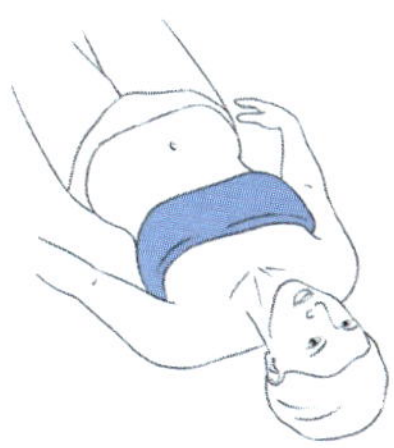

- **Auf dem Bauch:** Damit der Kopf entspannt liegt, wird er entweder zur Seite gedreht und auf den Händen abgelegt. Oder Sie rollen ein Handtuch zusammen (wie unten gezeigt). Legen Sie ein Kissen unter den Bauch, damit die Lendenwirbel entlastet werden. Ein weiteres Kissen oder ein zusammengerolltes Handtuch unter den Füßen sorgt für Entspannung in den Beinen.

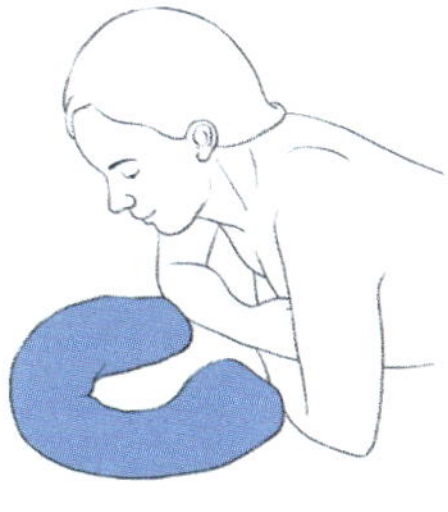

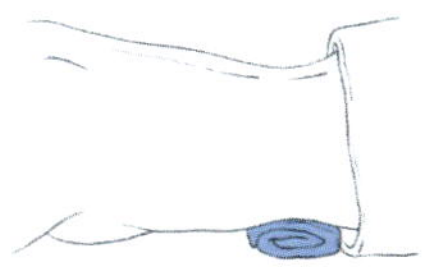

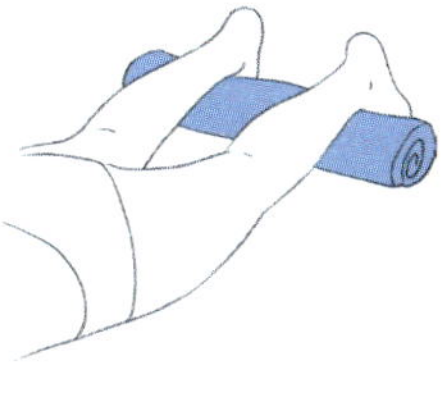

Die Umgebung

Bei der Massage spielt die Umgebung eine ganz entscheidende Rolle. Sie müssen eine angenehme Atmosphäre schaffen, in der sich Ihre Partnerin oder Ihr Partner wohlfühlt.

Die wichtigsten Regeln

1. **Stellen Sie alle äußeren Faktoren ab, welche die Massage stören könnten.**
   - Schalten Sie Ihr Telefon oder Handy aus.
   - Wählen Sie einen ruhigen und angenehmen Raum.
   - Seien Sie ausschließlich für Ihren Massagepartner da und für niemanden sonst.
2. **Schaffen Sie eine angenehme Atmosphäre.**
   - Dimmen Sie das Licht.
   - Legen Sie Musik auf, die zur Massage passt.
   - Stecken Sie Räucherstäbchen an oder verwenden Sie einen anderen natürlichen Raumduft.
3. **Achten Sie darauf, dass die Massage zur richtigen Zeit geschieht.**
   - Berücksichtigen Sie die Chronobiologie (Seite 10).
   - Sie und Ihr Partner können sich ganz auf die Massage einstellen.
   - Massieren Sie nie unter Zeitdruck.
   - Diese Zeit gehört nur Ihnen beiden. Nutzen Sie sie!

Was Sie dazu brauchen

Das ist eigentlich ganz einfach, denn das entscheidende Instrument sind Ihre Hände. Hilfsmittel, die Sie für die Selbstmassage brauchen, werden ab Seite 172 vorgestellt.

Wie Sie schon erfahren haben, ist ein Massagetisch wirklich sehr nützlich. Diesen sollten Sie mit einem Laken oder einem Badetuch abdecken. Kleine Kissen sind nützlich, um die einzelnen Körperteile zu stützen.

Legen Sie am besten immer Hand- und Badetücher bereit, falls Ihr Partner zugedeckt werden möchte. Respektieren Sie das Schamgefühl der Betreffenden.

Waschen Sie sich vor und nach der Massage die Hände mit einer rückfettenden Seife. Verwenden Sie ein Gleitmittel, am besten ein Öl oder eine Creme. Was sich hierfür eignet, erfahren Sie auf den folgenden Seiten.

Es gibt eine ganze Reihe von Geräten, welche die Massage unterstützen können. Ob es sich nun um elektrische oder mechanische Apparate handelt: Wir besprechen sie hier nicht, weil sie unserer Meinung nach nicht von Bedeutung sind. Wir betreiben hier manuelle Therapie, wir arbeiten mit den Händen. Wie wollen Sie eine gute Massage geben ohne die Rückmeldung durch den berührten Körper?

Alles, was einen sanften Duft verströmt, ist hingegen willkommen. Natürliche Düfte schaffen eine wunderbare Atmosphäre und tragen so zur Entspannung bei.

Und schließlich sollten Sie nicht vergessen: Ihre Ruhe und Konzentration gehören zu den wichtigsten Werkzeugen der Massage.

Massagecremes

Es gibt eine ganze Menge Cremes, die medizinisch wirksame Stoffe enthalten, doch mit diesen arbeiten wir nicht. Zum einen können die Wirkstoffe sehr aggressiv sein, zum anderen schaden sie mitunter sogar.

Neutrale Massagecremes aber können Sie jederzeit verwenden. Am besten wählen Sie eine glyzerinhaltige Creme, denn diese lässt die Hand schön gleiten und hinterlässt keine Flecken auf Tüchern und Kleidung. Von Talkum (zum Beispiel in Babypuder) ist hingegen ist abzuraten, weil es die Poren verstopft.

Ätherische Öle und Massageöle

Ätherische Öle wurden schon in der Antike wegen ihrer kosmetischen und therapeutischen Kräfte angewandt. Und auch in heutiger Zeit weiß man ihre gesundheitlichen Vorzüge zu schätzen. Die Menschen wussten schon immer, welche Pflanzen aus der unmittelbaren Umgebung ihnen nützlich waren. Die ersten »Medizinmänner« und »Kräuterfrauen« wussten, wie man aus den Pflanzen die Wirkstoffe gewinnt. Zur Wundheilung legte man häufig die Pflanze direkt auf. Hippokrates, der berühmteste Arzt des Altertums, suchte die Selbstheilungskräfte der Patienten anzuregen, indem er ihnen ätherische Öle als Nahrungsergänzung oder Medizin verabreichte.

Heute werden die ätherischen Substanzen in Spitzenlaboratorien gewonnen und für Kosmetik und ästhetische Anwendungen gebraucht. Die moderne Aromatherapie verdankt sich unter anderem dem Ingenieur René-Maurice Gattefossé und dem Arzt Jean Valnet.

Ätherische Öle können bei fast allen Krankheiten eingesetzt werden. Gerade heute, da man uns rät, weniger Medikamente einzunehmen, erleben sie einen neuen Aufschwung.

Wie Öle wirken

Haut: Die semipermeable Zellmembran bedeckt die Oberfläche des Körpers. Sie schützt uns gegen äußere Widrigkeiten: Abschürfungen, Kälte, Hitze. Und sie verhindert, dass wir Mineralstoffe verlieren. Daneben scheidet sie Schadstoffe aus und regelt unsere Körpertemperatur. Die Dermis oder Lederhaut ist von einem Netz aus Kapillargefäßen durchzogen, in denen Blut und Lymphe zirkulieren. So gelangen die Wirkstoffe der Massageöle in den Körper. Die Haut ist ein großartiger Verteiler dieser Wirkstoffe. Gerade aus diesem Grund sollten wir darauf achten, dass wir unsere Haut nur mit gesunden, nährenden und natürlichen Ölen behandeln.

Ätherische Öle: Sie werden durch Dampfdestillation aus Pflanzen gewonnen. Diese Öle sind hochkonzentriert und eignen sich bestens für die Massage. Für den Körper stellen sie eine unglaublich reichhaltige »Nahrung« dar. Sie sind nicht nur reich an Vitaminen und Spurenelementen, sondern enthalten auch alle möglichen antiviralen, fungiziden, schmerzlindernden, krampflösenden und das Immunsystem ankurbelnden Wirkstoffe. Da ätherische Öle eine hohe Wirkstoffkonzentration haben, ist im Umgang mit ihnen Vorsicht geboten. Zur Massage müssen sie mit anderen Ölen verdünnt werden. Da manche Pflanzen selten sind und die Wirkstoffe nur sehr vorsichtig gelöst werden können, sind die Öle mitunter teuer. Außerdem ist die Qualität der Öle für die Massage von zentraler Bedeutung: Sie brauchen ein zu 100 Prozent natürliches Öl aus biologischem Anbau, wenn Sie es zum Massieren verwenden wollen. Der Hersteller sollte im Übrigen garantieren, dass keine Fremdstoffe oder Konservierungsstoffe zugesetzt wurden und die Gewinnung so schonend wie möglich erfolgt ist. Synthetische Öle sollten Sie nicht verwenden.

Pflanzenöle: Diese werden durch Auspressen zum Beispiel von Früchten, Blättern und Kernen gewonnen. Die Verwendung solcher Öle ist eine der großen Kulturleistungen des Menschen. Tatsächlich wurden sie schon in der Antike zu kosmetischen und hygienischen Zwecken eingesetzt. Aber natürlich müssen auch Pflanzenöle Ihrem Qualitätsanspruch gehorchen: Sie dürfen nicht raffiniert sein, müssen aus erster Kaltpressung kommen und von biologisch-organischen Pflanzen stammen.

Aromamischungen: Hierbei werden ätherische Öle miteinander kombiniert.

Massageöl: Es handelt sich um eine Mischung aus ätherischen Ölen in Pflanzenölen, die man auf die Haut aufträgt.

Mengen und Vorsichtsmaßnahmen

Verwenden Sie nicht zu viel Öl: für Körpermassagen nicht mehr als 10 bis 15 Tropfen ätherisches Öl auf 50 Milliliter Pflanzenöl; für Gesichtsmassagen 3 Tropfen ätherisches Öl auf 10 Milliliter Pflanzenöl.

Bei der Massage achten Sie darauf, kein Öl in die Augen oder an die Schleimhäute zu bringen. Falls doch einmal ein Spritzer dort landet, wo er nicht hinsoll, spülen Sie ihn mit reinem Pflanzenöl aus, denn dieses lindert auch die Hautreizung. Wasser nützt hier nichts, weil sich ätherische Öle nicht in Wasser lösen.

Pflanzenöle können Sie nach Belieben mischen. Eine Aromamischung aber sollten Sie nie aus mehr als drei verschiedenen ätherischen Ölen mischen. Beachten Sie, dass sich manche Öle nicht miteinander vertragen und Hautreizungen verursachen können, ja sogar allergisch wirken, wenn man sie mischt. Ätherische Öle sind im Allgemeinen mehrere Jahre haltbar, die Fläschchen sollten aber immer gut verschlossen sein, denn die ätherischen Substanzen sind flüchtig.

Bewahren Sie die Öle an einem dunklen, kühlen und trockenen Ort auf. Pflanzenöle sollten Sie lichtgeschützt in einem undurchsichtigen Behälter aufbewahren. Am besten stellen Sie sie in den Kühlschrank, damit sie nicht ranzig werden.

Ranzige Öle sind für den Körper Gift. Sie müssen sie entsorgen! Daher ist es gut, für die Massage immer nur wenig Öl anzumischen, möglichst nur so viel, wie Sie für die bevorstehende Massage brauchen. So wird Ihr Massageöl immer wirksam, »lebendig« und von höchster Qualität sein.

Pflanzenöle

Da ätherische Öle extrem konzentriert sind, müssen sie für Gesichts- und Körpermassagen mit Pflanzenölen verdünnt werden. Diese können die gewünschte Wirkung vervollständigen. Pflanzenöle spielen bei 80 Prozent der kosmetischen, aber auch bei therapeutischen Anwendungen eine Rolle, weil sie reich an Vitaminen und Spurenelementen sind.

Aprikosenkernöl

Aprikosenkernöl wirkt stark beruhigend und enthält viele Vitamine und Mineralstoffe. Ein großartiges Öl gegen vorzeitige Hautalterung oder bei sensibler Haut. Es ist weniger bekannt als Mandelöl, ersetzt dieses aber sehr gut.

Arganöl

Dieses Öl wird in Nordafrika schon seit Jahrhunderten eingesetzt. Es wirkt ausgleichend auf trockene Haut, die es mit Feuchtigkeit versorgt. Außerdem wirkt es der Hautalterung durch schädliche Umwelteinflüsse (Sonne, Kälte) entgegen und neutralisiert freie Radikale. Arganöl ist gut für Haut, die zur Akne neigt, vor allem, wenn es mit reinigenden ätherischen Ölen gemischt wird. Verwenden Sie es für Körpermassagen bei rheumatischen Erkrankungen.

Avocadoöl
Es enthält viele Vitamine, Proteine und darüber hinaus noch Lezithin. Daher eignet es sich gut für trockene Haut, die zu Ekzemen neigt.

Haselnussöl
Dieses Öl ist flüssiger als Mandelöl und dringt deshalb tiefer in die Haut ein. Daher ist es gut für anregende Massagen oder für die Massage der Muskeln (Rezepte auf Seite 22 und 23). Man verwendet es auch häufig bei geschädigter Haut, zum Beispiel bei Ekzemen oder wundem Po bei Babys.

Macadamiaöl
Dieses Öl ist noch wenig bekannt, obwohl es von der Haut bestens aufgenommen wird. Es regelt den Fluss der Lymphe und auch den Blutkreislauf. Mit ätherischen Ölen zur Entwässerung gemischt, ergibt es ein großartiges Öl für Lymphdrainage und alle ausleitenden Massageformen (Rezept auf Seite 22).

Mandelöl
Dieses bekannte Öl wirkt beruhigend und enthält hohe Mengen Vitamin A und Vitamin E. Es beruhigt gereizte und trockene Haut und eignet sich hervorragend für Massagen. Mandelöl lässt sich gut mit ätherischen Ölen zur Entspannung kombinieren (Rezept auf Seite 23).

Traubenkernöl
Dieses Öl ist unglaublich leicht und mild. Es stimuliert das Immunsystem.

Öle für Gesichtsmassagen
Die folgenden sechs Öle sind sehr teuer, aber wirkstoffreich. Daher sind sie hervorragend geeignet für Gesichtsmassagen. Für Körpermassagen können sie mit anderen Pflanzenölen gemischt werden.

Borretschöl
Es regeneriert das Gewebe, ist allerdings schwierig aufzubewahren.

Jojobaöl
Jojobaöl spendet Feuchtigkeit und wird daher häufig in der Kosmetik verwendet.

Nachtkerzenöl

Das wunderbare Gesichtsöl wirkt vorzeitiger Hautalterung entgegen.

Ringelblumenöl

Ringelblumenöl stärkt das Gewebe, reguliert den Blutkreislauf, reduziert Entzündungen des rheumatischen Formenkreises und wirkt hervorragend gegen Nervosität.

Weizenkeimöl

Dieses antioxidative Öl ist wohlbekannt. Es enthält viel Vitamin E und verjüngt müde Haut, die zur Faltenbildung neigt.

Wildrosenöl

Das aus *Rosa moschata* gewonnene Öl ist vergleichsweise teuer. Aber es strafft und festigt die Haut, sodass Falten gemildert werden.

Aloe-vera-Gel

Hier handelt es sich um ein echtes Wundermittel, vor allem was die Wundheilung angeht. In allen heißen Ländern kennt man seine hautregenerierende Wirkung bei Sonnenbrand und anderen Verbrennungen. Da es beruhigend wirkt, setzt man es auch bei rauer, rissiger und ekzemanfälliger Haut ein. Sie können es sowohl für den Körper als auch fürs Gesicht verwenden, pur oder gemischt. Achten Sie darauf, dass Sie ein naturbelassenes Gel aus biologischem Anbau kaufen, denn es gibt leider auch eine ganze Menge Aloe-vera-Gele von schlechter Qualität auf dem Markt. Bleiben Sie anspruchsvoll: Testen Sie das Produkt, bevor Sie es kaufen.

Ätherische Öle

Was wir Ihnen hier vorstellen, ist nur eine geringe Auswahl aus mehr als 200 ätherischen Ölen. Wir haben uns dabei auf jene konzentriert, die bei der Massage am wirksamsten sind. Ätherische Öle weisen die unterschiedlichsten Eigenschaften auf und sind heute – auch in guter Qualität – leicht zu bekommen, obwohl manche nicht ganz billig sind. Glücklicherweise reichen ja meist wenige Tropfen.

Öl der Bitterorange

Dieses Öl stärkt Zellen und Haut gleichermaßen. Es reguliert das Nervensystem, wirkt gegen Depressionen und beruhigt. Außerdem kurbelt es den arteriellen Blutfluss an. Ein gutes Öl zum Einschlafen, vor allem für Kinder, die leicht übererregbar sind. Darüber hinaus wirkt es gegen fette oder müde Haut.

Öl des Eukalyptusbaumes

Auch dieses Öl wird sehr gut vertragen, daher kann man damit gut die Haut von Kindern massieren, die an Viruserkrankungen leiden. Es wirkt stark antiviral und antibakteriell. Darüber hinaus stimuliert es das Immunsystem. Vor einer muskulären Belastung angewendet, sorgt es für einen guten Muskeltonus.

Öl der Immortelle

Immortellenöl ist ein ganz außergewöhnliches Heilmittel. Es ist vergleichsweise teuer und nicht so leicht zu bekommen. Auch bei diesem Öl gibt es keine Gegenanzeigen. Sie dürfen es auch bei Kindern anwenden. Es wirkt gegen blaue Flecken (besser als Arnikaöl), Krämpfe und Schock. Zudem lässt es sich als Blutverdünner einsetzen. Bei der Sportmassage trägt man es nach dem Training auf. Gut bei Prellungen, aber auch bei emotionalen Schocks. Wie das Zistrosenöl wirkt es sehr gut gegen Falten.

Öl der Lack-Zistrose

Dieses Öl wirkt bereits in geringen Dosen. Es stillt Blutungen, schließt Wunden und wirkt adstringierend. Darüber hinaus wirkt es Falten und Entzündungen entgegen und ist zudem antibakteriell. Daher eignet es sich optimal für Gesichtsmassagen. Ein Tropfen dieses Öls in Ihrer Tagescreme verhindert vorzeitige Faltenbildung. Sie können es auch direkt auf Schnittwunden auftragen, weil es eventuelle Blutungen auf der Stelle stoppt. Durch seine antibakterielle Wirkung reinigt es zudem die Wunde.

Öl des Lavendelstrauches

Hier handelt es sich wohl um das bekannteste ätherische Öl überhaupt, das bei fast allen Hautproblemen angezeigt ist. Es wirkt antiseptisch, antibakteriell, antientzündlich, aufbauend und muskelentspannend. Darüber hinaus fördert es die Wundheilung und vertreibt Insekten. Als Massageöl wird es bei

Muskelkrämpfen, allergischen Hautreaktionen und zur Beruhigung sensibler Haut eingesetzt. Auch zur nervlich entkrampfenden Massage bei Stress und Schlaflosigkeit wirkt es wahre Wunder.

Öl des Lorbeerbaumes

Sein Öl wird schon seit der Antike verwendet, weil es eine ganze Reihe therapeutischer Eigenschaften hat. Der Duft verstärkt die Konzentration. Aufgetragen wirkt es antibakteriell, schmerzlindernd und beruhigt die Nerven. Das vitalisierende Öl regt den Lymphfluss an, lässt sich aber auch bei Entzündungen oder Nekrosen der Haut anwenden. Bei der Massage wirkt es ausleitend und anregend.

Öl des Myrtenstrauches

Dieses Öl eignet sich zur innerlichen Anwendung ebenso wie zur Massage. Es wirkt antiseptisch, beruhigend und stimuliert das Immunsystem. Außerdem kurbelt es den Lymphfluss an und entspannt die Blutgefäße. Es wirkt auch sehr gut gegen Falten und wird daher bei einem müden Hautbild empfohlen. Die Myrte lockt den Schlaf, daher ist dieses Öl gut für entspannende Massagen am Abend.

Öl der Orangenblüten

Dieses intensiv duftende Öl wurde schon in der Antike wegen seines Duftes hochgeschätzt. Es wirkt in die Tiefe, sein Hydrolat ist bekannt als Orangenblütenwasser. Es wirkt gleichzeitig stimulierend, antidepressiv, entkrampfend und beruhigend. Ein gutes Mittel gegen Erschöpfung. Verwenden Sie es für Anti-Stress-Massagen und gegen Schlaflosigkeit. Beim Sport wenden Sie es am besten nach dem Training an, weil es tonisierend auf die Venen wirkt. Bei hyperaktiven Kindern empfiehlt sich die Massage des Solarplexus mit Orangenblütenöl.

Öl der Palmarosa

Dieses Öl eignet sich für jede Art Massage, nur bei Schwangeren ist es kontraindiziert, da es die Wehen einleiten kann. Ein ausgezeichnetes Öl zur Lymphdrainage und zur Regeneration unserer Zellen. Es fördert die Wundheilung und stimuliert das Immunsystem. Es kann zur Massage von Körper und Gesicht verwendet werden und eignet sich auch bei Ekzemen, Nesselfieber, Haut- oder Nagelpilz.

Öl der Rosengeranie

Dieses Öl wird häufig für Kosmetika verwendet, weil es sehr gut duftet, aber auch eine beruhigende Wirkung auf die Haut hat. Wie beim Lavendelöl gibt es auch hier keine Gegenanzeigen, die seine Anwendung verbieten würden. Es wirkt gegen Pilze, Entzündungen und Krämpfe. Darüber hinaus stillt es Blutungen, wirkt adstringierend und erhöht den Muskeltonus. Als Heilmittel für die Massage lässt es sich gegen rheumatische Erkrankungen, Hautprobleme (wie Akne oder Pilzbefall) und körperliche oder nervliche Erschöpfung einsetzen.

Öl des Rosenholzbaumes

Ein hochwirksames Öl, das sehr gut vertragen wird und daher ideal für Kinder ist. Es verträgt sich gut mit anderen ätherischen Ölen, sodass sich viele Krankheitserscheinungen damit behandeln lassen. Gut für den Muskeltonus, wirkt es aufbauend und stimuliert das Immunsystem. Es eignet sich für beruhigende Massagen bei Depressionen, Überforderung und nervöser Erschöpfung. Für die Sportmassage sollte es vor dem Training angewandt werden. Zusammen mit anderen Ölen wirkt es lindernd bei Kinderkrankheiten.

Öl des Rosmarinstrauches

Dieses Öl regt den Kreislauf und den arteriellen Blutfluss an. Es wirkt antiseptisch, antirheumatisch und ist ein Bestandteil des berühmten »Ungarischen Wassers«, das Jugend und Vitalität schenken soll. Der Rosmarin eignet sich für anregende Massagen vor und nach dem Training, weil er tonisierend wirkt.

Öl des Wintergrüns

Es wirkt gegen Schmerzen, Entzündungen und Krämpfe. Wintergrünöl stellt die Gefäße weit und ist bei Sportlern sehr beliebt, die es gleichermaßen vor, während und nach dem Sport auftragen können. Auch bei rheumatischen Problemen wirkt es gut, wenn es muskulär angewandt wird.

Öl des Ylang-Ylang-Baumes

Der Name bedeutet »Blüte der Blüten«. Das Öl wird gerne für die Haut verwendet, weil es diese vitalisiert. Es soll auch aphrodisierend wirken. Darüber hinaus entkrampft es, wirkt schmerzlindernd, kreislaufanregend und ausgleichend auf das Immunsystem. Sehr gut geeignet bei einem müden Hautbild, aber auch bei Erschöpfung, Stress und Depressionen.

Öl der Zitrone

Diesen Duft liebt fast jeder Mensch. Das Öl wirkt antiseptisch, antibakteriell und blutdrucksenkend. Es reguliert das Nervensystem und verflüssigt das Blut. Vorsicht ist geboten bei allergischen Hautreaktionen. Nach dem Sport lockert es die Muskeln. Allerdings sollten Sie es nicht auftragen, wenn Sie in der Sonne liegen. Es macht die Haut übermäßig sensibel für Sonnenstrahlen.

Rezepte für Ölmischungen

Ätherische Öle sollten niemals pur auf die Haut aufgetragen werden, da es zu Reizungen kommen kann. Mischt man sie mit Pflanzenölen, ergibt das eine ideale und hautverträgliche Komposition, da durch das (fettige) Pflanzenöl die Wirkstoffe besser in beziehungsweise durch die Haut transportiert werden [Ergänzung der Redaktion].

Muskelmassage nach dem Training

- 40 Milliliter Haselnussöl oder 10 Milliliter Arganöl
- 5 Tropfen Palmarosaöl (beruhigend und entspannend)
- 3 Tropfen Zitronenöl (Wundheilung, kreislaufanregend, guter Duft)
- 5 Tropfen Immortellenöl (gegen blaue Flecken und Prellungen)
- 2 Tropfen Wintergrünöl (schmerzlindernd, entzündungshemmend, gut für die Erwärmung der Muskeln)

Massage zur Entwässerung

- 50 Milliliter Macadamiaöl
- 5 Tropfen Myrtenöl (gut zur Lymphdrainage und zur Entlastung der Venen)
- 5 Tropfen Lorbeeröl (regt den Lymphfluss an, stimuliert die Nerven, schenkt Energie)
- 5 Tropfen Palmarosaöl (aktiviert den Lymphfluss, regeneriert die Zellen)
- 5 Tropfen Rosenholzöl (regenerierend, adstringierend, gut zur Wundheilung)

Anregende Massagen

- 20 Milliliter Haselnussöl oder 30 Milliliter Ringelblumenöl
- 5 Tropfen Eukalyptusöl (stark anregend, stimuliert das Immunsystem)
- 5 Tropfen Rosengeranienöl (tonisierend, antientzündlich, krampflösend, keine Gegenanzeigen)
- 5 Tropfen Rosmarinöl (aktivierend, gutes Körpertonikum, stärkt das Herz)

Anti-Stress-Massage

- 50 Milliliter Mandelöl
- 5 Tropfen Orangenblütenöl (antidepressiv, krampflösend, positive Stimmung)
- 5 Tropfen Lavendelöl (antidepressiv, wirkt ausgleichend auf das Nervensystem und entspannend auf die Muskulatur)
- 5 Tropfen Ylang-Ylang-Öl (gutes Immunstimulans, wirkt ausgleichend)

Massage gegen Falten

- 3 Milliliter Weizenkeimöl
- 3 Milliliter Rosenöl
- 3 Milliliter Nachtkerzenöl
- 1 Tropfen Karottenöl (regenerierend, feuchtigkeitsspendend)
- 1 Tropfen Zistrosenöl (adstringierend, festigend)
- 1 Tropfen Kamillenöl (beruhigend, antientzündlich)
- 1 Tropfen Rosengeranienöl (anregend, gut für die Wundheilung)

Kamillen- und Rosengeranienöl können Sie gegen Immortellen- oder Ylang-Ylang-Öl austauschen.

Berühren lernen

Zunächst einmal sollten Sie beim Massieren die Augen schließen und sich ganz auf die Berührung konzentrieren. Sie sind der massierten Person nahe. Streichen Sie zunächst sachte über den ganzen Körper. Wenn Sie eine Wölbung spüren, erkunden Sie diese mit den Händen. Ist sie hart, weich, flüssig? Spüren Sie dann tiefer in die Berührung hinein: Wie fühlt sie sich für die massierte Person an? In einem zweiten Schritt wiederholen Sie dieselben Bewegungen, doch dieses Mal mit offenen Augen. Vergleichen Sie Ihre Empfindungen. Wenn Sie mit den ersten Massagetechniken vertraut sind, wenden Sie sie zuerst mit geschlossenen Augen an. Die besten Masseure sind Menschen, die nicht gut sehen. Daher sollten auch Sie lernen, mit den Händen zu schauen.

Wahrnehmung durch die Hände

Die Hand ist ein außergewöhnliches Werkzeug. Ihre nahezu grenzenlosen Möglichkeiten unterscheiden uns von vielen anderen Arten. Sie hat unsere evolutionären Fortschritte ermöglicht. Ohne unsere Hände wären diese undenkbar.

Die Hand kann wahrnehmen, berühren, tasten, streicheln, unterscheiden, aber auch verbiegen, schlagen, zwicken. Die Hand lässt uns Wünsche verwirklichen, aber auch Verbindungen herstellen und mit anderen in Kontakt treten. Der Erfolg Ihrer Massage beruht zum größten Teil auf dieser Kommunikation zwischen Ihrer Hand und der Wahrnehmung der behandelten Person. Und die Hand speichert diese Empfindungen: Temperatur, Oberflächenbeschaffenheit, Dichte, Strukturen … Sie hat ihr eigenes Gedächtnis. Sie erinnert sich, analysiert, unterscheidet. All diese Wahrnehmungen sind unerlässlich für die massierende Person. Sie ermöglichen ihr, jene Erfahrung zu erwerben, die für eine gute Massage unerlässlich ist. Mit anderen Worten: Je mehr Sie üben, desto sensibler werden Sie für die Empfindungen und Signale, die Ihre Hand Ihnen schickt. Das macht aus Ihnen eine gute Masseurin oder einen guten Masseur. Die Hand weiß schon, was sie tut. Vertrauen Sie ihr.

Tipps für den Einstieg:

- Achten Sie auf das Ambiente, das Setting der Massage. Waschen Sie sich die Hände und machen Sie vorher ein paar Atemübungen.
- Bitten Sie den Massagepartner oder die Massagepartnerin, ruhig ein- und auszuatmen und sich ein schönes Bild vorzustellen.
- Legen Sie dann sachte die Hände auf den Körper. Lassen Sie sie einige Sekunden einfach ruhen. Fangen Sie mit sanften Bewegungen an.
- Diese Empfehlungen sollen der massierten Person helfen, sich zu entspannen, was für den Erfolg entscheidend ist. Kann sie sich nicht entspannen, wird die Massage keinen Effekt haben.
- Als Anfänger oder Anfängerin sollten Sie nachfragen, ob Ihre Berührungen gut ankommen. Hier geht es nicht um eine irgendwie geartete Leistung, sondern darum, dass die Massage dem anderen behagt. Auch der Abschluss der Massage sollte sanft und beruhigend sein.

Die »Zehn Gebote« für Masseurinnen und Masseure

1. *Primum non nocere.* (Oberstes Gebot: keinen Schaden anrichten.)
2. Deine Hände sind wohltuend.
3. Leistung zählt hier nicht.
4. Gib und empfange.
5. Hör hin und reagiere.
6. Wenn du nicht sicher bist, lass es.
7. Nimm guten Rat an.
8. Achte nicht auf die Zeit.
9. Sei ruhig und strahle Frieden aus.
10. Achte auf deine Absichten.

Sie machen sich nun auf eine absolut aufregende Reise. Nichtsdestotrotz möchten wir Ihnen einige wichtige Hinweise geben, die Sie über die Hürden (noch) mangelnder Erfahrung hinwegtragen. Der Mensch, der sich von Ihnen massieren lässt, macht Ihnen ein unschätzbar wertvolles Geschenk: Er schenkt Ihnen Vertrauen. Sie sollten es nicht enttäuschen.

- **Treffen Sie klare Absprachen:** Legen Sie von Anfang an fest, was die Bedingungen der Massage sein sollen, welche Körperteile Sie massieren, wie lange und zu welchem Zweck.
- **Hören Sie auf Ihr Gegenüber:** Die Person, die sich massieren lässt, ist kein Versuchskaninchen. Respektieren Sie ihre Wünsche, wenn ihr das ein oder andere nicht zusagt.
- **Achten Sie auf perfekte Hygiene:** Waschen Sie sich vor und nach der Massage die Hände. Bei der Person, die Sie massieren, sollten keine Zweifel an Ihrer Reinlichkeit aufkommen.
- **Tauschen Sie sich aus:** Kommunizieren Sie, um Ihre Wahrnehmung zu verbessern, aber respektieren Sie auch die Stille: Sie ist eine wertvolle Partnerin bei der Massage.
- **Lernen Sie Ihre Grenzen kennen:** Wenn Sie nicht sicher sind, ob Sie einen bestimmten Bereich massieren oder eine bestimmte Technik anwenden sollen, lassen Sie es vorläufig lieber.
- **Beachten Sie den Lauf der Zeit:** Betrachten Sie Ihre Massage als etwas, das eine Struktur in Raum und Zeit hat. Die Massage hat einen Anfang, eine Mitte und ein Ende. Diese Chronologie sollten Sie die behandelte Person spüren lassen, indem Sie einen anderen Rhythmus, einen anderen Druck oder eine andere Technik anwenden.
- **Machen Sie sich klar, wo Ihr Platz ist, und respektieren Sie die Intimität der massierten Person:** Lassen Sie Ihre Laune draußen. Wenn Sie aus körperlichen oder seelischen Gründen nicht in der Lage sind zu massieren, verschieben Sie den Termin.
- **Nehmen Sie Vertraulichkeiten ernst:** Wenn Sie bestimmte Bereiche lockern und ansprechen, kann es sein, dass die massierte Person sich Ihnen anvertraut, auch wenn sie normalerweise ausgesprochen diskret ist. Aber durch die Massage entsteht ein Raum des Vertrauens. Diese Vertraulichkeit ist ein Zustand, der wieder vergeht. Die massierte Person muss völlig sicher sein, dass Sie diese Informationen vergessen, sobald die Sitzung vorüber ist. Professionalität heißt hier, dass Sie zuhören, ohne zu kommentieren oder zu werten. Der Massagetisch ist in gewisser Weise eine Art Beichtstuhl. Nichts vom Gesagten darf nach außen dringen. Die Massage lockert die Muskeln, aber auch die Zunge. Hören Sie zu, aber ohne zu urteilen. Dafür sind Sie nicht da.

Wirkung der Massage auf den Körper

Die Haut und ihr Aussehen

Die Haut besteht im Wesentlichen aus zwei Schichten: aus der Oberhaut *(Epidermis)* und der Lederhaut *(Dermis)*. Die obere Hautschicht bewahrt uns vor Schäden von außen. Außerdem ermöglicht sie den Austausch zwischen Hautoberfläche und Organismus. Die Dermis hingegen umschließt die Rezeptoren für die Sinnesempfindungen der Haut und die Blut- beziehungsweise Lymphgefäße. Dort befindet sich auch die Kollagenschicht, die zu den wichtigsten Strukturmerkmalen der Haut gehört. Darunter liegt die Unterhaut mit den Fettgewebezellen.

Die Haut reguliert die Körpertemperatur, unter anderem durch das Schwitzen (Transpiration). Die dicht in der Haut eingelagerten Nervenzellen reagieren auf Schmerz, Druck und Temperatur.

Die Massage hat daher unterschiedliche Wirkungen auf die Haut:

- Sie macht sie geschmeidig.
- Sie steigert die Perspiration (Ausscheidung von Wasser durch die Haut).
- Sie ermöglicht das Abschuppen (Abfallen der oberflächlichen, abgestorbenen Hautzellen).
- Sie sorgt für vermehrten Blutfluss.
- Durch sie werden die Wirkstoffe der verwendeten Gleitmittel durch die Haut aufgenommen.
- Sie stimuliert die oberflächlichen Nervenenden und vermittelt Empfindungen wie »warm« oder »angenehm«.
- Sie steigert die Kollagenproduktion.

Die Haut ist die Kontaktfläche zwischen der massierenden und der massierten Person. Dort findet der Austausch statt. Für eine wirksame Behandlung muss die Haut gesund und sauber sein. Die Hautmassage hat vielerlei Auswirkungen.

Cellulite

Der Begriff »Cellulite« ist im Grunde falsch, weil er sich auf eine Entzündung des Unterhautzellgewebes bezieht. Trotzdem wird er mittlerweile für die sogenannte »Orangenhaut« gebraucht, eine nicht entzündliche Veränderung des Fettgewebes der Haut, bei der die Fettzellen der Unterhaut nach oben wandern, was die charakteristischen Dellen verursacht. Diese Störung hängt nicht mit Übergewicht zusammen, da sie auch bei sehr schlanken Frauen auftritt. Im 20. Jahrhundert ist die Cellulite zur Geißel Nummer eins der Damenwelt aufgestiegen. Jedes Frühjahr beschert uns eine Fülle von angeblich unfehlbaren Gegenmitteln. Wirkt die Massage etwa auch gegen Cellulite? Offensichtlich helfen Techniken, die der Entwässerung dienen, aber auch deren Wirksamkeit ist schwer zu belegen ... Manche Leute meinen, die Massage verschlanke eher die massierende als die massierte Person. Aber wir zeigen Ihnen hier einige Techniken, die den Lymphfluss anregen und das Aussehen verbessern (siehe Seite 130).

Sehr nützlich ist die Massage, wenn es um die Unterstützung der Fettabsaugung (Liposuktion) geht. Hier stellt sich als häufige Komplikation der sogenannte »Wellblechbauch« ein. In diesem Fall kann die Massage tatsächlich etwas bewirken, die Resultate sind gut. Es ist nur schade, dass die Rundungen, die Renoir bevorzugte, heute nicht mehr in Mode sind. Das würde doch viele Probleme lösen.

Figur

Für unsere Figur sind drei Elemente verantwortlich: Knochenbau, Muskeln und Fettschichten. Wenn wir sie verändern wollen, müssen wir auf alle drei Bereiche einwirken:

- Der Knochenbau bestimmt unsere Statur: Wenn Sie sich gerade halten, Bauch und Po anspannen und den Kopf locker halten, dann wirkt das sehr beeindruckend!
- Die Muskeln bestimmen das Volumen des Körpers. Je nachdem, wie viel Sport wir treiben, sind sie mehr oder weniger definiert.
- Die Fettschicht liegt über den Muskeln und bestimmt die Konturen unseres Körpers, vor allem am Bauch und am Po.

Die Massage kann Ihnen zu einer eleganteren Figur verhelfen, weil sie auf die Fettschicht einwirkt. Wenn dazu noch eine gute Ernährung und viel Ausdauersport kommen, kann die Massage auch gegen Übergewicht wirken. In dieser Beziehung sind Sie selbst gefragt!

Verdauung

Die Verdauung findet im Bauchraum statt, in einem Schlauch, der sich zusammenziehen und entspannen kann. Der Transport des verdauten Materials wird manchmal durch die Trägheit der Muskelkontraktion im Verdauungsapparat behindert oder von Spasmen (starken Kontraktionen) zu sehr angeregt. Die Massage kann hier sowohl die Spasmen beruhigen als auch die träge Muskulatur anregen. Zu diesem Zweck werden zwei Arten der Massage eingesetzt: das Ausstreichen der harten Zonen in Richtung der Ausscheidung oder die Reflexzonenmassage an Punkten, die die Ausscheidung fördern. Beide Methoden sind hocheffektiv und können mit anderen kombiniert werden, die auf Leber, Magen und Gallenblase wirken.

Lymph- und Venensystem

Die Massage verändert den Druck im Gewebe. Vor allem die Walktechniken sorgen dafür, dass das Blut in den Venen besser fließt. Wie war das noch gleich? Das Herz schickt das Blut in die Arterien, in den Venen kehrt das Blut zum Herzen zurück. Wollen wir dieses System verbessern, müssen wir immer in Richtung Herz arbeiten. Die Venen enthalten nämlich Klappen, die dafür sorgen, dass das Blut nicht zurückfließt.

Parallel zum venösen System arbeitet das Lymphsystem. Die Lymphe ist eine farblose Flüssigkeit, die über den ganzen Körper verteilt ist. Sie sammelt sich in den Lymphknoten. Dort wird sie gefiltert und in das venöse System zurückgeleitet. Die Massage fördert den Übergang der Lymphe in die Blutgefäße, was – vor allem in den Beinen – Wassereinlagerungen (Ödeme) reduziert. Massagen verbessern also den Austausch von Körperflüssigkeiten im Gewebe, sodass jeglicher Stau vermieden wird. Der Lymphfluss wird ebenso angeregt wie der venöse Blutfluss. Aus diesem Grund fühlen Sie sich nach einer Entwässerungsmassage so wohl.

Nervensystem

Hier unterscheidet man zwei Systeme: das zentrale und das periphere Nervensystem.

Das zentrale Nervensystem (Gehirn und Rückenmark) ist die oberste Kommandozentrale. Es erteilt die Befehle und steuert unsere Bewegungen.

Das periphere Nervensystem ist bescheidener. Es besteht aus den Nerven, die Sinneseindrücke weiterleiten, und den Nerven in den Muskeln. Reflexe werden über das periphere Nervensystem ausgelöst.

Die Massage kann beide Systeme beeinflussen. Sie beruhigt, wirkt auf die Rezeptoren, die für Schmerzen verantwortlich sind, und ermöglicht die Freisetzung von Endorphinen, einem körpereigenen natürlichen Schmerzmittel, das wie Morphium wirkt. Diese beruhigende Wirkung ist geradezu hypnotisch, sodass man während der Massage mitunter einschläft. Der Muskeltonus lässt nach, unter anderem, weil die Nervenenden weniger anregende Signale empfangen. Das ist der Entspannungseffekt der Massage.

Aber natürlich gibt es auch den »Reflexeffekt«, der dafür sorgt, dass sich eine lokale Stimulierung auf ein »entferntes« Organ auswirkt. Die Technik wird vor allem in der traditionellen chinesischen Medizin (TCM) angewandt.

Erholung nach dem Training

Schon in der Antike wurden die Athleten nach olympischen Wettkämpfen regelmäßig massiert. Auch heute wird das bei großen sportlichen Herausforderungen noch so praktiziert, zum Beispiel bei der Tour de France, wo jeder Sportler seinen eigenen Masseur hat.

Die Massage wirkt zweifelsohne der Ermüdung der Muskulatur entgegen. Zum einen, weil sie den durch die Anstrengung hart gewordenen Muskel wieder lockert, zum anderen, weil sie dafür sorgt, dass alle durch die Muskelarbeit entstandenen Stoffwechselprodukte ausgeleitet werden.

Außerdem sorgt die Massage für einen besseren Muskeltonus. Eine anregende Massage mit einem »wärmenden« Öl bereitet den Muskel effektiv auf die Anstrengung vor, sodass es nicht zu Muskelkater oder Muskelfaserrissen kommt. Dieser Effekt ist mittlerweile so bekannt, dass sich während der ersten Woche der French Open im Stade Roland Garros 20 Kinesiotherapeuten um die Tennischampions kümmern. Zu Zeiten von Björn Borg waren es noch zwei …

Das eigene Körperbild

Das Körperbild ist die Vorstellung, die wir uns von unserem Körper machen. Was ich im Spiegel sehe, das bin ich. Aber ist dieses Bild auch korrekt? Mitunter wird es von seelischen Zuständen überlagert, vom Blick der anderen oder von unserer Einbildung.

Die Massage trägt durch die Berührung dazu bei, dass wir ein realistischeres Körperbild gewinnen. Vor allem, wenn die Hand den Rücken berührt, werden wir uns einer Region bewusst, die wir nie sehen und daher auch nicht kennen. Bei der Berührung von Körperpartien, die wir gewöhnlich nicht zeigen – wie Po oder Brust –, lernen wir, unsere Hemmungen abzulegen und uns selbst zu vertrauen.

Vor allem aber trägt die Massage dazu bei, dass wir uns des Ausmaßes unserer Anspannung bewusst werden.

Wann die Massage nicht ratsam ist

Körperpartien, die Sie meiden sollten

- **Die Schleimhäute:** in Nase, Mund und Ohren, da sie viele Blutgefäße und Sinneszellen enthalten und sehr empfindlich sind.
- **Die fühlbaren Knochen:** die sich unter der Haut abzeichnen (zum Beispiel am Rücken). Knochen werden nicht massiert.
- **Den Hals:** Vor allem die Vorderseite ist hochsensibel.
- **Die Gelenke:** die Leistenbeuge, die Achseln und die Kniekehlen, denn auch dort befinden sich viele Blutgefäße und Nervenenden, die diese Partien empfindlich machen.

- **Gewisse Stellen am Bauch (vor allem, wenn sie schmerzen):** Das gilt vor allem für die Leber und den Magen, die sich beide im Oberbauch befinden.
- **Die Augen**

Kontraindikationen

Es gibt eine ganze Reihe offizieller Gegenanzeigen. Im Zweifelsfall verzichten Sie auf eine Massage und sprechen mit einem Spezialisten.

- **Die Haut:** Bei allen Hautproblemen wie Akne, Verbrennungen, Abschürfungen, Narben, Pickeln und dergleichen sind Massagen nicht ratsam.
- **Entzündliche Erkrankungen:** Hier darf nur der Spezialist ran. Zeichen einer Entzündung sind beispielsweise Rötungen, Schmerzen oder heiße Stellen.
- **Infektionskrankheiten:** Massieren Sie niemals eine Person, die eine Viruskrankheit hat.
- **Krampfadern:** Diese sind üblicherweise sichtbar oder unter der Haut zu tasten. Hier wird nicht massiert.
- **Tumorerkrankungen:** Vor allem, wenn Lymphgefäße betroffen sind oder im fortgeschrittenen Stadium die Knochen befallen werden, soll nicht massiert werden.

Aufmerksamkeit und Absicht!

Diese beiden Elemente sind für die Massagepraxis von entscheidender Bedeutung. Wenn Sie massieren, konzentrieren Sie sich häufig auf eine bestimmte Körperpartie, der Sie Ihre Aufmerksamkeit widmen. So treten Sie in Austausch mit dieser Region. Je präziser und konzentrierter Ihre Aufmerksamkeit ist, desto wirksamer wird Ihre Massage sein. Die Absicht wiederum ist die Information, die Sie durch Ihre Hände fließen lassen. Entscheidend ist auch hier die Konzentration. Sie müssen gar nichts extra machen, um eine bestimmte Empfindung hervorzurufen. Wenn Sie wütend sind oder die massierte Person wirklich lieben, dann wird sie beides spüren – durch Ihre Fingerspitzen.

Sie können also Ihre Emotionen fließen lassen oder Sie zurückhalten. Je mehr Erfahrung Sie haben, desto klarer werden sich Ihre Gefühle über Ihre Finger ausdrücken – als Instrumente des Wohlbefindens.

1

DIE GRUNDTECHNIKEN

Wie Sie dieses Kapitel am besten für sich nutzen

Um eine Methode anzuwenden, muss man ihre Techniken beherrschen. Das gilt auch für die Massage. In diesem Kapitel werden wir Ihnen die in der traditionellen Massage am häufigsten angewandten Arbeitsweisen vorstellen: 22 Techniken, gestaffelt nach Schwierigkeitsgrad.

Lesen Sie sich die Instruktionen gründlich durch. Wir zeigen Ihnen, wie Sie die einzelnen Abläufe optimal einsetzen. Je mehr Erfahrung Sie mit den einfacheren Techniken sammeln, desto eher können Sie die komplexeren Methoden einsetzen. Halten Sie sich an das hier vorgestellte Stufenmodell.

bislang ohne Erfahrung ●○○	mittlere Erfahrung ●●○	fortgeschrittene Erfahrung ●●●
Effleurage (Streichung)	Kreisende Massage	Abtasten
Gleitender Druck	Zugtechniken	Torsion
Modellage	Knetungen	Rolltechniken
Löschwiege	Klopfungen	Hinhorchen
Klavier	Kamm	Décordage (Auseinanderziehen)
Druck mit dem Daumen	Reibungen	Vibrationstechniken
Striche ziehen	Dehnung	
Zupftechniken	Schaukel	

So sind die Seiten aufgebaut

36 | Die Grundtechniken

Druck der Hände

Bewegungsumfang

Rhythmus

grün: leicht
gelb: mittel
rot: intensiv

Effleurage

Zielsetzung

Die Effleurage ist eine Streichtechnik, bei der es um die Kontaktaufnahme geht. Sie berühren zum ersten Mal den Körper der massierten Person. Hier ist der erste Eindruck noch wichtiger als sonst, und zwar für beide Beteiligten.

Zielsetzung: Sie erfahren, welchen Zweck diese Technik hat und worauf sie einwirkt.

Beschreibung

Legen Sie die Hand flach auf den Körper der behandelten Person. Entspannen Sie Ihre Hände, sodass Sie den maximalen Kontakt mit der Haut und der massierten Körperregion haben. Der Druck bleibt schwach, aber gleichmäßig. So lassen Sie Ihre Hände in eine Richtung gleiten und kehren dann zum Ausgangspunkt zurück. Versuchen Sie, so flächig wie möglich zu arbeiten. Sobald Sie sanft über die ganze Region hinweggestrichen haben, können Sie zu einer anderen Technik übergehen.

Beschreibung: Hier wird genau erklärt, wie die Technik auszuführen ist. Die Hand ist ein komplexes Werkzeug. Wie wird sie aufgesetzt? Welcher Teil der Hand wird gebraucht? All diese Dinge erfahren Sie unter diesem Punkt.

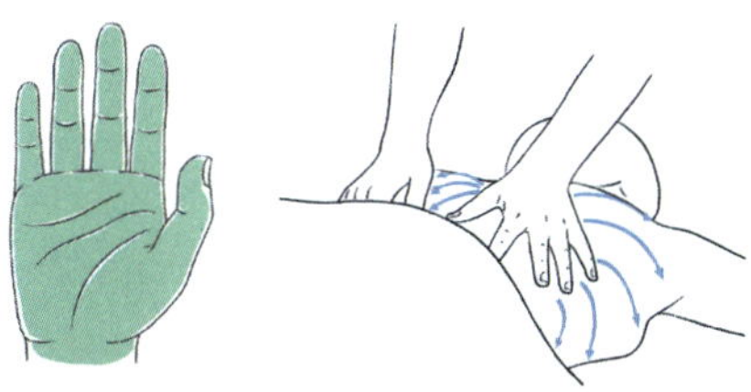

Effleurage | 37

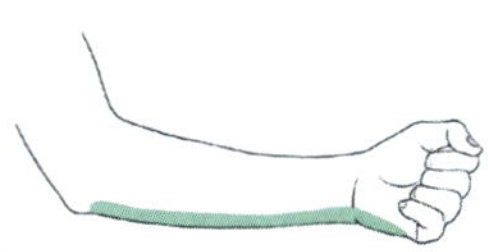

Varianten

Diese Bewegung lässt sich endlos abwandeln. Sie können die Richtung des Streichens ändern und die Region, über die Ihre Hände wandern. Streichen Sie zunächst mit beiden Händen über den ganzen Körper, dann abwechselnd mit der einen und der anderen Hand. Oder machen Sie Kreisbewegungen (im Uhrzeigersinn). Oder Sie arbeiten mit dem Unterarm, ohne jedoch großen Druck auszuüben. Mit dem Streichen signalisieren Sie, welche Körperpartien Sie massieren werden.

Was Sie spüren: Ein sachtes Streichen, ohne Druck, fast wie ein Streicheln. Konzentrieren Sie sich auf die Informationen, die Ihre Hand Ihnen liefert: Wärme, Hautbeschaffenheit, Muskelspannung.

Was Sie spüren: Wir versuchen hier, Ihre Wahrnehmung bei dieser Technik zu schärfen, indem wir unsere Erfahrung mit Ihnen teilen.

Was die behandelte Person spürt: Eine warme, freundliche Hand ohne besondere Absichten, welche die Grenzen des Massagebereichs verdeutlicht.

Was die massierte Person spürt: Teilen Sie Ihre Empfindungen, damit auch Sie Fortschritte erzielen.

Körperpartien: ganzer Körper

Körperpartien: Hier geht es um die Körperregionen, bei denen diese Technik am besten wirkt.

Wann und wo: Diese Technik wird zu Beginn und zum Ende jeder Massage eingesetzt. Zwischendrin vermittelt sie die Übergänge zwischen neuen Bereichen oder neuen Techniken.

Wann und wo: Sie erfahren, wann die Technik am besten angewandt wird und wo sie in der gesamten Massage ihren Platz hat.

TIPP: Vermeiden Sie jedes Kitzeln, das in diesem Moment unangebracht ist. Passen Sie sich der vor Ihnen liegenden Person und dem zu massierenden Körperbereich an. Es sind nicht alle Körperbereiche beziehungsweise Menschen gleich sensibel.

Tipps oder Hinweise zur Vorsicht: So können Sie Ihre Sensibilität weiter verfeinern.

Effleurage

Zielsetzung

Die Effleurage ist eine Streichtechnik, bei der es um die Kontaktaufnahme geht. Sie berühren zum ersten Mal den Körper der massierten Person. Hier ist der erste Eindruck noch wichtiger als sonst, und zwar für beide Beteiligten.

Beschreibung

Legen Sie die Hand flach auf den Körper der behandelten Person. Entspannen Sie Ihre Hände, sodass Sie den maximalen Kontakt mit der Haut und der massierten Körperregion haben. Der Druck bleibt schwach, aber gleichmäßig. So lassen Sie Ihre Hände in eine Richtung gleiten und kehren dann zum Ausgangspunkt zurück. Versuchen Sie, so flächig wie möglich zu arbeiten. Sobald Sie sanft über die ganze Region hinweggestrichen haben, können Sie zu einer anderen Technik übergehen.

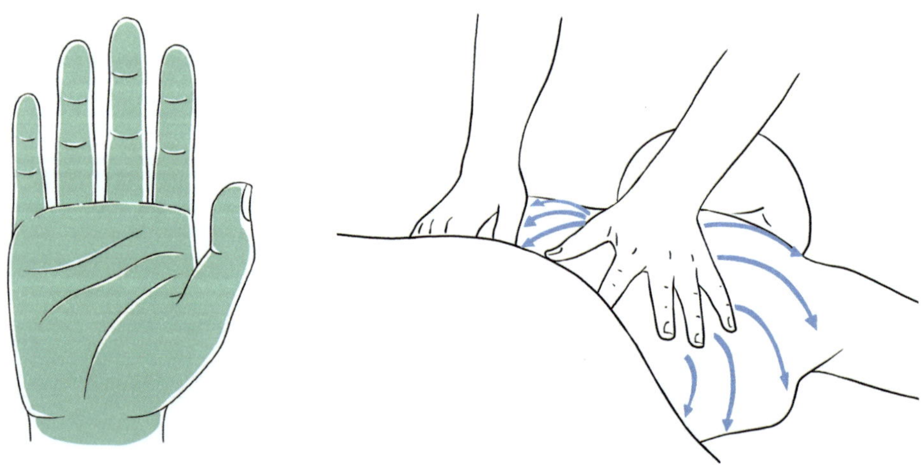

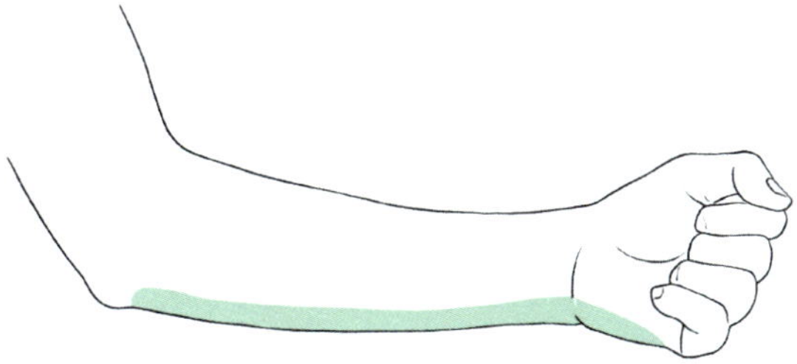

Varianten

Diese Bewegung lässt sich endlos abwandeln. Sie können die Richtung des Streichens ändern und die Region, über die Ihre Hände wandern. Streichen Sie zunächst mit beiden Händen über den ganzen Körper, dann abwechselnd mit der einen und der anderen Hand. Oder machen Sie Kreisbewegungen (im Uhrzeigersinn). Oder Sie arbeiten mit dem Unterarm, ohne jedoch großen Druck auszuüben. Mit dem Streichen signalisieren Sie, welche Körperpartien Sie massieren werden.

Was Sie spüren: Ein sachtes Streichen, ohne Druck, fast wie ein Streicheln. Konzentrieren Sie sich auf die Informationen, die Ihre Hand Ihnen liefert: Wärme, Hautbeschaffenheit, Muskelspannung.

Was die behandelte Person spürt: Eine warme, freundliche Hand ohne besondere Absichten, welche die Grenzen des Massagebereichs verdeutlicht.

Körperpartien: ganzer Körper

Wann und wo: Diese Technik wird zu Beginn und zum Ende jeder Massage eingesetzt. Zwischendrin vermittelt sie die Übergänge zwischen neuen Bereichen oder neuen Techniken.

> **TIPP:** Vermeiden Sie jedes Kitzeln, das in diesem Moment unangebracht ist. Passen Sie sich der vor Ihnen liegenden Person und dem zu massierenden Körperbereich an. Es sind nicht alle Körperbereiche beziehungsweise Menschen gleich sensibel.

Gleitender Druck

Zielsetzung

Das ist eine der häufigsten Techniken bei der Massage. Sie ist einfach anzuwenden und wird von der massierten Person meist genossen. Je nach Stärke des Drucks erzielen Sie verschiedene Wirkungen: Entspannung, Anregung oder Entwässerung. Überlegen Sie sich gleich zu Beginn, welche Wirkung Sie beabsichtigen. Diese lässt Sie den richtigen Druck schnell finden.

Beschreibung

Diese Technik hat zwei Phasen: eine Druck- und eine Gleitphase. Die Druckphase ist wichtig, weil sie die Tiefenwirkung der Massage bestimmt und damit die angesprochenen Gewebeschichten. Behalten Sie den Druck auch während der Gleitphase bei. Letztere legt die Richtung fest und die behandelte Körperfläche bei der Massage. Bei dieser Technik wird langsam gestrichen. Ihre Hände liegen flach auf dem Körper der massierten Person und decken die maximale Fläche ab.

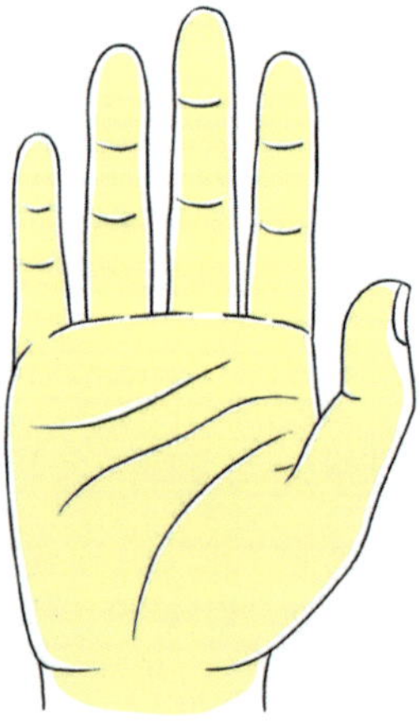

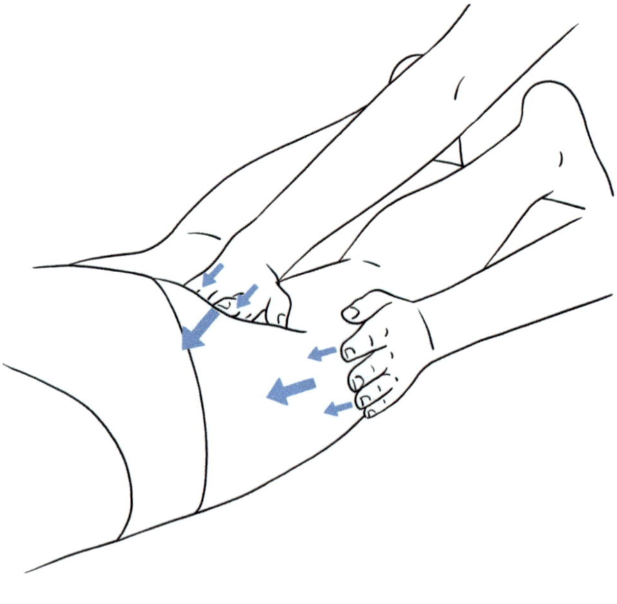

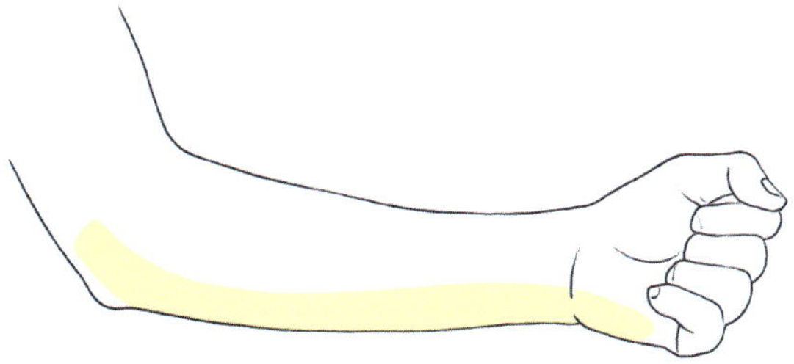

Varianten

Sie können diese Technik auch mit dem Unterarm ausführen, vor allem am Rücken der massierten Person, der flächigere Bewegungen zulässt.

Was Sie spüren: Ihre Hand gleitet frei in jede Richtung. Verweilen Sie etwas länger bei verspannten Stellen.

Was die behandelte Person spürt: Je flächiger die Technik angewandt wird, desto angenehmer wird sie empfunden. Diese Methode entspannt, wenn sich die massierte Person darauf einlassen kann.

Körperpartien: ganzer Körper

Wann und wo: Diese Technik lässt sich in jede Massage einbauen. Variieren Sie den Druck, um sämtliche Möglichkeiten auszuprobieren.

> **TIPP:** Werden Sie kreativ. (Ihre Fantasie zeigt Ihnen die verschiedensten Möglichkeiten auf.) Variieren Sie den Druck und die Richtung, um das entsprechende Ergebnis zu erzielen.

Modellage

Zielsetzung

Eine Oberflächentechnik, welche die Haut mobilisiert und ihren Zustand verbessert. Unser Ziel ist, den Austausch zwischen den verschiedenen Hautschichten zu verbessern.

Beschreibung

Hier nehmen Sie sanft die Haut zwischen Daumen, Zeige- und Mittelfinger. Dann rollen Sie sie sachte, als würden Sie Teig rollen. Setzen Sie die Finger beim nächsten Griff an anderer Stelle an, sodass Sie die gesamte beabsichtigte Region bearbeiten.

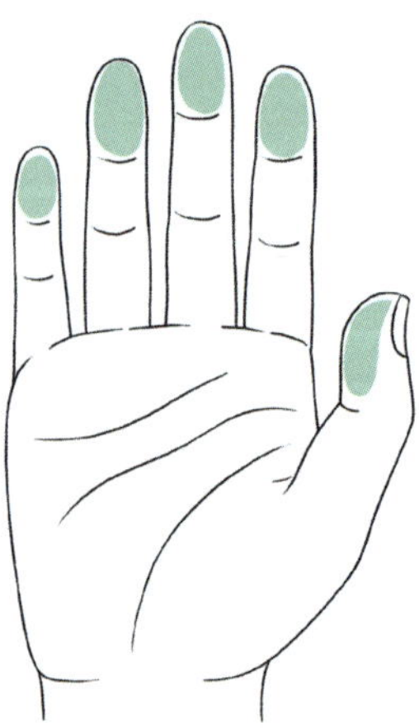

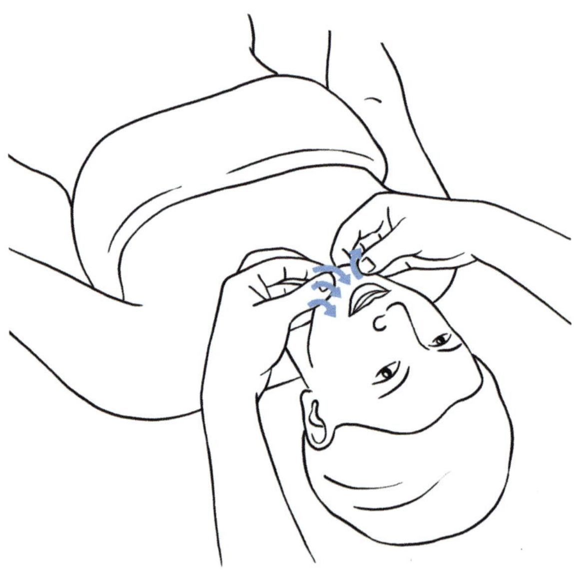

Was Sie spüren: Die Haut sollte sich ohne Widerstand rollen lassen. Wenn dies nicht der Fall ist, verringern Sie den Druck, bis das Rollen angenehm ist.

Was die behandelte Person spürt: Eine sehr angenehme Technik, die tief entspannt. Achten Sie darauf, wie die massierte Person die Bewegung wahrnimmt.

Körperpartien: Diese Massage eignet sich besonders für das Gesicht mit seiner feinen und zarten Haut.

Wann und wo: Diese Maßnahme ist so sanft, dass sie sich überall einbauen lässt, vor allem bei unseren »Wohlfühlmassagen«.

TIPP: Massieren Sie sanft und langsam. Konzentrieren Sie sich vollständig auf die Bewegung. Die Haut ist ein empfindliches Organ, vor allem im Gesicht. Daher sollten Sie stets vorsichtig arbeiten. Achten Sie auf die Farbe der Haut. Wenn sie sich rötet, ist der Druck zu stark.

Löschwiege

Zielsetzung

Mit der Löschwiege, bei der der Druck über eine wiegende Bewegung vom Handballen bis zu den Fingerspitzen übertragen wird (die Hand rollt gewissermaßen ab), können Sie die Flüssigkeitsverteilung im massierten Bereich beeinflussen. Sie regen das Fließen der Körperflüssigkeiten an, was die Drainage verbessert und den Abtransport von Schlackstoffen. Diese Technik bringt alles ins Fließen.

Beschreibung

Setzen Sie zuerst einmal den Handballen auf den Körper der massierten Person, während sich Ihre Finger nach oben strecken. Sie können den Druck verstärken, indem Sie eine Hand über die andere legen. Dann legen Sie auch die Finger auf die Haut. Schließlich machen Sie es, wie man es früher mit der Löschwiege machte: Sie rollen den Handballen über die Fingerspitzen ab. Dann legen Sie die Hand erneut auf und wiederholen die Bewegung. Üben Sie stets einen gleichmäßigen Druck aus, um möglichst viele Gewebeschichten anzusprechen.

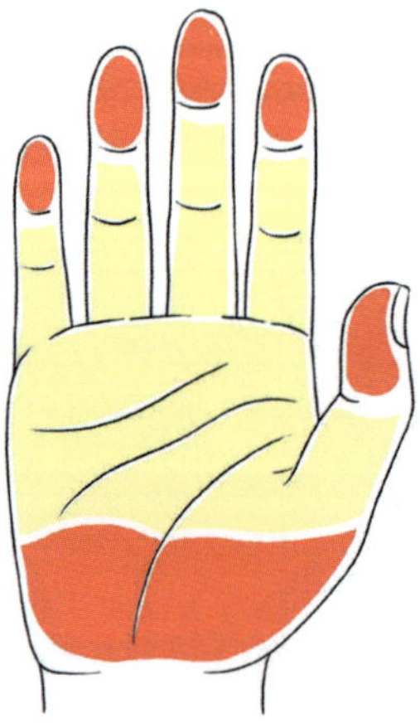

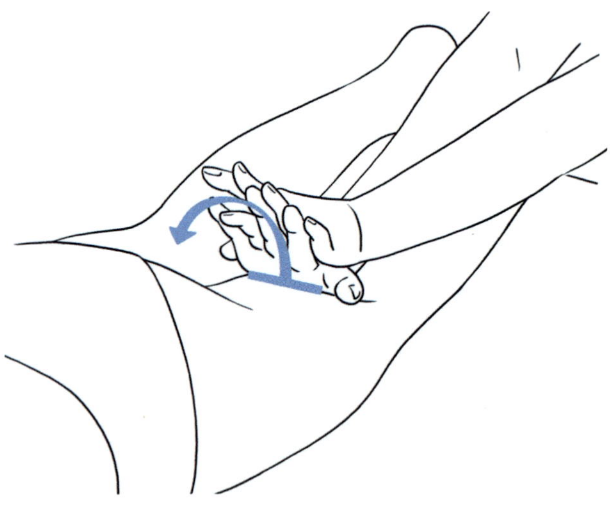

Was Sie spüren: Diese Technik ist einfach anzuwenden. Vergessen Sie nicht, dass Sie an den Körperflüssigkeiten arbeiten. Diese wollen Sie zum Fließen bringen.

Was die behandelte Person spürt: Das Abrollen der Hand wird als angenehme Oberflächentechnik empfunden.

Körperpartien: Die Technik lässt sich am ganzen Körper anwenden, erzielt aber die beste Wirkung dort, wo der Austausch von Flüssigkeiten vollzogen wird, also am Bauch, an den Oberschenkeln oder den Waden.

Wann und wo: Auch diese Methode lässt sich in jede Massage integrieren. Sie ist vor allem dort sinnvoll, wo ausgeleitet und entwässert werden soll.

TIPP: Versuchen Sie, durchweg den gleichen Druck aufrechtzuerhalten. Die Reptation (aus dem Französischen, »kriechen«) ist eine Variante dieser Technik, bei der die Bewegungen schneller sind, aber kein Druck aufgebaut wird. So können Sie den massierten Bereich ganzheitlich bearbeiten.

Klavier

Zielsetzung

Hier spielt die Musik direkt auf der Haut. Die Technik wurde dem Klavierspiel abgeschaut. Sie aktiviert die Mikrozirkulation der Haut.

Beschreibung

Hier sind nur die Fingerspitzen aktiv. Sie entspannen die Hand und spielen Ihr »Stück«. Ihre Hände schweben über der zu massierenden Region. Dann senken Sie der Reihe nach Ihre Fingerspitzen auf die Haut und klopfen ganz leicht. Diese schnelle Bewegung wird fast ohne Druck ausgeführt, ein bisschen wie die Effleurage. Bleiben Sie in Kontakt mit der Haut. Machen Sie keine flächigen Bewegungen.

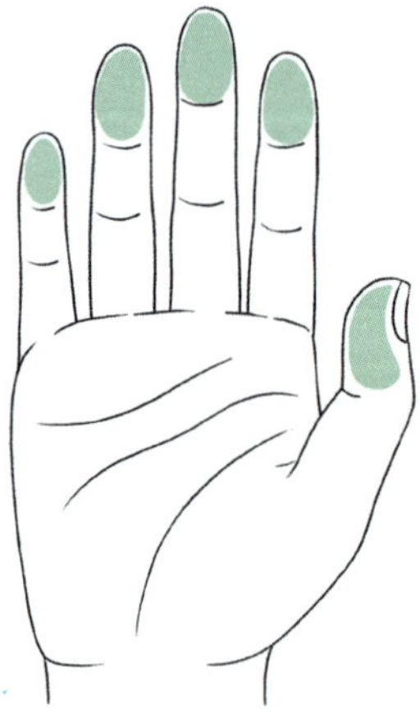

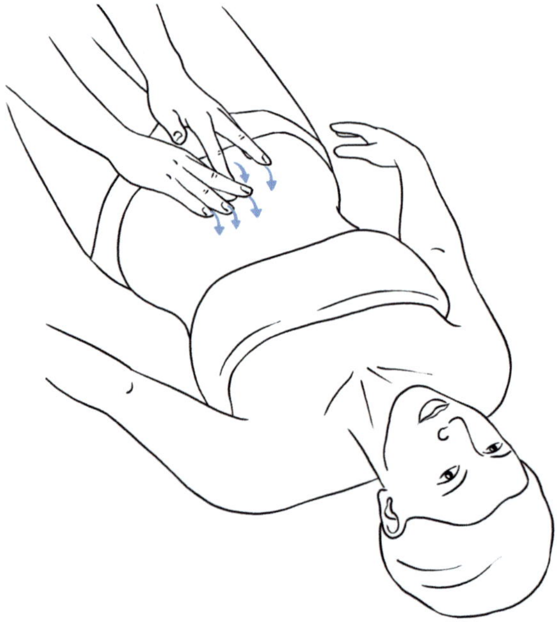

Was Sie spüren: Ihre Finger tippen schnell gegen die Haut der massierten Person, ohne Druck und ohne Schwere.

Was die behandelte Person spürt: Eine sanfte Streicheleinheit, so zart ist die Bewegung.

Körperpartien: Diese Technik lässt sich überall einsetzen, vor allem an empfindlichen Körperstellen wie dem Gesicht und der Bauchregion.

Wann und wo: Eine der besten Techniken für Eingriffe, die nicht traumatisierend sind.

> **TIPP:** Die Qualität der Massage hängt häufig davon ab, inwiefern wir die Techniken wechseln. Und natürlich von unserer Fantasie: Wagen Sie sich auf Neuland.

Druck mit dem Daumen

Zielsetzung

Hier geht es um eine Reflextechnik, das heißt, sie wirkt nicht durch direkten Druck auf die Haut. Jeder Bereich der Haut entspricht einem Organ oder einer bestimmten Funktion. Es gibt entsprechende Karten, die Ihnen helfen, diese Zonen zu lokalisieren. Letztlich geht es dabei um den Ausgleich von Spannungen.

Beschreibung

Es handelt sich um eine punktförmige Technik, bei der Sie die Daumenkuppe einsetzen. Sie können den Druck verstärken, indem Sie die Daumen übereinanderlegen. Wenn Sie eine Stelle bemerken, die besonders verspannt zu sein scheint, setzen Sie die Daumenkuppe auf und üben Druck aus, um dieser Spannung zu Leibe zu rücken. Achten Sie darauf, ob die Spannung unter Ihrem Druck nachlässt. Wenn die Stelle wieder elastisch ist, nehmen Sie den Daumen fort.

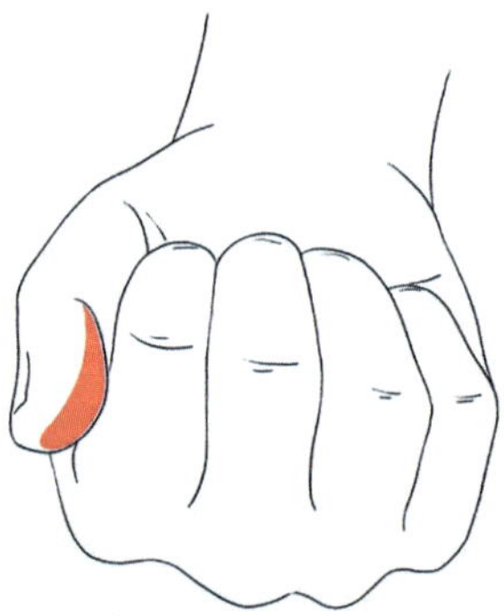

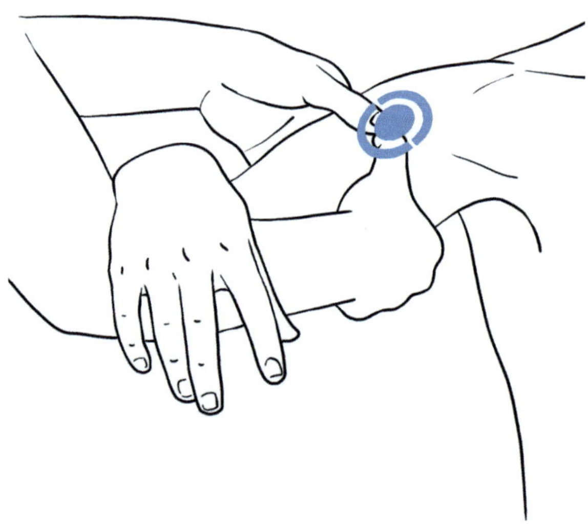

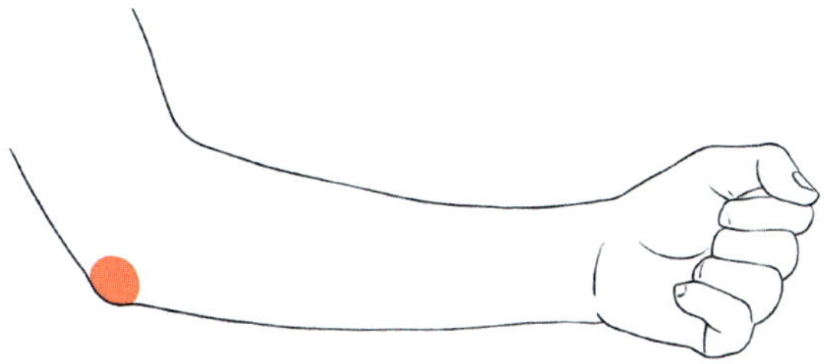

Varianten

Diese Technik können Sie auch mit dem Ellbogen ausüben, allerdings ist dann der Druck meist deutlich stärker und weniger gut zu kontrollieren. Fragen Sie also bei der massierten Person nach, wie sie die Technik empfindet.

Was Sie spüren: Zunächst ist die behandelte Stelle sehr fest und kompakt. Dann spüren Sie winzige Bewegungen unter dem Daumen. Halten Sie den Druck weiter aufrecht (solange es nötig ist), bis sich die Spannung auflöst. Häufig ist dann Wärme zu spüren, die zeigt, dass die Behandlung erfolgreich war.

Was die behandelte Person spürt: Da sich diese Technik stark auf einen Punkt konzentriert, wird sie meist nicht als angenehm empfunden. Machen Sie der massierten Person klar, dass das unangenehme Gefühl bald nachlassen wird.

Körperpartien: An allen Stellen, die verspannt wirken, also ohne Einschränkung am ganzen Körper.

Wann und wo: Diese Technik lässt sich in alle Massageformen einbauen. Sie können sie auch allein anwenden, wenn mit der Massage Verspannungen gelöst werden sollen.

TIPP: Bei der traditionell japanischen Massage Anma arbeitet man, ungeachtet der Spannungen, Punkt für Punkt eine vorgegebene Bahn ab. Bei der amerikanischen Triggerpunkt-Massage hingegen bleibt man auf der verspannten Stelle, bis die Spannung sich löst. Das ist der Unterschied zwischen einer ganzheitlichen und einer isolierten Herangehensweise. In beiden Fällen aber müssen Sie Geduld haben, bis die Punkte alle wegmassiert sind.

Striche ziehen

Zielsetzung

Auch hier handelt es sich um eine Reflextechnik, aber anders als beim Daumendruck geht es hier nicht um eine umfassende Entspannung, sondern eher um eine lokale Wirkung. Die Zugtechniken sind sinnvoll bei der Ausleitung und Drainage. So wird die massierte Region entlastet.

Beschreibung

Hier arbeiten wir vor allem mit Daumen, Zeigefinger und Mittelfinger, wobei wir sowohl Fingerkuppen wie Nägel einsetzen. Drücken Sie die Fingerkuppen in die Haut der behandelten Person. Ziehen Sie dann Ihre Finger ganz langsam in die zuvor bestimmte Richtung, so als wollten Sie auf der Haut des oder der anderen eine Linie zeichnen (ohne ihn oder sie zu kratzen). Gewöhnlich erscheint ein roter Streifen, der den Erfolg der Bewegung anzeigt.

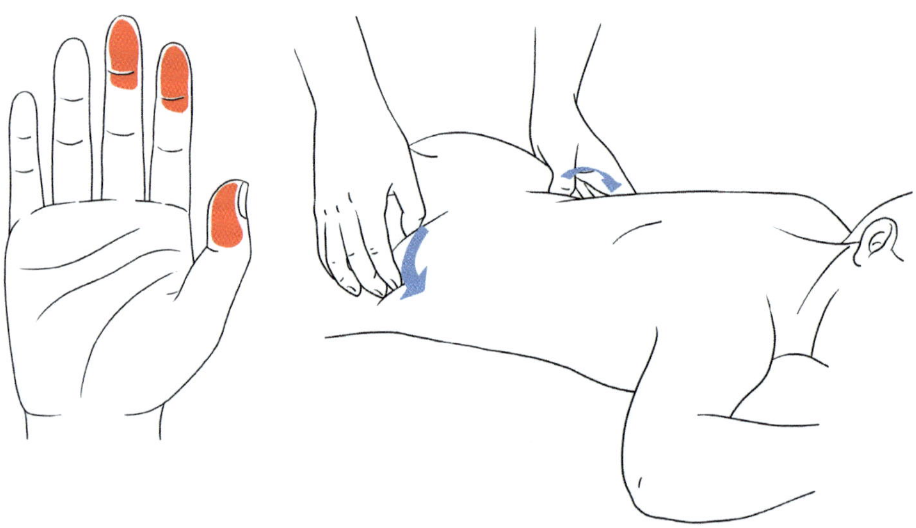

Was Sie spüren: Die Technik ist tiefenwirksam, aber ohne zu traumatisieren. Der Druck sollte während der ganzen Behandlung gleichmäßig ausfallen.

Was die behandelte Person spürt: Meist wird die Technik als angenehm empfunden. Sie ist begleitet von einem leichten Brennen in Zugrichtung.

Körperpartien: Man kann diesen Griff überall anwenden, mit Ausnahme des Gesichts, das zu empfindlich ist. Sehr wirksam ist diese Technik vor allem an den Randbereichen bestimmter Knochenstrukturen, zum Beispiel im Bereich der Lendenwirbel, wo sie gegen verschiedene Formen von Rückenschmerzen hilft. Oder für die Behandlung des kleinen Beckens.

Wann und wo: Wenn Sie eine Region entdecken, in welcher der Energiefluss behindert ist, sollten Sie diese Technik einsetzen.

TIPP: Vorsicht! Druck ist nicht gleich Schmerz!

Zupftechniken

Zielsetzung

Die Technik ist einfach auszuführen, erfordert allerdings gute anatomische Kenntnisse.

Beschreibung

Endlich dürfen Sie sich wieder wie ein Kind benehmen. Das Zwicken ist wie das Radfahren. Man verlernt es nie. Also los: Nehmen Sie eine Hautfalte hoch, aber achten Sie darauf, dass Sie Ihrem Massagepartner beziehungsweise Ihrer Massagepartnerin nicht wehtun. Sie sollten die Haut nicht zu stark ziehen. Die Bewegung erfolgt schnell und kurz.

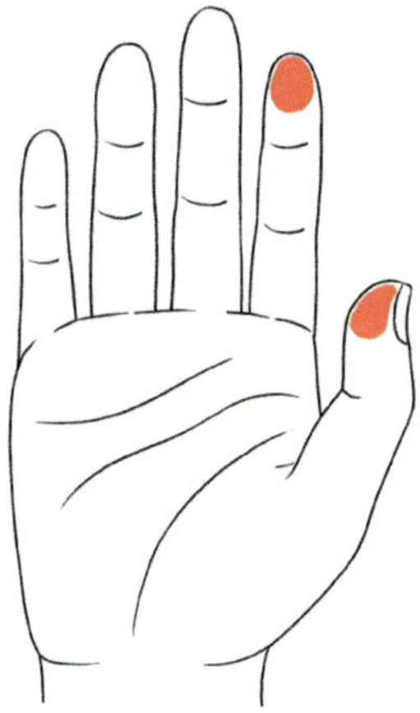

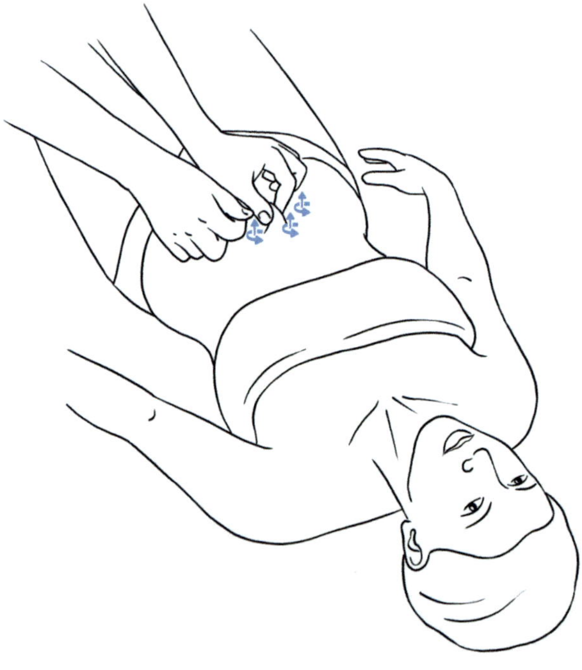

Was Sie spüren: Das hängt ganz davon ab, in welcher Beziehung Sie zu der massierten Person stehen. Es kann Freude ebenso sein wie Schmerz.

Was die behandelte Person spürt: Die Technik darf auf keinen Fall wehtun.

Körperpartien: Lässt sich überall anwenden, am besten aber wirkt die Technik dort, wo viele Reflexpunkte angesiedelt sind, oder am Bauch.

Wann und wo: Auch diese Technik lässt sich wunderbar in jede Massage einbauen. Am sinnvollsten ist sie bei anregenden oder ausleitenden Massagen.

TIPP: Bleiben Sie Profi! Jetzt ist nicht die Zeit für Rachegedanken.

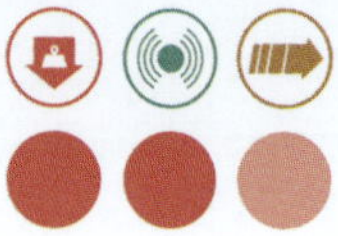

Kreisende Massage

Zielsetzung

Mit dieser stark wirksamen Technik lösen Sie tief sitzende muskuläre Verhärtungen und damit flächige Verspannungen. Bei entsprechendem Rhythmus geben Sie den Körperstrukturen ihre Elastizität und Geschmeidigkeit zurück.

Beschreibung

Hier arbeiten alle Fingerspitzen an dem Punkt, den Sie massieren wollen. Sie können beide Hände nebeneinandersetzen oder Sie verstärken mit der einen Hand den Druck der anderen. Zuerst setzen Sie die Finger mit einigem Druck dort auf, wo Sie »schmirgeln« möchten: Dann machen Sie mit den Fingerspitzen kleine kreisende Bewegungen, als wollten Sie immer tiefer in diesen Punkt eindringen. Konzentrieren Sie Ihre Energie auf den Widerstand, der Ihnen entgegentritt. Machen Sie weiter, bis Sie spüren, dass sich die verhärteten Gewebeschichten unter Ihren Fingern lösen.

Die Bewegung erfolgt schnell, aber nicht hektisch. So lösen sich die Spannungen am schnellsten.

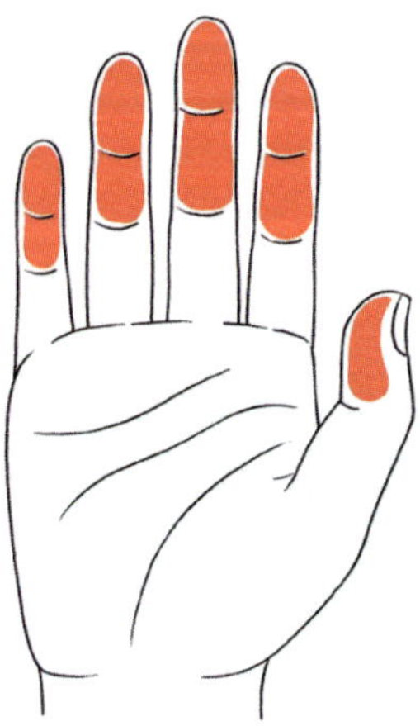

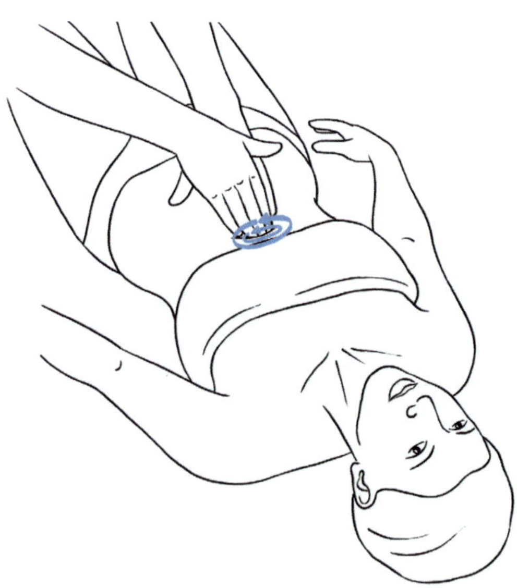

Was Sie spüren: Zunächst bemerken Sie unter Ihren Fingern eine gewisse Härte, die sich dann zunehmend löst. Die Spannung verschwindet mit der Zeit.

Was die behandelte Person spürt: Zu Beginn spürt sie meist einen leichten Schmerz, vor allem, wenn der Druck hoch ist. Dann stellt sich eine gewisse Erleichterung ein, was den Druck beinahe angenehm macht.

Körperpartien: Überall ohne Einschränkungen. Sie müssen nur den Druck an die massierte Region anpassen.

Wann und wo: Wenn Sie eine starke Spannung spüren oder eine auffällige Verhärtung, dann setzen Sie diese Technik ein.

> **TIPP:** Passen Sie auf, dass Sie der behandelten Person nicht wehtun. Bei Schmerzen verhärtet sich das Gewebe nur noch mehr, sodass die Behandlung sinnlos wird. Beobachten Sie den Partner, der seinen Schmerz mitunter nicht klar signalisiert. Aber sein oder ihr Gesicht lügt nicht.

Zugtechniken

Zielsetzung

Diese Methode dient vor allem der Lockerung der Gelenke. Da sie auf mehrere Muskelgruppen gleichzeitig wirkt, eignet sie sich vor allem für die Mobilisierung ein wenig steifer Gliedmaßen.

Beschreibung

Wie Sie die Hände ansetzen, hängt vom behandelten Gelenk ab. Bei den Fingern ziehen wir an den Fingerspitzen, beim Hals hingegen legen wir die Hände flächig auf.

Die zu behandelnde Zone erkennen Sie daran, dass sie weniger geschmeidig und beweglich ist, als Sie erwarten würden. Sie umfassen mit der einen Hand den Bereich vor dem zu mobilisierenden Gelenk, mit der anderen den Bereich dahinter. Dann bewegen Sie die Hände sanft und langsam (damit Sie den Massagepartner nicht erschrecken) auseinander, um einen maximalen Zug zu erreichen. Diese Spannung halten Sie aufrecht, bis der Widerstand allmählich nachlässt.

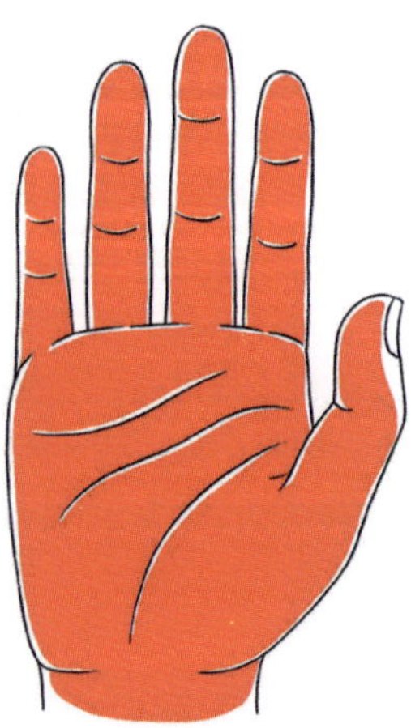

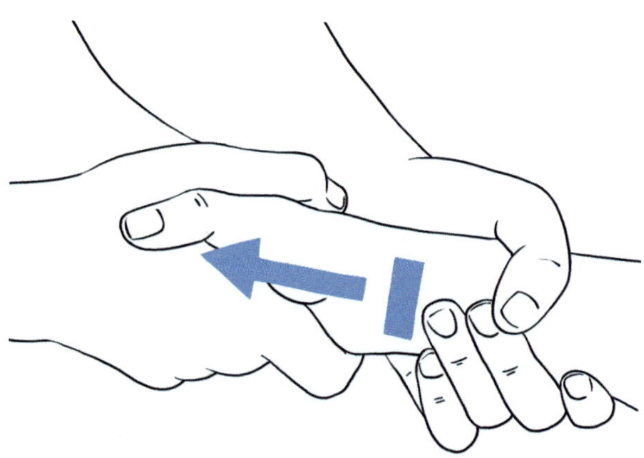

Was Sie spüren: Der Zug sollte so stark sein, dass Sie ihn im Unterarm spüren. Diese Spannung halten Sie, bis Sie merken, dass Gelenk und Muskulatur sich entspannen. Achten Sie darauf, nicht zu stark zu ziehen, um keinen Schmerz zu verursachen, denn das würde eine Gegenreaktion hervorrufen, die das Gelenk noch steifer macht.

Was die behandelte Person spürt: Häufig ist der Widerstand hier stark und lässt erst mit fortgesetztem Griff nach, bis er schließlich ganz aufhört. Bitten Sie die massierte Person, Sie durch tiefe und regelmäßige Atmung zu unterstützen.

Körperpartien: Alle Gelenke können ihre Flexibilität einbüßen, vom größten bis zum kleinsten Gelenk.

Wann und wo: Setzen Sie diese Technik ein, wenn das Gelenk nicht den vollen Bewegungsumfang mitmachen kann. Bevor Sie jedoch die Zugtechnik anwenden, sollten Sie die zu massierende Zone vorbereiten, indem Sie die Kontaktaufnahme klar signalisieren und an der Flexibilität der Muskeln arbeiten.

> **TIPP:** In diesem Fall sollten Sie auf die gesamte Körperregion achten, an der Sie arbeiten. Diese Technik führt zur sogenannten Dekoaptation, das heißt, es entsteht mehr Raum zwischen den beiden Teilen des Gelenks.

Knetungen

Zielsetzung

Der Begriff wurde dem Bäckerhandwerk entlehnt, und das ist kein Zufall. Hier wird tatsächlich geknetet. Diese Technik sorgt dafür, dass die behandelten Gewebe weicher werden.

Beschreibung

Bei dieser Technik spürt die massierte Person die ganze Handinnenseite. Die Bewegung kommt aus den Fingerspitzen, so als würden Sie Teig kneten. Die Handfläche bleibt stets in Kontakt mit der Haut, während sich die Finger vorwärtsarbeiten. So decken Sie die größtmögliche Fläche ab.

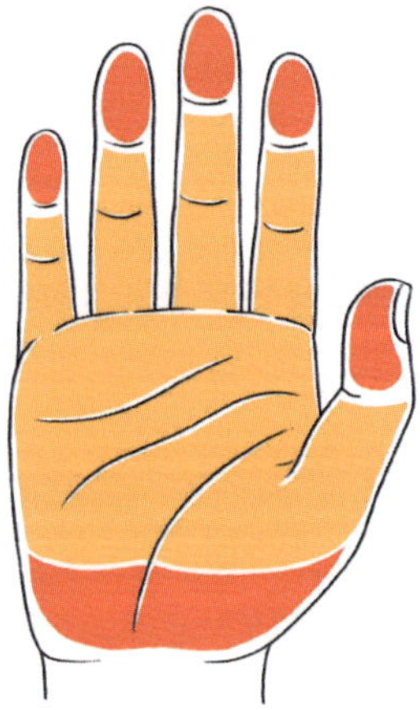

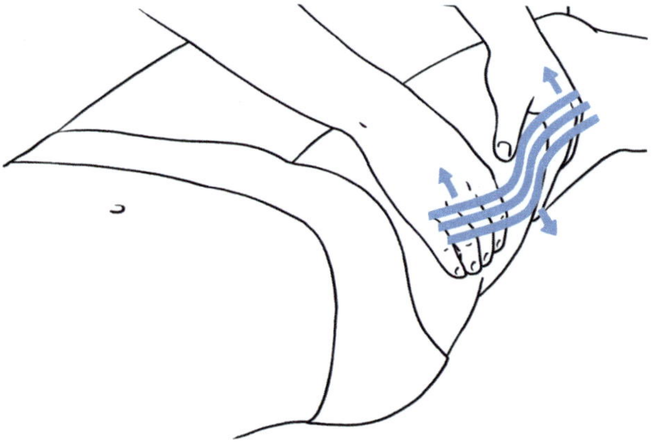

Was Sie spüren: Sie haben die Haut förmlich »in der Hand«. Während Sie an einer Region arbeiten, wird diese geschmeidiger, verliert ihre Dichte und erwärmt sich.

Was die behandelte Person spürt: Auch wenn diese Technik auf den ersten Blick grob wirkt, wird sie meist als angenehm empfunden, weil sich die betroffene Körperregion unter Ihren Händen zunehmend entspannt.

Körperpartien: ganzer Körper

Wann und wo: Knetungen sind ein wesentlicher Bestandteil fast aller Massagen. Sie können sie systematisch einsetzen.

> **TIPP:** Bemühen Sie sich trotz der reduzierten Bewegungen um ein möglichst großes Bewegungsausmaß. Wenn sich die Beweglichkeit der Region verbessert, war die Massage erfolgreich.

Klopfen

Zielsetzung

Klopftechniken sind großartige Massagemethoden, auch weil sie stimulierend und dynamisch wirken.

Beschreibung

Beim Klopfen gibt es verschiedene Ansätze. Hier drei der bekanntesten:

- Die Muschel: Sie formen mit der Hand eine offene Muschel (Hohlhand).
- Die geschlossene Hand: Sie legen die Handflächen übereinander und achten darauf, dass dazwischen Luft ist.
- Die Faust: Sie schließen die Hand zur Faust, wobei der Daumen draußen bleibt.

Entscheiden Sie sich für eine Handhaltung. Dann trommeln Sie mit entspannten Händen sanft auf den Körper der zu massierenden Person. Behalten Sie den einmal gewählten Rhythmus bei, während Sie die Hände abwechselnd aufsetzen (außer bei der geschlossenen Hand). Wird die Technik richtig angewandt, ist ein kurzer, trockener Laut zu hören.

Was Sie spüren: Die Hand federt nach dem Auftreffen auf dem Körper der behandelten Person ein wenig zurück.

Was die behandelte Person spürt: Das Gefühl, zur Trommel umfunktioniert worden zu sein, weicht bald einer wunderbaren Entspannung, gefolgt von einem angeregten Gefühl. Die massierte Person spürt keinen Schmerz, der Eingriff ist nicht traumatisierend.

Körperpartien: Am besten passt diese Technik für den Rücken oder die Oberschenkelrückseite. Aber Sie können sie auch an anderen Stellen anwenden, zum Beispiel am Kopf.

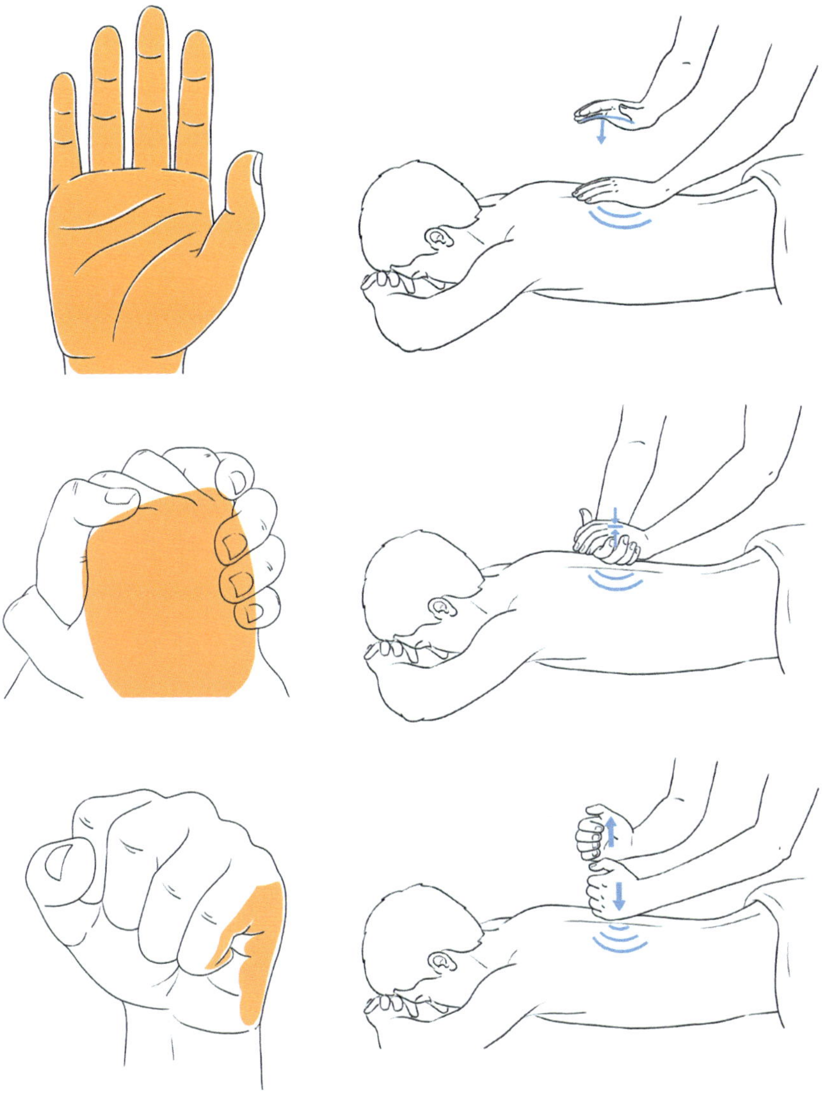

Wann und wo: Obwohl es sich hier um eine eher dynamische Technik handelt, fördert sie den Energiekreislauf und ist daher sehr entspannend.

> **TIPP:** Man schlägt nicht, sondern lässt die Hände quasi von der Haut abprallen. Manchmal entsteht eine leichte Röte dort, wo behandelt wird. Das ist eine ganz normale Reaktion, die anzeigt, dass der Körper die Massage annimmt.

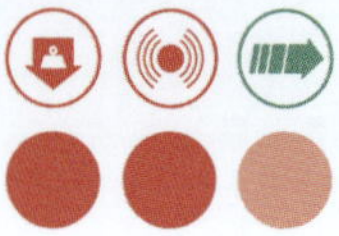

Kamm

Zielsetzung

Stellen Sie sich vor, Sie könnten die Muskeln so »glatt kämmen«, wie Sie das mit Ihren Haaren machen. Diese Idee steht hinter dieser Technik zur Muskelentspannung. Richtig angewandt, entspannen sich unter Ihren Händen auch Körperpartien, die mit einer Massage ansonsten kaum zu erreichen sind.

Beschreibung

Setzen Sie die Hände flach auf die Region, die Sie massieren wollen. Spreizen Sie die Finger so, als wollten Sie sich durch die Haare fahren. Dann ziehen Sie sie über die Körperregion, wobei die Fingerspitzen stets in Kontakt mit der Haut bleiben. Führen Sie sie über die gesamte Körperpartie und kehren Sie dann ohne Druck zum Ausgangspunkt zurück. Legen Sie die Hände versetzt auf, um die ganze Region zu entspannen.

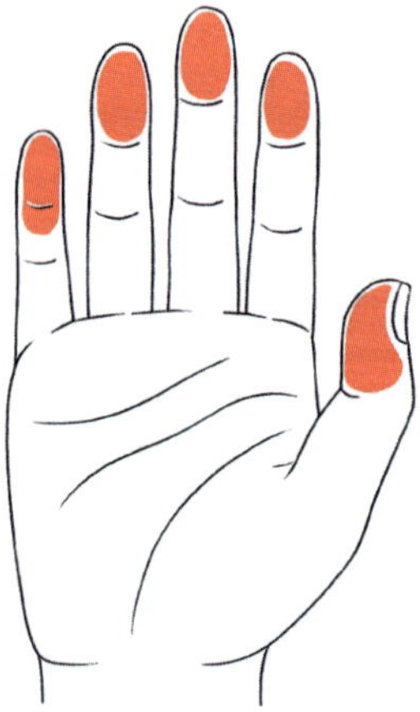

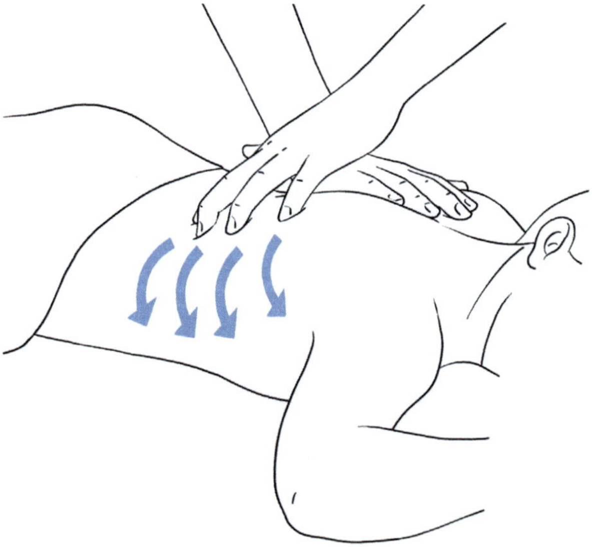

Was Sie spüren: Der ausgeübte Druck ist so stark, dass Sie eine Anspannung in den Fingerspitzen verspüren.

Was die behandelte Person spürt: Die Finger dringen tief ins Gewebe ein, aber immer so, dass die massierte Person keinen Schmerz verspürt.

Körperpartien: Diese Technik ist wunderbar für den Rücken, aber auch für die Kopfhaut. Sehr schön lässt sie sich auf den Rippen einsetzen, wo die Finger quasi eine natürliche Führung erfahren. Gerade diese Region ist für andere Massagetechniken weniger gut geeignet.

Wann und wo: Diese Technik eignet sich für die Arbeit an knochigen Stellen. Da es hier vor allem um Muskelentspannung geht, kann diese Technik bei beruhigenden Massagen eingesetzt werden.

> **TIPP:** Damit diese Technik wirkt, muss sie großflächig angewandt werden. Nur so können Sie den Druck der Hand gleichmäßig verteilen. Sie werden vielleicht verschiedene Dichtegrade unter den Fingerspitzen spüren. Da es sich dabei vermutlich um Verspannungen handelt, sollten Sie darauf achten.

Reibungen

Zielsetzung

Hier wird die Haut gegenüber den tieferen Schichten mobilisiert, was sie weicher macht und eine angenehme Wärme erzeugt.

Beschreibung

Diese Technik können Sie sowohl mit den Fingerspitzen als auch mit der Handfläche ausüben. Das hängt letztlich von der Region ab, die Sie behandeln. Ziel ist, die Haut gegenüber den tiefen Schichten zu lockern. Tatsächlich bewegen sich hier nicht die Finger, sondern die darunterliegenden Hautbereiche. Die Bewegung kann längs oder quer zum Faserverlauf erfolgen oder kreisend sein. Alles ist möglich, abhängig von der zu massierenden Stelle.

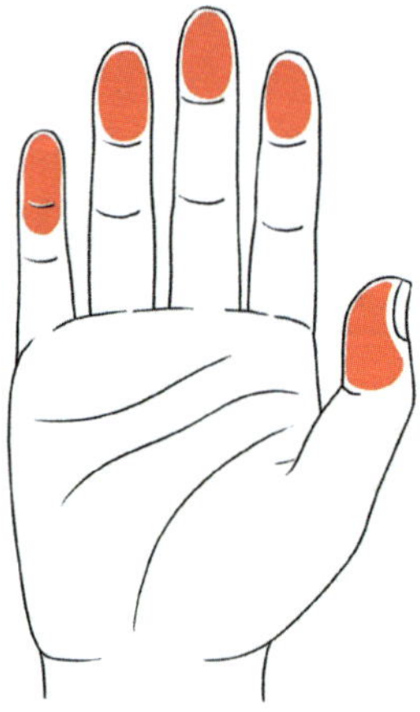

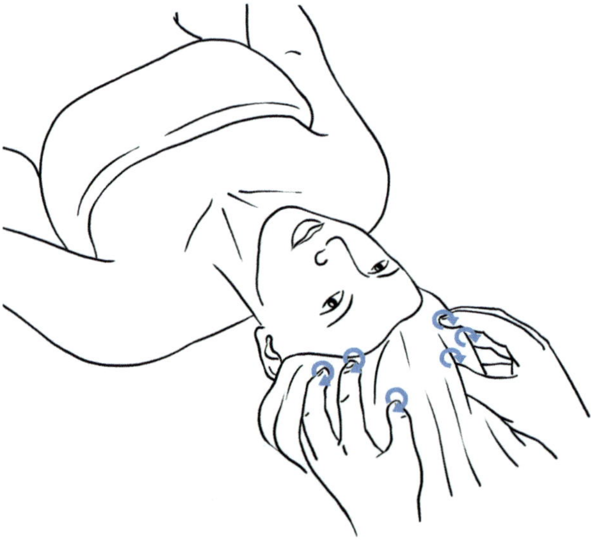

Was Sie spüren: Auch hier geht es nicht um eine lokale Behandlung. Sie wollen die ganze Haut in der entsprechenden Region mobilisieren. Diese entspannt und erwärmt sich schnell.

Was die behandelte Person spürt: Diese Technik ist energiegeladen, fühlt sich aber am ganzen Körper angenehm an. Sie schenkt Kraft und Wohlbefinden.

Körperpartien: ganzer Körper, ausgenommen das Gesicht

Wann und wo: Lässt sich in alle Arten von Massage integrieren, allerdings wirkt diese Technik eher anregend.

> **TIPP:** Probieren Sie die Technik an sich selbst aus. So lernen Sie am besten.

Dehnung

Zielsetzung

Diese Technik, bei der die Muskeln lang gezogen werden, soll die behandelte Region elastischer machen. Sie kann an allen Muskelgruppen des Körpers angewandt werden. Achten Sie dabei sowohl auf die richtige Ausführung als auch auf die Zugrichtung.

Beschreibung

Sie sollten den Griff jeweils fest ansetzen und darauf achten, dass die Hand gut aufliegt, um keine aggressiven Bewegungen zu machen. Wählen Sie zuerst den zu behandelnden Muskel aus. Machen Sie sich klar, in welche Richtung er verläuft. Dann setzen Sie die Hände an den Stellen an, an denen er mit dem Knochen verbunden ist. Nun bewegen Sie sanft Ihre Hände auseinander, als wollten Sie den Muskel in die Länge ziehen. Halten Sie diese Position, bis Sie spüren, dass er nachgibt.

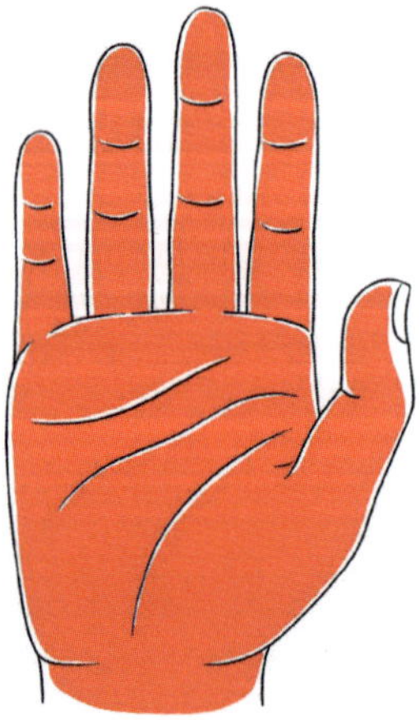

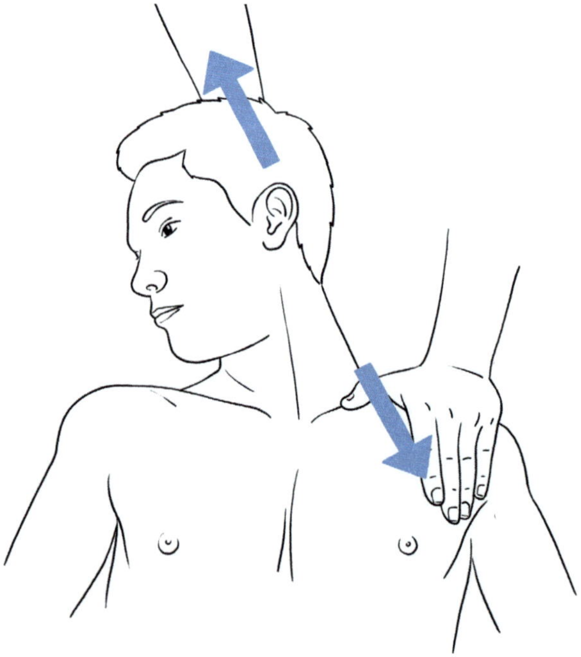

Was Sie spüren: Anfangs macht sich eine klare Spannung bemerkbar, wie bei einem Gummiband, das nicht weiter gedehnt werden will. Dann lässt die Spannung nach und Ihre Hände spüren, wie die Region weich wird.

Was die behandelte Person spürt: Wenn Sie die richtige Region auswählen, hat die massierte Person das Gefühl, dass Sie an einem äußerst wichtigen Bereich arbeiten. Obwohl die Zugtechnik zu Anfang unangenehm ist, führt die darauffolgende Entspannung zu einem intensiven Wohlgefühl.

Körperpartien: alle Regionen, in denen muskuläre Verspannungen die Beweglichkeit von Gelenken einschränken

Wann und wo: Auch diese Technik lässt sich jederzeit in eine Massage integrieren, wenn Sie sicher sind, welche Region Sie behandeln wollen, und Sie diese entsprechend vorbereitet haben.

TIPP: Achten Sie darauf, den Muskel nicht in kleinen, ruckartigen Schritten zu dehnen. Das kann zu Verkrampfungen und zu Schmerzen führen. Wenn Sie die Hände richtig aufgesetzt haben, braucht es keinen besonderen Krafteinsatz.

Schaukel

Zielsetzung

Schaukeltechniken dienen der Erwärmung und Regeneration des Muskels, vor allem nach Anstrengungen wie beim Ausdauersport oder beim Wandern. Sie können sie auch einsetzen, um den Muskel vor dem Training aufzuwärmen.

Beschreibung

Sie nehmen den Muskel in die Hand und ziehen ihn zu sich, als wollten Sie ihn von den Ansatzstellen lösen. Wenn Sie die maximale schmerzfreie Dehnung erreicht haben, lassen Sie ihn plötzlich los. Dann übernimmt die andere Hand und führt die gleiche Bewegung aus.

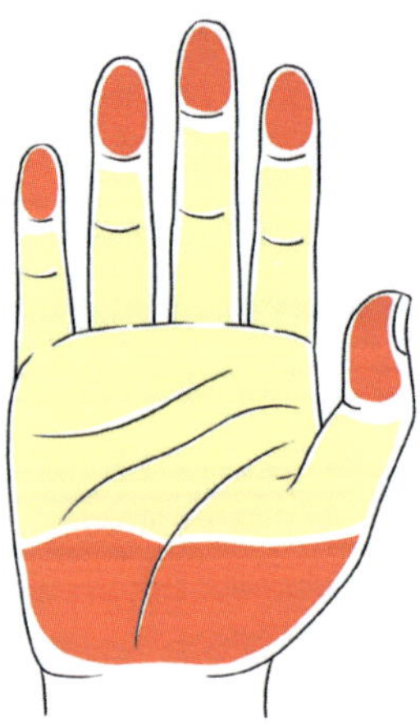

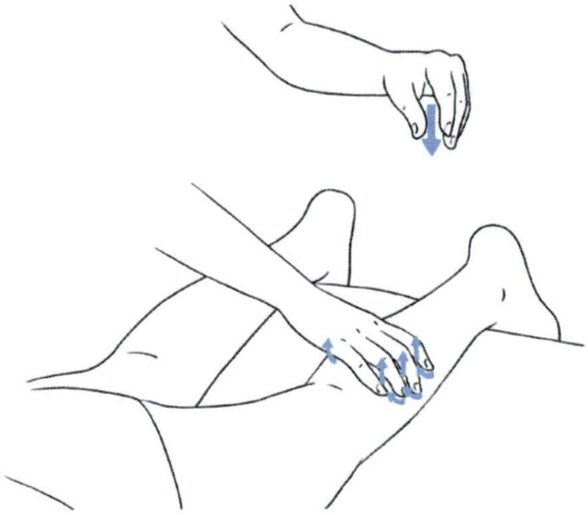

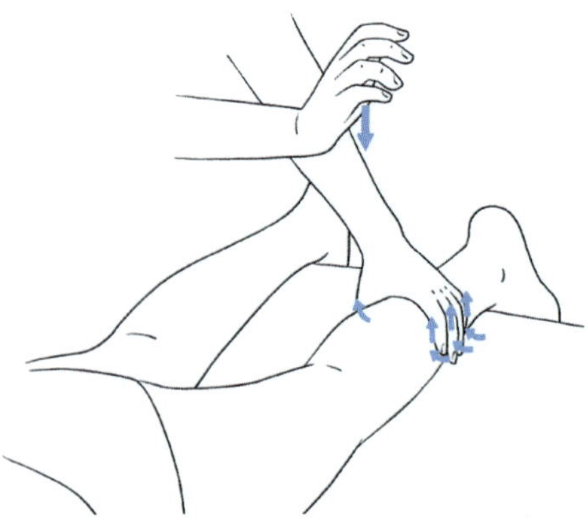

Was Sie spüren: Der Zug muss stark genug sein, um den Muskel anzuheben. Sie müssen den Widerstand spüren. Wenn Sie die Bewegung mehrmals nacheinander ausführen, merken Sie, wie er allmählich flexibler und weicher wird.

Was die behandelte Person spürt: Diese Technik ist für die massierte Person am Anfang vielleicht eigenartig. Aber am Ende entspannt sich der Muskel und wird Wachs in den Händen des Massierenden.

Körperpartien: Diese Technik eignet sich eher für die langen Muskeln, zum Beispiel an der Wade oder am Trizeps (Arm).

Wann und wo: Normalerweise genießt die massierte Person diese spielerische Technik. Da sie anregend wirkt, sollte sie regenerierenden Massagen vorbehalten bleiben.

TIPP: Diese Technik eignet sich nicht für entspannende, beruhigende Massagen. Für Sportler allerdings ist sie wunderbar.

Abtasten

Zielsetzung

Eine Grundtechnik, mit der wir herausfinden, was sich unter unseren Händen befindet. Ein Muskel? Ein Knochen? Ein Organ? Ist die Spannung normal oder übermäßig stark? Das sind Fragen, die Sie mit dieser Technik beantworten können. Und die Antwort hilft Ihnen, die Massage zu strukturieren.

Beschreibung

Hier arbeiten Sie vorwiegend mit den Fingerspitzen. Sie liefern Ihnen am meisten Informationen. Üben Sie Druck aus, bis Sie einen Widerstand spüren. Konzentrieren Sie sich und versuchen Sie herauszufinden, ob der Widerstand an dieser Stelle normal ist oder nicht. Dann setzen Sie Ihre Erkundungen an einer anderen Stelle fort, bis Sie die zu behandelnde Region erforscht haben.

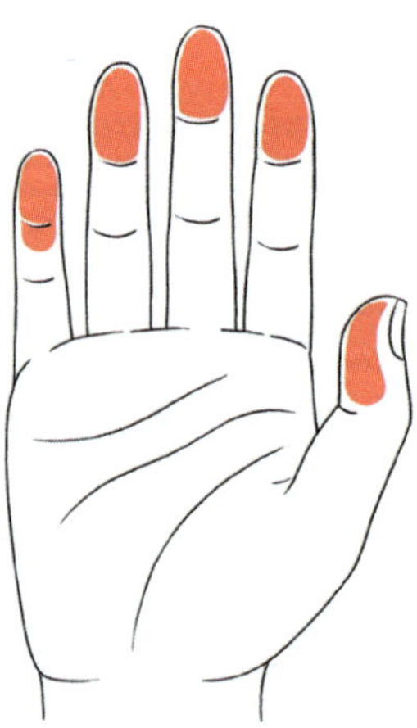

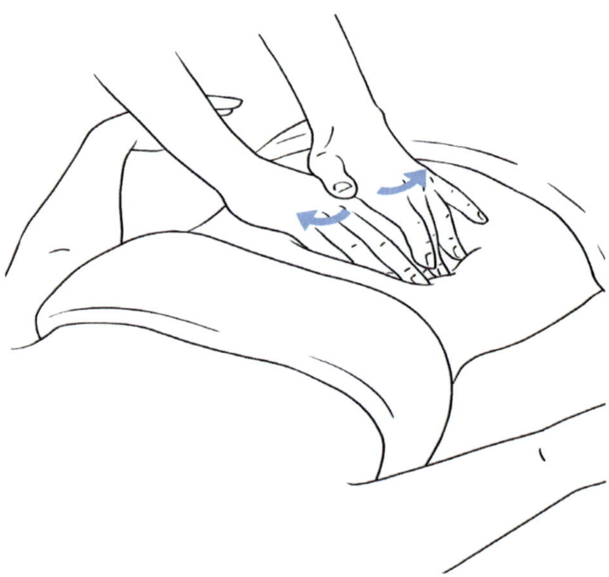

Was Sie spüren: Wenn es kein Problem gibt, wird Ihre Hand nichts Besonderes entdecken. Wenn doch, dann spüren Sie einen klaren Widerstand. Sind Sie sich nicht sicher, was das Problem ist, behandeln Sie diesen Bereich besser nicht.

Was die behandelte Person spürt: Das Spektrum geht von einem einfachen Druckgefühl bis hin zum Schmerz. Wenn die massierte Person das Abtasten unangenehm findet, dann sollte sie das ohne Zögern sagen. Diese Informationen sind wichtig für Sie.

Körperpartien: Sie können alle Körperpartien abtasten. Gute Kenntnisse in Anatomie helfen Ihnen, Ihre Schlussfolgerungen zu ziehen.

Wann und wo: Immer, wenn Sie eine neue Körperpartie behandeln. Je mehr Erfahrung Sie gewinnen, desto klarer werden Ihre Eindrücke und Wahrnehmungen.

> **TIPP:** Der Druck sollte klar spürbar sein, hängt aber letztlich von der behandelten Region und Ihrer Absicht ab. Er kann sanft, aber auch stark sein, denn manche Probleme sitzen tief und können nur mit starkem Druck erspürt werden. Geben Sie sich damit zufrieden, sie aufgespürt zu haben, ohne sie gleich »wegmachen« zu wollen. Das ist das eigentliche Ziel dieser Technik.

Torsion

Zielsetzung

Diese Drehtechnik eignet sich vor allem für Sportmassagen, da sie dem behandelten Muskel Geschmeidigkeit und Mobilität zurückgibt.

Beschreibung

Die Methode hat mehrere Phasen. Zunächst greifen Sie den Muskel so, dass Sie ein Maximum an Muskelmasse zu fassen bekommen. Dann ziehen Sie den Muskel zu sich, so als wollten Sie ihn vom Körper abheben. Nun verdrehen Sie die Hände gegeneinander: so, als wollten Sie ein Tuch auswringen. Verdrehen Sie den Muskel allmählich so weit, wie seine Anatomie es zulässt.

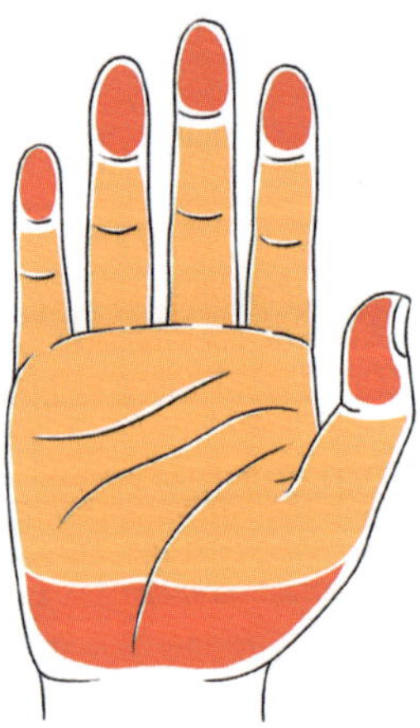

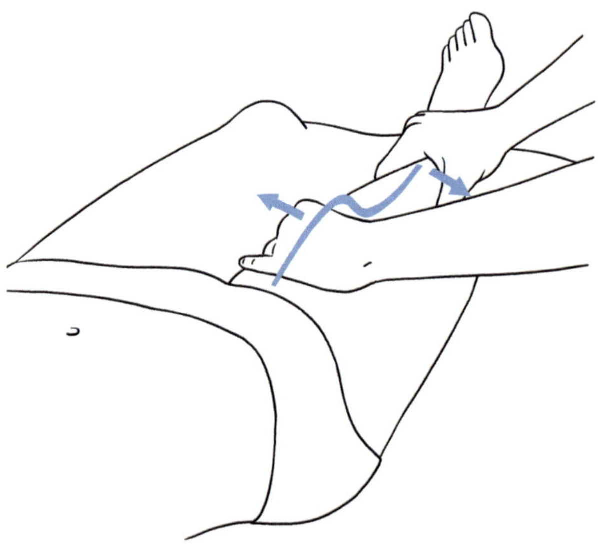

Was Sie spüren: Die eigentliche Schwierigkeit liegt hier beim Massierenden. Die meisten Behandler trauen sich nicht, wirklich den ganzen Muskel zu greifen. Dann aber wirkt die Technik nicht. Also, nur Mut! Packen Sie zu und mobilisieren Sie den Muskel.

Was die behandelte Person spürt: Die Muskeln der massierten Person werden ordentlich angefasst. Doch wenn die Technik richtig ausgeführt wird, ist die erzielte Entspannung jede Mühe wert.

Körperpartien: Die Massage lässt sich an allen »fleischigen« Körperpartien anwenden, wo es starke Muskeln gibt, zum Beispiel an den Oberschenkeln.

Wann und wo: Diese Technik eignet sich vor allem für die Regeneration nach sportlichem Training. Aber Sie können sie auch in andere Massagen einbauen. Sie leistet wirklich gute Dienste.

> **TIPP:** Setzen Sie den ganzen Körper ein, um die Bewegung noch intensiver zu machen. Da die Technik langsam ausgeführt wird, können Sie Druck und Präzision des Griffes gut kontrollieren.

Rolltechniken

Zielsetzung

Dabei geht es vor allem um kosmetische Zwecke. Sie heben die Haut von den anderen Gewebeschichten ab, um die Mikrozirkulation zu fördern und den Austausch von Stoffen anzukurbeln. Schluss mit Fettpölsterchen, Orangenhaut und Wasseransammlungen, die Frauen verzweifeln lassen und Spezialisten viel Geld einbringen.

Beschreibung

Diese Technik umfasst zwei Schritte. Zuerst nehmen Sie eine Hautfalte auf, die Sie dann abrollen. So mobilisieren Sie die Haut, indem Sie sie von den tiefer liegenden Unterhautschichten lösen. Nehmen Sie die Hautfalte zwischen Daumen und Zeige- beziehungsweise Mittelfinger und üben Sie entsprechend Druck aus, damit sie Ihnen nicht wegrutschen kann.

Dann rollen Sie die Hautfalte in eine Richtung und lassen wieder los. Nehmen Sie die nächste Hautfalte gleich daneben auf und wiederholen Sie die Bewegung, bis Sie die gesamte Region »gerollt« haben. Wenn sich die Haut leicht rötet, heißt das, dass die Massage wirkt.

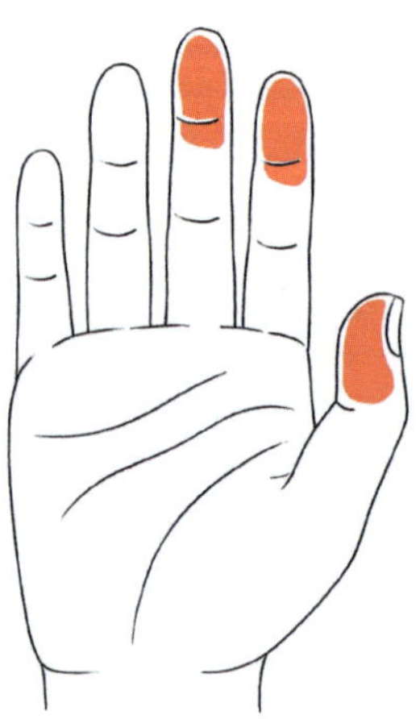

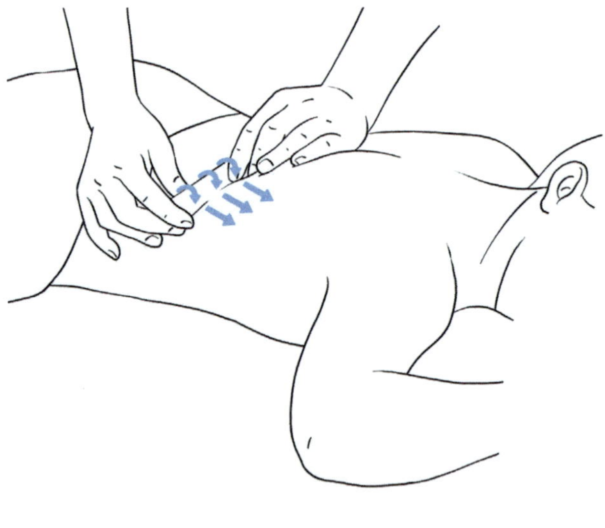

Was Sie spüren: Anfangs fühlt sich die Haut fest und dicht an und lässt sich kaum abnehmen und bewegen. Aber wenn Sie mehrmals darübergegangen sind, wird sie geschmeidig und elastisch.

Was die behandelte Person spürt: Diese Technik ist ein bisschen aggressiv und nicht jeder mag sie. Fragen Sie bei der massierten Person nach, was sie spürt.

Körperpartien: Diese Technik lässt sich gut an den Oberschenkeln, am Po, am Bauch und am Rücken anwenden – alles Regionen, in denen sich Fettablagerungen bilden.

Wann und wo: Diese Technik ist ideal für kosmetische Anwendungen und zur Entwässerung. Außerdem eignet sie sich zur Selbstmassage.

TIPP: Das Rollen erfordert Geduld und Präzision: Nehmen Sie sich also ausreichend Zeit. Wenn sich die Haut schlecht mobilisieren lässt, weist dies häufig auf tiefer liegende Probleme hin. Vorsicht bei schmerzhafter Cellulite, unter der leider viele Frauen leiden. Bereiten Sie die Körperregion auf das Mobilisieren der Hautschichten vor, indem Sie zuerst Klopftechniken anwenden. Wenn der Schmerz anhält, verzichten Sie besser auf diese Massagetechnik.

Hinhorchen

Zielsetzung

Paradoxerweise ist dies eine der schwierigsten Techniken überhaupt, was nichts mit der Methodik zu tun hat. Vielmehr verlangt sie von der massierenden Person ein Maximum an Aufnahmebereitschaft und innerer Beteiligung. Sie müssen mit der massierten Person gleichsam verschmelzen. Sperren Sie also die Ohren auf. Die Methode vermittelt Ihnen wichtige Einsichten, was den Spannungszustand der anderen Person angeht. Gleichzeitig wirkt dieser Griff sehr entspannend.

Beschreibung

Legen Sie einfach die flache Hand auf die Region, die Sie »abhorchen« wollen. Ohne Druck halten Sie die Hand mit ausgestreckten Fingern so entspannt wie möglich. Und nun warten Sie einfach. Nehmen Sie wahr, was da ist!

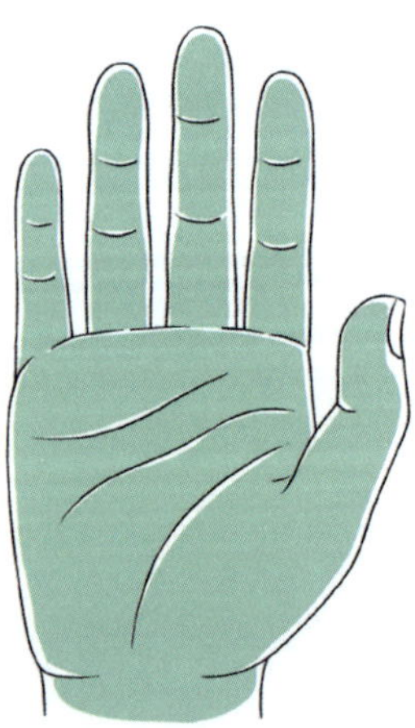

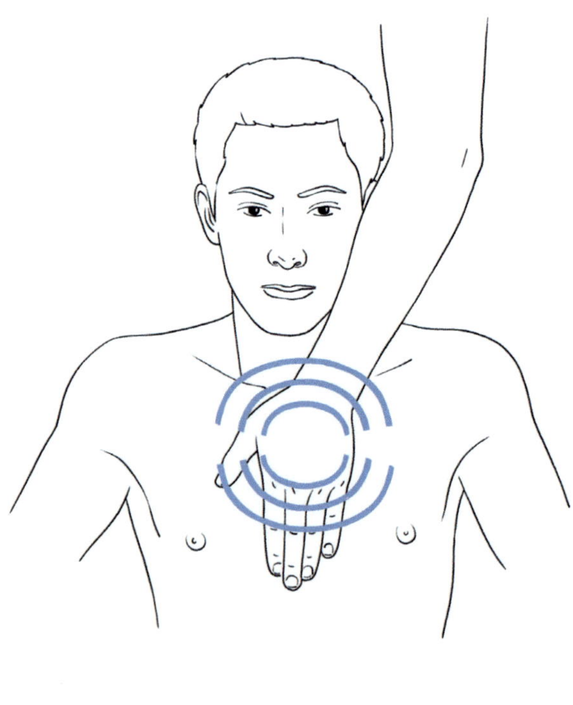

Was Sie spüren: Anfangs spüren Sie vermutlich nur wenig, aber mit der Zeit erschließen sich Ihnen viele Informationen über Atmung, Herzschlag, Hauttemperatur, Muskeltonus und so weiter. Hören Sie einfach hin, ohne interpretieren oder eingreifen zu wollen. Nach einer gewissen Zeit spüren sie womöglich winzige, unkontrollierte Bewegungen Ihrer Hand. Lassen Sie sie geschehen.

Was die behandelte Person spürt: Dieser Handgriff ist unglaublich entspannend. Die massierte Person vergisst Ihre Hand und lässt sich in einen Zustand gleiten, der fast schon zum Schlaf führt.

Körperpartien: ganzer Körper

Wann und wo: Hier gibt es keinen bestimmten Zeitpunkt. Sie sollten jedoch im Auge behalten, dass dies eine Entspannungstechnik ist, die wenig angebracht ist vor dem Sport oder vor einer Aktivität, die ein gewisses Maß an Konzentration erfordert.

> **TIPP:** Diese Technik wird auch in der Osteopathie gebraucht. Sie ist hochwirksam. Sie sollten sie also nicht unterschätzen.

Décordage

Zielsetzung

Diesen Begriff haben wir der Welt der Musik entlehnt, genauer gesagt aus derjenigen der Klavierstimmer. Diese Massagetechnik gibt dem Gewebe seine Beweglichkeit zurück, wenn es zu stark gespannt ist – wie bei einer Klaviersaite eben.

Beschreibung

Greifen Sie mit der Hand den Muskel, den Sie mobilisieren wollen, und heben ihn mittig an. Die Daumen auf der Gegenseite liegen auf der höchsten Stelle der Anhebung. Nun ziehen Sie den Muskel auseinander (Décordage). Dann erfolgt die Gegenbewegung, indem Sie die Hände nach außen ziehen, der Druckpunkt der Daumen wandert nach unten. Wiederholen Sie diese langsam fließende Bewegung, bis sich der Muskel entspannt. Die Hand konzentriert sich auf die zu behandelnde Stelle.

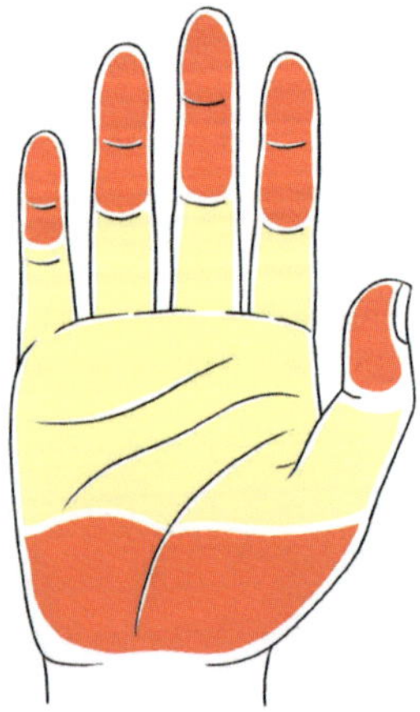

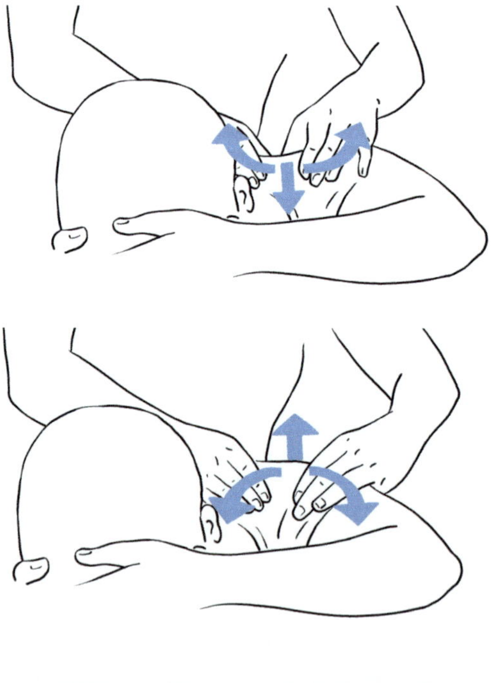

Was Sie spüren: Wenn Sie unter Ihren Händen einen Muskel spüren, der angespannt ist wie eine Klaviersaite, dann ist diese Technik richtig.

Was die behandelte Person spürt: Anfangs ist diese Technik nicht sehr angenehm und wird teils als aggressiv empfunden. Aber nach einigen fließenden Bewegungen merkt die massierte Person, dass der Schmerz sich in Wohlgefallen verwandelt, wie es so schön heißt. Und der Zweck heiligt schließlich die Mittel.

Körperpartien: Diese Technik ist muskelbetont und eignet sich besonders für alle langen Muskeln (zum Beispiel den Trapezmuskel an der oberen Wirbelsäule, die Muskulatur der Wade oder des Unterarms).

Wann und wo: Diese Methode wird vor allem von Sportlern geschätzt, aber sie eignet sich auch für Entspannungsmassagen, wenn Sie sie zwischen zwei sanfte Techniken packen.

> **TIPP:** Die Hand sollte immer sachte arbeiten, auch wenn hier durchaus ein wenig Krafteinsatz angebracht ist. Die Hand bildet eine wohlwollende Hülle.

Vibrationstechniken

Zielsetzung

Hier wird die Aktivität bestimmter innerer Organe angeregt wie Leber, Nieren, Verdauungsapparat oder Lunge. Diese Methode ist technisch nicht ganz einfach umzusetzen.

Beschreibung

Legen Sie die flache Hand auf die Körperpartie, die Sie behandeln wollen. Sie können die zweite Hand zu Hilfe nehmen, entweder um den Druck zu verstärken oder um ein Gegengewicht zu haben. Sie arbeiten mit Druck. Die Vibration allerdings kommt von den Unterarmen, die Sie maximal anspannen (ohne sie unbeweglich zu machen) und dann loslassen, damit sich die Bewegung auf die Hände überträgt und sie vibrieren lässt. Diese Vibration übertragen Sie nun auf die massierte Person und das Organ, das Sie ansprechen wollen. Die Geschwindigkeit dieser Vibrationen ist ein entscheidendes Element.

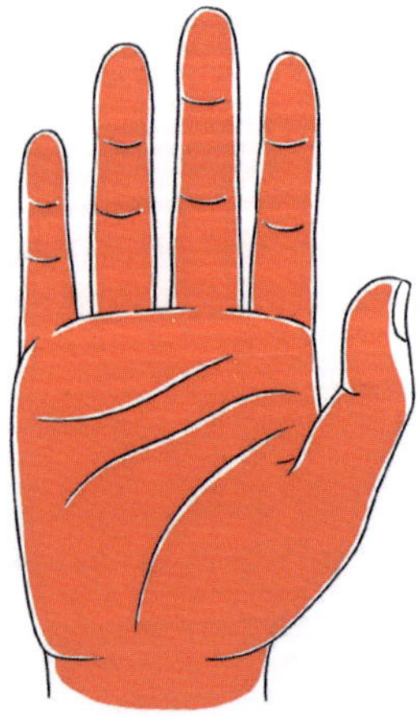

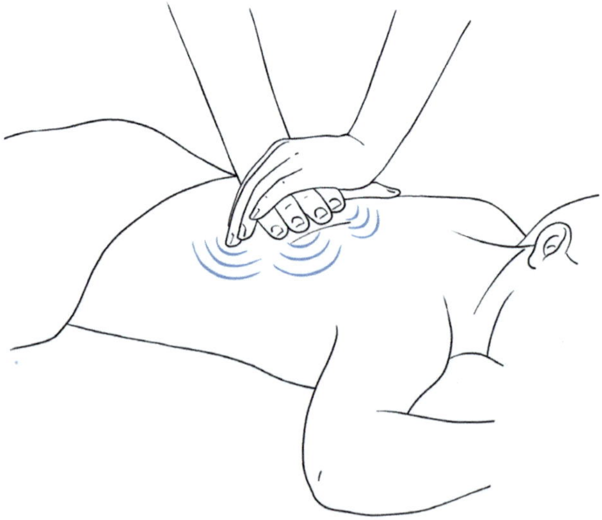

Was Sie spüren: Zu Beginn erfordert das Vibrieren Ihre ganze Aufmerksamkeit. Im zweiten Schritt konzentrieren Sie sich auf den Partner, damit dieser die machtvolle Technik auch wahrnimmt.

Was die behandelte Person spürt: Die massierte Person empfindet die Vibrationsmassage meist als überraschend und angenehm.

Körperpartien: ganzer Körper; wenn Sie aber ein Organ gezielt ansprechen wollen, müssen Sie die entsprechende Zone auswählen.

Wann und wo: Bei einer entspannenden Massage ist diese Technik eher kontraproduktiv. Aber zur Entwässerung oder zur Anregung ist sie hervorragend geeignet.

> **TIPP:** Diese Technik eignet sich hervorragend dazu, um sowohl bei Erwachsenen als auch bei Neugeborenen die Atmung anzuregen.

2

MASSAGE DER VERSCHIEDENEN KÖRPERPARTIEN

Rückenmassage

Da der Rücken ein großer Körperbereich ist, gehört er zu den wichtigsten, die wir untersuchen sollten. Hier können alle Techniken angewandt werden. Da er häufig verspannt ist, sollten wir ihm bei der Massage breiten Raum geben. Wir persönlich beginnen bei einer Ganzkörpermassage mit dem Rücken, aber Sie können natürlich auch mit dem Rücken aufhören. Sie sollten allerdings darauf achten, die massierte Person nicht allzu oft umzulagern. Das stört nur den Ablauf der Massage.

Man unterscheidet beim Rücken drei Partien:

- **Halswirbelsäule (HWS, sieben Halswirbel):** Diese Partie ist sehr beweglich, aber auch empfindlich.
- **Brustwirbelsäule (BWS, die zwölf Wirbel, welche die Rippen tragen):** Dort sind Lungen und Herz angesiedelt, Anzeichen von Stress zeigen sich gewöhnlich hier.
- **Lendenwirbelsäule (LWS, die fünf Wirbel in der Beckenregion):** Dieser Bereich nimmt Spannungen auf, die von den Beinen ausgehen.

»Mein Rücken bringt mich heute wieder um.« Diese Aussage ist bei vielen Menschen leider mehr als wahr.

Lagerung

Auch hier gibt es mehrere Möglichkeiten.

- **Bauchlage:** Achten Sie darauf, ein Kissen unter die Knöchel zu legen, um die Beine zu entspannen, und ein weiteres unter den Bauch, damit die Lendenwirbelsäule gestützt ist. Auch der Kopf muss bequem gelagert werden.
- **Im Sitzen:** Stützen Sie den Kopf mit einem Kissen und lassen Sie den Patienten die Arme auf einem hohen Tisch ablegen.

Striche ziehen am Becken

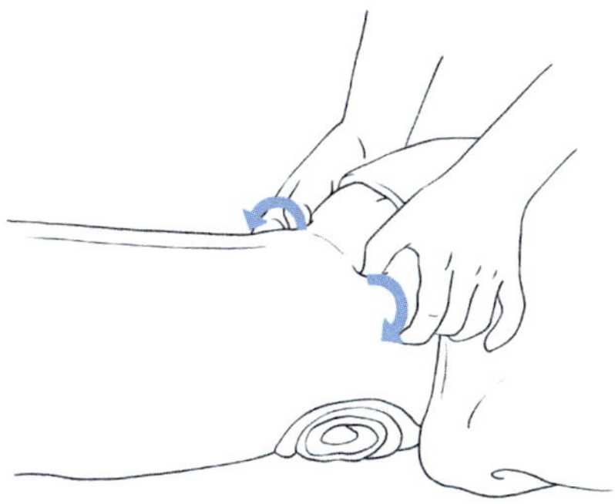

1.

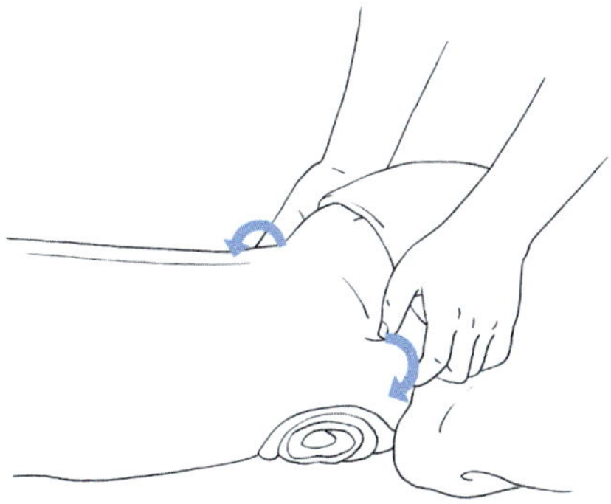

2.

Zielsetzung

Es handelt sich hier um eine Reflextechnik, die von der deutschen Physiotherapeutin Elisabeth Dicke zu Beginn des 20. Jahrhunderts eingeführt wurde: die Bindegewebsmassage. Diese Technik ist so komplex, dass wir sie hier nicht vollständig darstellen können. Mehr dazu finden Sie im Kapitel über Reflexzonenmassage ab Seite 211. Diese Technik entlastet das kleine Becken und lindert Verdauungsbeschwerden.

Beschreibung

Setzen Sie die Daumenkuppen links und rechts von der Wirbelsäule auf, möglichst nahe am Beckenrand. Nun lassen Sie die Daumen mit möglichst konstantem und fühlbarem Druck nach außen gleiten.

Wiederholen Sie diese Bewegung dreimal. Prüfen Sie, ob sich die Haut an dieser Stelle rötet. Wenn ja, dann haben Sie alles richtig gemacht.

> **TIPP:** Die massierte Person spürt vielleicht etwas, das sich anfühlt wie ein Schnitt. Das ist normal und hat keine weitere Bedeutung.

Kreisende Massage der Pobacken

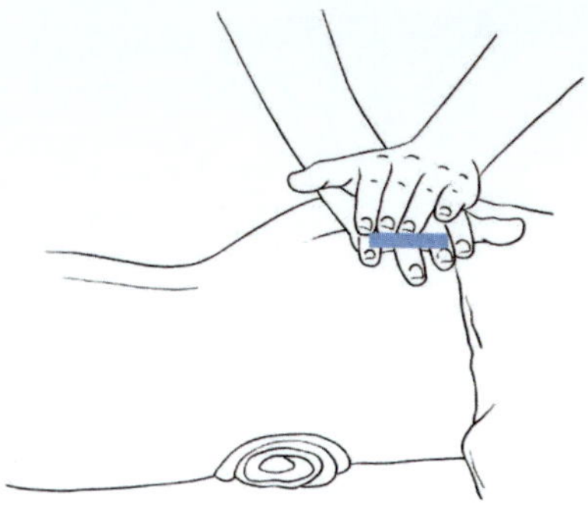

1.

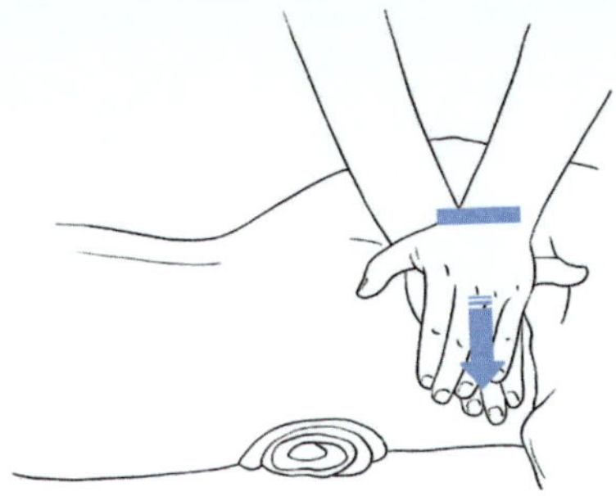

2.

Zielsetzung

Die Muskulatur von Gesäß und unterem Rücken hängt anatomisch eng zusammen. Ein verspannter Rücken beginnt häufig schon in den Pobacken. Mit dieser entspannenden Massagetechnik lockern Sie die wichtigsten Muskeln der Beckengegend.

Beschreibung

Legen Sie die Hände übereinander auf die Pogegend der massierten Person und drücken Sie unter Einsatz Ihres Körpergewichts tief in die Muskulatur. Wenn die Spannung ihr Maximum erreicht hat, lassen Sie die Handflächen langsam und rhythmisch kreisen. Wenn Sie spüren, dass die Spannung nachlässt, beenden Sie die Bewegung.

TIPP: Gehen Sie nicht aggressiv vor, sondern lassen Sie zu, dass sich die Region unter Ihren Fingern entspannt und ins Fließen kommt.

Die Beckenschaukel

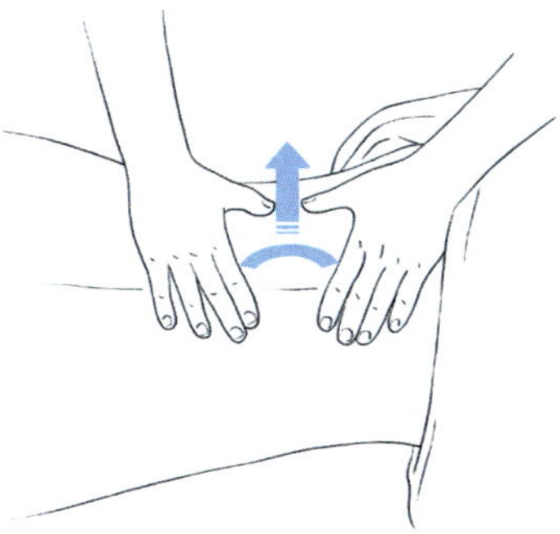

1.

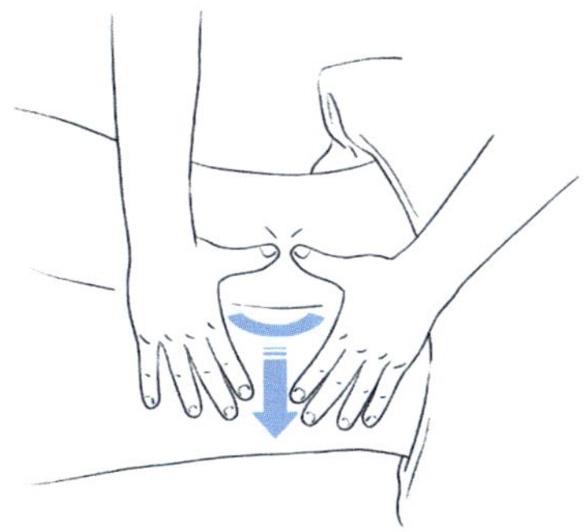

2.

Zielsetzung

Mit dieser Technik sorgen Sie für Entspannung im unteren Rücken und stellen gleichzeitig fest, ob es in dieser Region weitere Spannungen oder Gelenkprobleme gibt.

Beschreibung

Legen Sie die Handflächen im Lendenbereich so auf, dass sie einen rechten Winkel zur Wirbelsäule bilden. Dann üben Sie abwechselnd mit der rechten und mit der linken Hand Druck aus, sodass das Becken sachte von rechts nach links schaukelt. Wiederholen Sie dies so lange, bis sich die Region vollständig entspannt hat.

TIPP: Das ist eine sehr angenehme Technik, die Sie zu Beginn der Sitzung einsetzen können, um Kontakt mit der Region aufzunehmen oder um die Wirkung der Massage zu prüfen. Andere Methoden, die diese Region entlasten, finden Sie unter Sportmassage (ab Seite 145) und Selbstmassage (ab Seite 171).

Ganzheitliche Rückenmassage

Fangen Sie mit einer einfachen Effleurage (Streichung) an, um mit der ganzen Fläche des Rückens Kontakt aufzunehmen. Dann erhöhen Sie den Druck etwas und gleiten über die Muskulatur. Als Nächstes setzen Sie die Unterarme ein, um den Kontakt noch zu erhöhen. Ändern Sie zwischendrin ruhig die Position der Hände und den Druck. Da der Rücken eine große Fläche bietet, können Sie hier alle Techniken aus diesem Buch ausprobieren. Vergessen Sie nicht, dass jede Massage einen Rhythmus haben muss. Wenden Sie also einzelne Techniken mehrfach an, damit der Partner oder die Partnerin dies auch merkt. Wenn Sie die Bewegung ändern, sollten Sie den Kontakt nicht verlieren. Vergessen Sie nicht, dass jede Massage strukturiert ist: Sie hat einen Anfang, eine Mitte und einen Schluss.

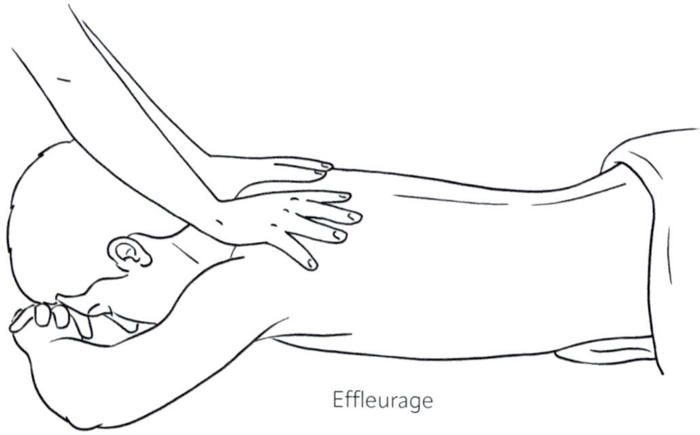

Effleurage

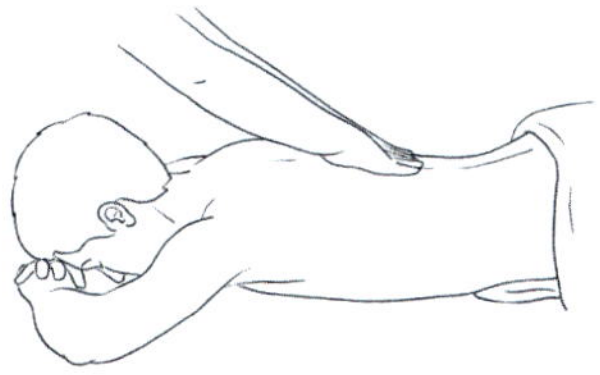

1. Gleitender Druck

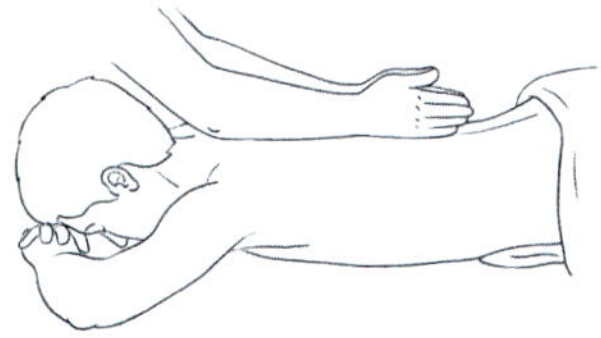

2. Druck der Unterarme

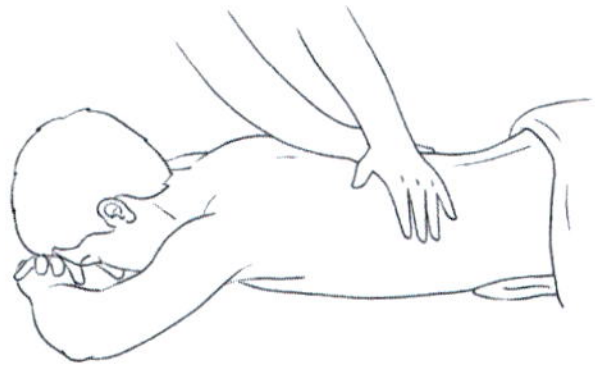

3. Streichungen Hand über Hand

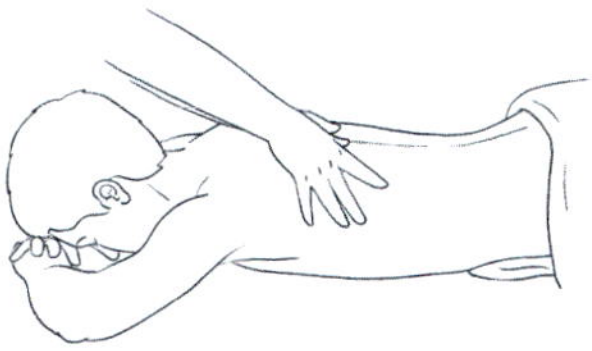

4. Druck mit Daumen

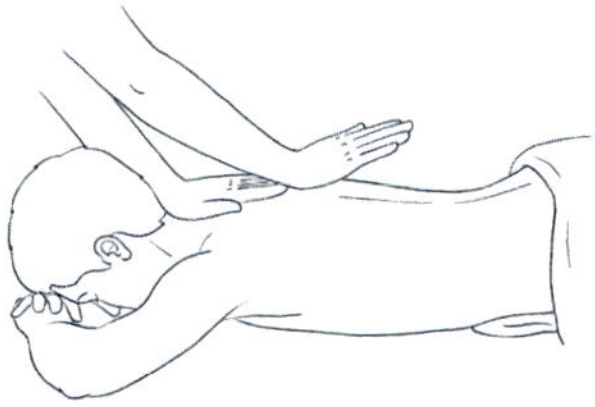

5. Druck abwechselnd mit beiden Handflächen

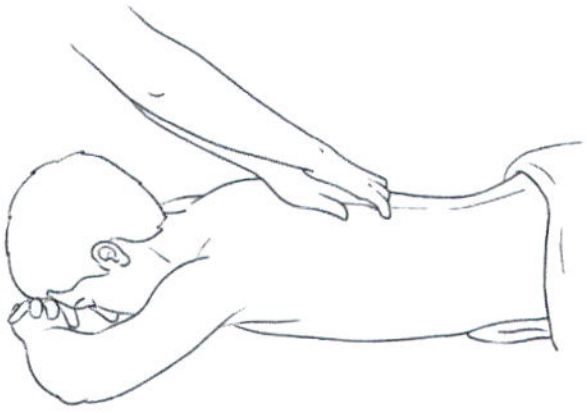

6. Kamm

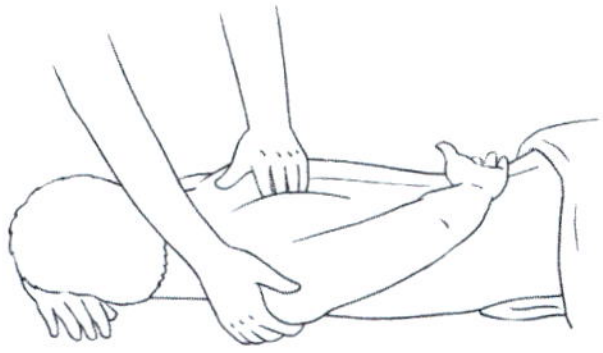

7. Auseinanderziehen der Schulterblätter

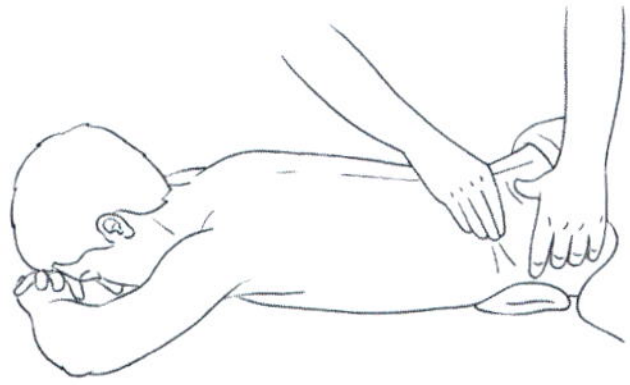

8. Knetung der Flanken

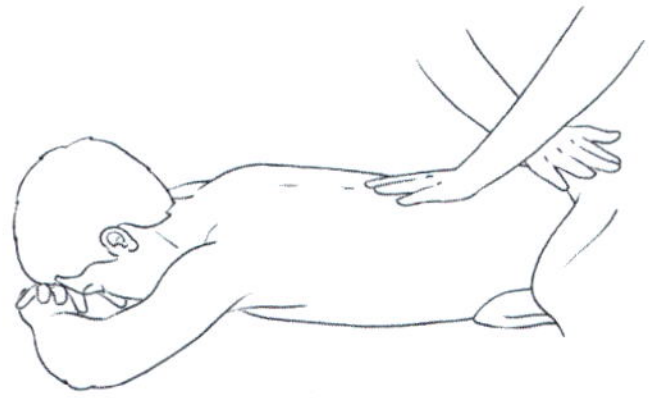

9. Auseinanderziehen der Lendenwirbel

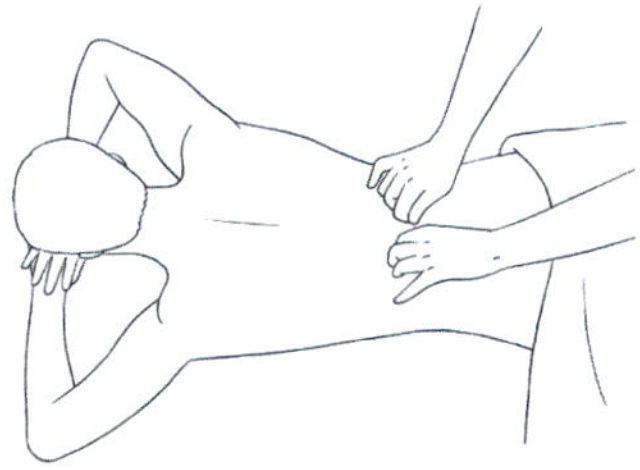

10. Rolltechniken

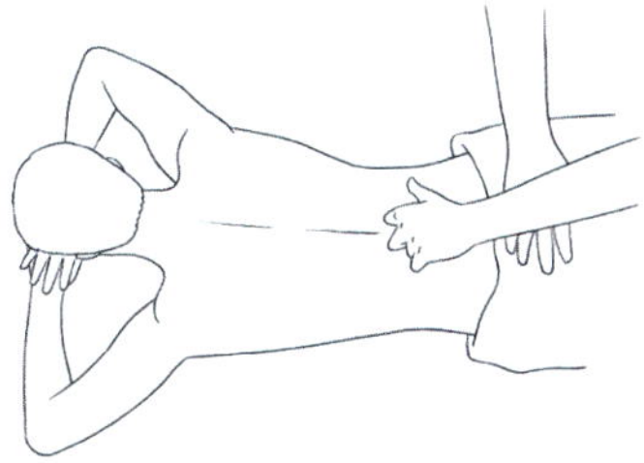

11. Gleitender Druck mit zwei Fingern

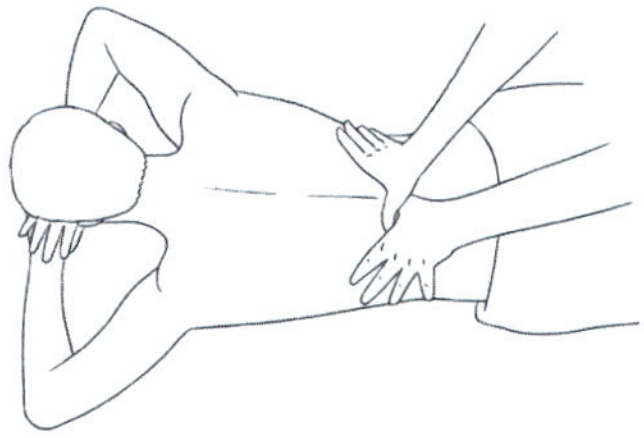

12. Daumendruck mit gekreuzten Daumen

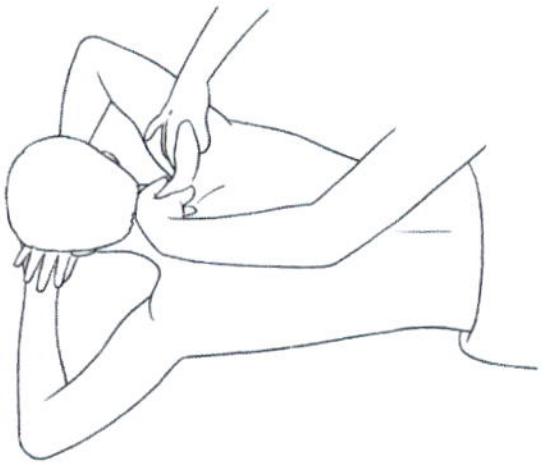

13. Décordage des Trapezmuskels

Massage der Beine

Der Begriff »Bein« bezieht sich ganz allgemein auf unsere unteren Gliedmaßen und meint den Bereich vom Hüftgelenk bis zum Fuß. Die Beine tragen uns durch den Tag und ermüden dabei auch. Häufig gibt es hier Probleme mit dem Blutkreislauf oder mit den Gelenken. Stehen erschwert den Rückfluss des venösen Blutes zum Herzen. Also legen Sie auch tagsüber ruhig mal die Beine hoch. Entwässernde Massagen lassen Ihre Beine wieder schlank und definiert erscheinen. Die Massage der Beine bringt Lymphe und venöses Blut zum Fließen. Außerdem wird die Muskulatur entlastet. Schluss mit Muskelkater, schweren Beinen und Wassereinlagerungen!

Weitere Tipps finden Sie bei unserer ganzheitlichen Beinmassage (Seite 90) und unter den Sportmassagen (ab Seite 145).

Lagerung

- **Bauchlage:** Hier haben Sie vollen Zugriff auf die hintere Beinmuskulatur. Stützen Sie die Füße mit einem kleinen Kissen, damit sich die hinteren Oberschenkelmuskeln entspannen können.
- **Rückenlage:** Schieben Sie ein Kissen unter die Knie, sodass sich die Beine besser entspannen. So können Sie die vordere Beinmuskulatur massieren.

VORSICHT: Zwei Bereiche bleiben bei der Beinmassage grundsätzlich außen vor: die Kniekehle und das Schenkeldreieck (oder Scarpa-Dreieck), ein dreieckiger Bereich unmittelbar unter der Leistenbeuge. Dort verlaufen sehr viele Nerven und Adern, weshalb jede Form von Druck dort unangemessen wäre. Wie immer sollten Sie sich vorher über die Anatomie der zu behandelnden Körperpartien informieren.
Darüber hinaus müssen Sie hier den Zustand der Venen kontrollieren, denn bei Krampfadern oder offenen Beinen sind Massagen tabu. Sehen Sie sich also die Region genau an, bevor Sie daran arbeiten. Das geht zum Beispiel mit einer sanften Effleurage.

Mobilisierung der Kniescheibe

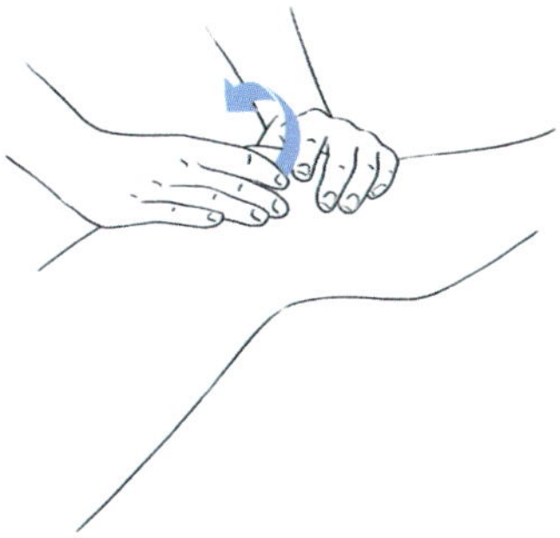

1.

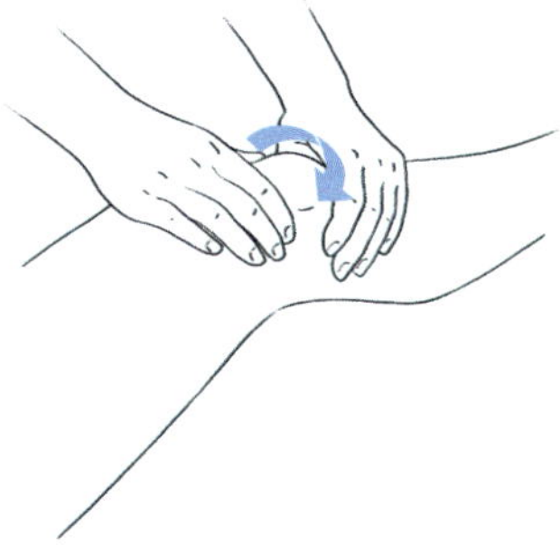

2.

Zielsetzung

Die Kniescheibe ist ein wichtiger Knochen im Knie. Sie fungiert sozusagen als Umlenkrolle und verteilt die Kräfte, welche auf das Knie einwirken. Da es sich um einen sehr beweglichen Knochen handelt, ist es sinnvoll, diese Beweglichkeit auch zu erhalten. Die Mobilisierung sorgt dafür, dass er seine mechanische Funktion so lange wie möglich ausüben kann.

Beschreibung

Nehmen Sie die Kniescheibe mit beiden Händen zwischen Daumen und Zeigefinger und bewegen Sie den Knochen von links nach rechts und zurück. Steigern Sie dabei behutsam den Bewegungsumfang. Wenn sich die Kniescheibe problemlos in alle Richtungen bewegen lässt, können Sie aufhören.

TIPP: Sollte das Knie rot oder warm erscheinen oder größer wirken als normal, ist diese Technik unangebracht.

Ganzheitliche Beinmassage

Die Zirkulation fördern – das ist die wesentliche Zielsetzung bei der Massage der Beine. Des Weiteren achten wir auf muskuläre Spannungen, vor allem nach sportlicher Betätigung. Mittlerweile wissen Sie ja, wie Sie diese erkennen. Wenn Sie eine Entwässerungsmassage machen wollen, sollten Sie alle Bewegungen in Richtung Herz ausführen. So regen Sie die Entwässerung an und verstärken die Wirkung Ihrer Handgriffe.

Für Sportmassagen sollten Sie bei den Beinen gut in die Tiefe gehen, um die Muskeln zu erreichen. Fangen Sie wie immer mit einer Effleurage an und setzen Sie danach die ausgewählten Techniken ein, je nach Indikation.

Vorderseite des Beins

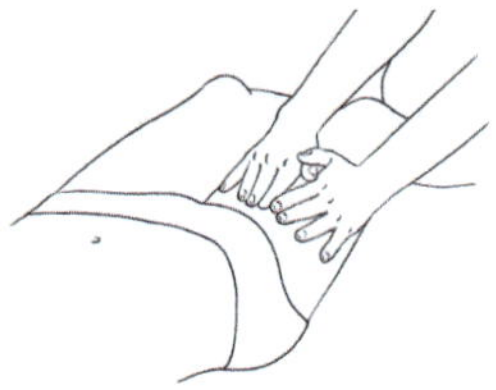

1. Effleurage der Oberschenkel

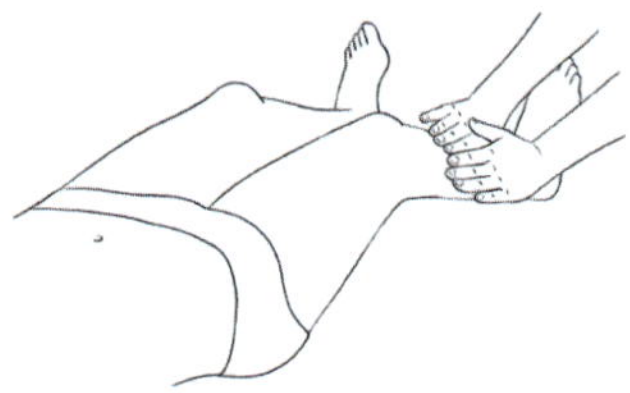

2. Effleurage der Unterschenkel

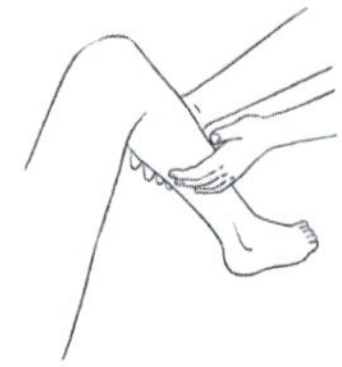

3. Reibung der Waden

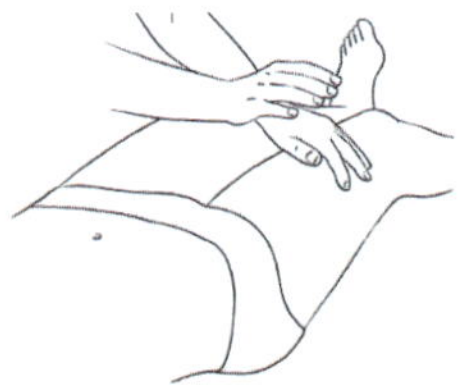

4. Klopfen am Oberschenkel

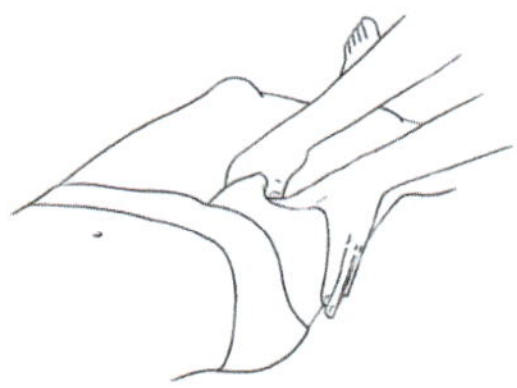

5. Daumendruck

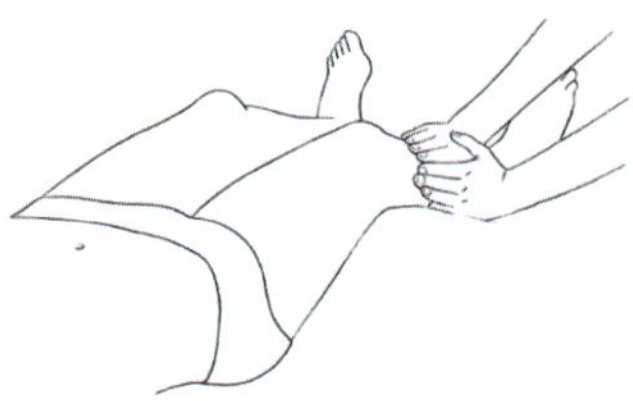

6. Gleitender Druck am Unterschenkel

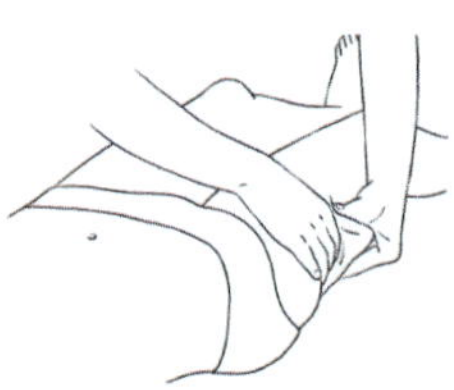

7. Knetung der Oberschenkel

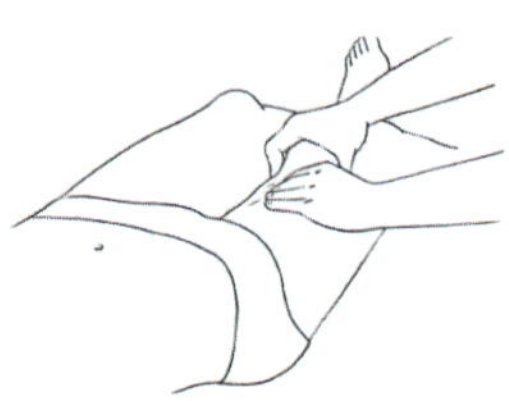

8. Torsion der Oberschenkel

Rückseite des Beins

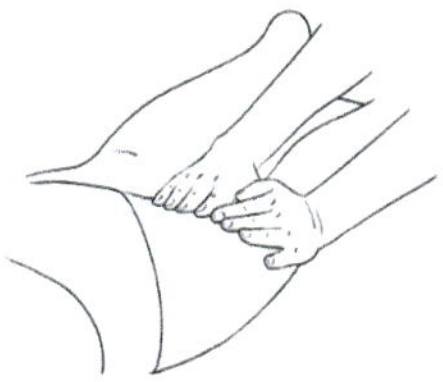

1. Effleurage der Oberschenkel

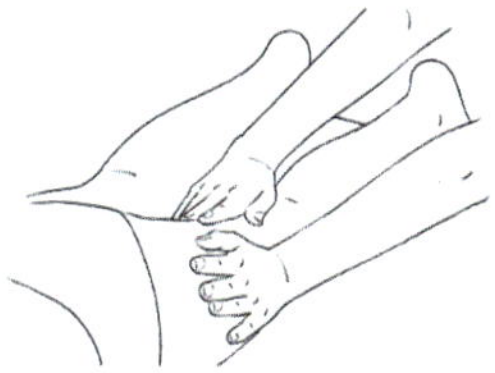

2. Effleurage abwechselnd mit beiden Händen

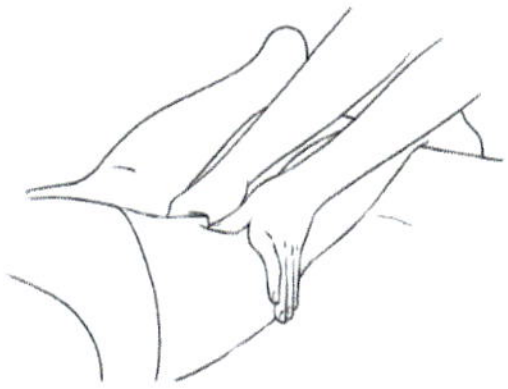

3. Reibung der Oberschenkel

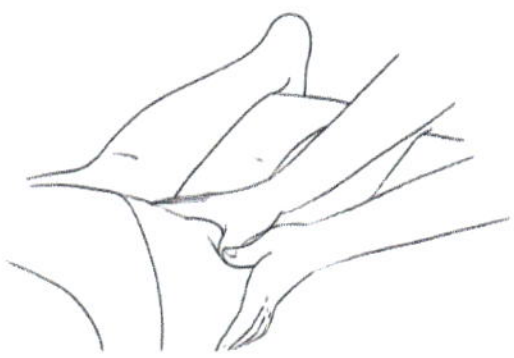

4. Reibung des TFL *(Musculus tensor fasciae latae)*

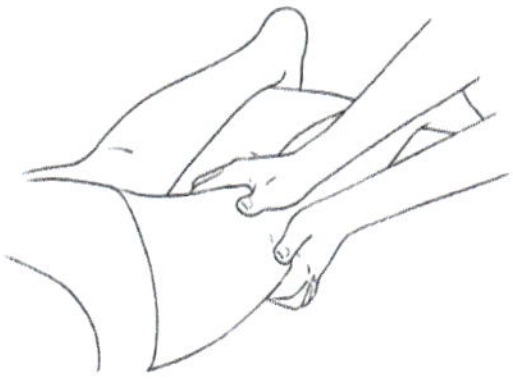

5. Transversale Reibung

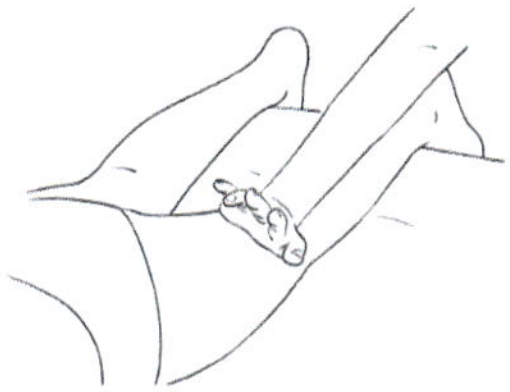

6. Löschwiege am Oberschenkel

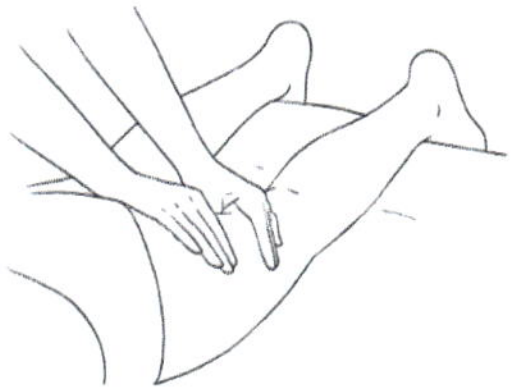

7. Torsion am Oberschenkel

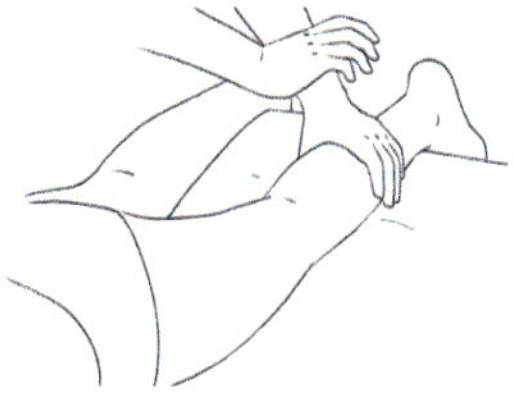

8. Schaukeltechnik am Oberschenkel

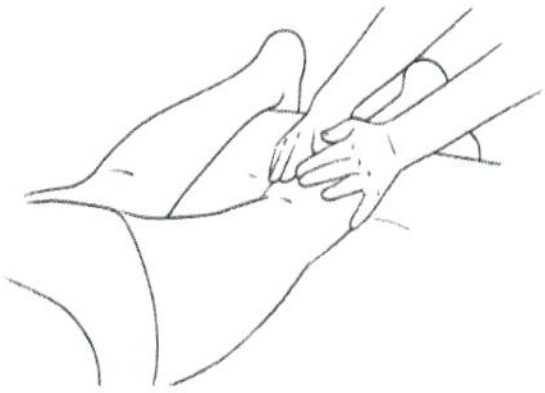

9. Gleitender Druck am Unterschenkel

Massage der Füße

Im Laufe unseres Lebens umrunden unsere Füße zweieinhalb Mal den Erdball. Sie werden also sehr beansprucht. Sie tragen das Gewicht des Körpers, spielen aber auch eine enorme Rolle für unseren Kreislauf. Daher verdienen sie unsere regelmäßige Aufmerksamkeit. Die Massage entlastet sie auf angenehme Weise.

»Gut zu Fuß sein« oder »Fuß fassen« – die vielen Redensarten, die sich um den Fuß drehen, zeigen, welch wichtige Rolle diese Körperregion spielt. Leider ergeht es den Füßen im Alltag selten gut, vor allem denen der Frauen, bei denen Mode und Bequemlichkeit immer auf Kriegsfuß zu stehen scheinen. Zu enge Schuhe und zu hohe Absätze strapazieren den Fuß über Gebühr.

Der Fuß besteht aus vielen kleinen Knochen, die durch ein starkes Muskelsystem zusammengehalten werden. Es stellt sicher, dass die ganze »Konstruktion« sowohl flexibel als auch robust ist. Leonardo da Vinci meinte einmal, ein Gewölbe sei die Vereinigung zweier schwacher Strukturen zu einer starken. Nur wenn die Muskulatur und die Knochen des Fußes gut behandelt werden, funktioniert der Fuß, wie er sollte.

Die Massage ist ein gutes Mittel, um den Fuß zu »erfrischen«. So können Sie auch den venösen Rückfluss unterstützen, der hier besonders wichtig ist.

Wir gehen an dieser Stelle nicht auf die Fußreflexzonenmassage ein, weil wir ihr ein eigenes Kapitel gewidmet haben (ab Seite 211), in dem wir erklären, wie eng die Fußsohle mit anderen Körperpartien verbunden ist.

Lagerung

Der entscheidende Punkt ist, dass die Füße es bequem haben. Sie können die massierte Person im Sitzen oder im Liegen behandeln. In letzterem Fall sollten Sie ein Kissen unter die Ferse legen, um besser am Fuß arbeiten zu können. Liegt die Person auf dem Bauch, kommen Sie bequem an die Fußsohlen, wenn Sie ihr Bein beugen und den Knöchel umfassen.

VORSICHT: Die Füße spielen beim Rückfluss des venösen Blutes eine wichtige Rolle, daher sollten Sie zuerst die Hautbeschaffenheit prüfen. Gibt es Rötungen oder wunde Stellen? Zeichnen sich irgendwo die Venen ab? Spüren Sie Verhärtungen nach, eventuellen Fehlstellungen oder -haltungen. So stellen Sie fest, in welchem Zustand der Fuß ist, mit dem Sie arbeiten wollen, und ob seine Beweglichkeit eingeschränkt ist. Passen Sie also Ihre Massage an, denn Vorsicht ist besser als Nachsicht. Massieren Sie nie die Füße eines Diabetikers.

Torsion des Fußes

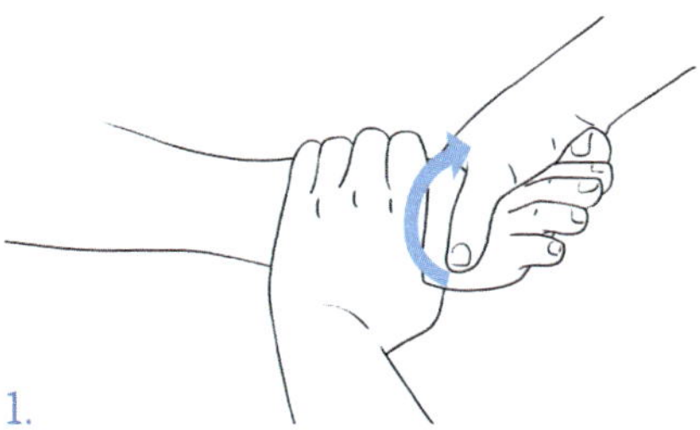

1.

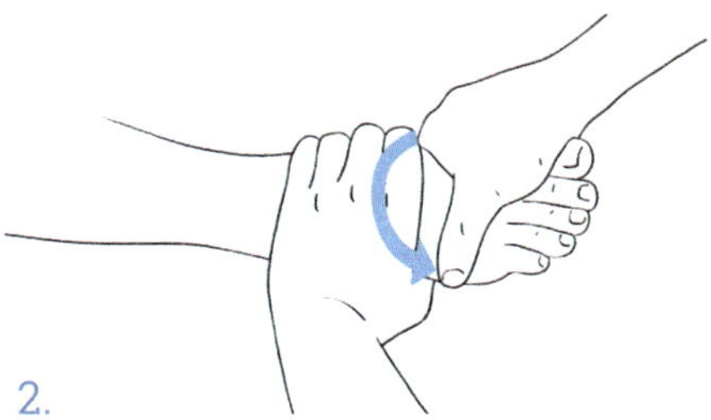

2.

Zielsetzung

Der Fuß zieht seine unglaubliche Anpassungsfähigkeit aus der Tatsache, dass er unglaublich viele kleine Gelenke besitzt, die seine Beweglichkeit garantieren. Mit dieser Technik mobilisieren Sie ebendiese Gelenke und geben dem Fuß seine Flexibilität zurück.

Beschreibung

Eine Ihrer Hände liegt fest auf der Oberseite des Fußes und bleibt dort. Die andere greift den Vorderfuß und dreht ihn vorsichtig nach rechts und nach links – so als wollten Sie ein Handtuch auswringen. Wenn der Fuß sich gut bewegen lässt, können Sie aufhören.

TIPP: Umfassen Sie den Fuß mit der ganzen Hand, sodass Sie keinen Schmerz verursachen.

Ganzheitliche Fußmassage

Wie wir mittlerweile wissen, hat die Fußmassage zwei Zielsetzungen:

- müde Füße munter zu machen,
- den venösen Blutfluss anzuregen.

Da der Fuß viele kleine Gelenke hat, achten wir darauf, dass sich jeder Bereich gut bewegen lässt. Auch der Muskulatur sind Massagen willkommen. Wir setzen hier Techniken wie Knetung, kreisende Massage und gleitenden Druck ein.

Außerdem sollten Sie wissen, dass das Fußgewölbe in engem Zusammenhang mit dem Rücken steht. Es lohnt sich also, diesen Bereich behutsam zu massieren.

Im Film *Rote Laterne* von Zhang Yimou kann man sehen, dass die Massage des Fußes eine hohe Kunst ist. Die Ehefrauen tun alles, um in den Genuss dieses Vorspiels zu kommen.

Auf der Fußoberseite

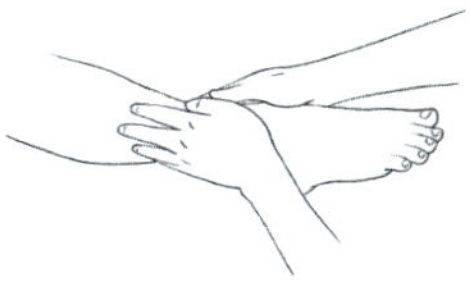

1. Effleurage

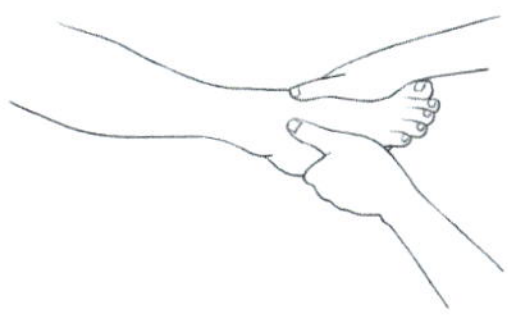

2. Dehnung

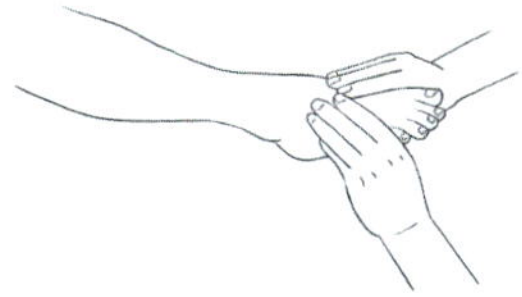

3. Flexion – Extension

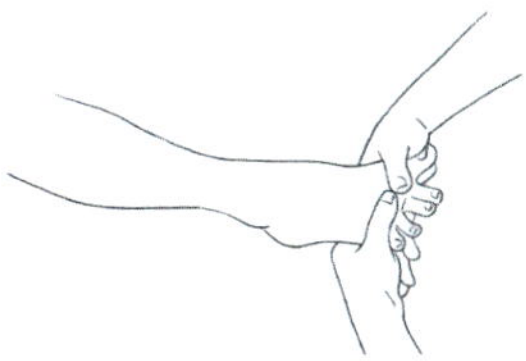

4. Fächergriff

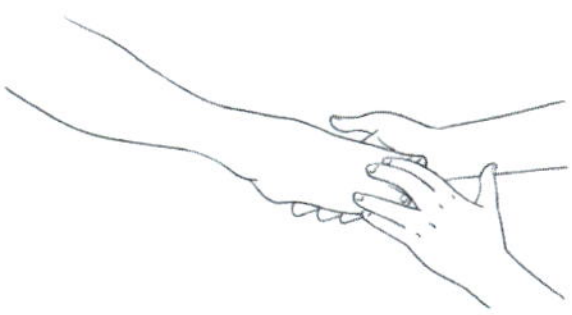

5. Kamm

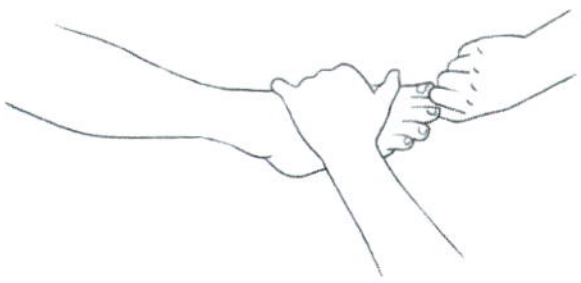

6. Drehen der Zehen

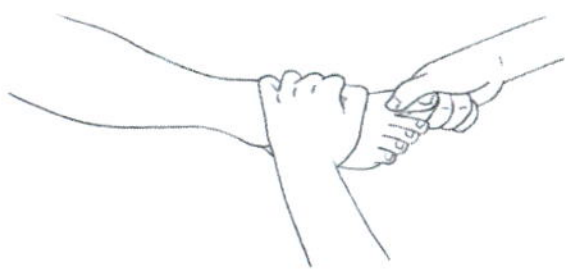

7. Ziehen an den Zehen

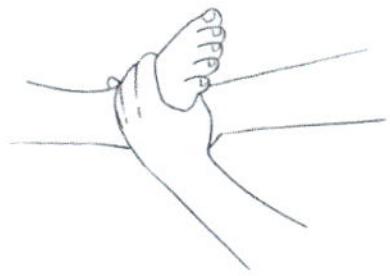

8. Zug am Knöchel

Auf der Fußunterseite

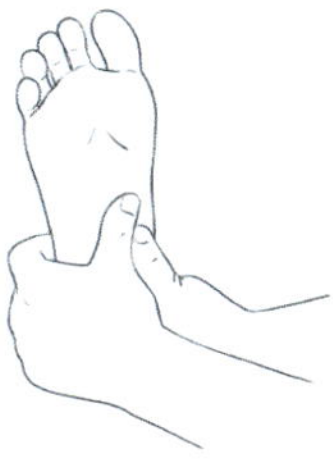

1. Gleitender Druck mit den Daumen

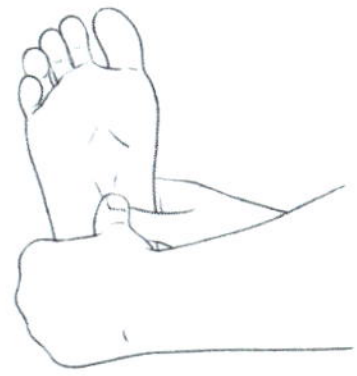

2. Druck mit übereinandergelegten Daumen

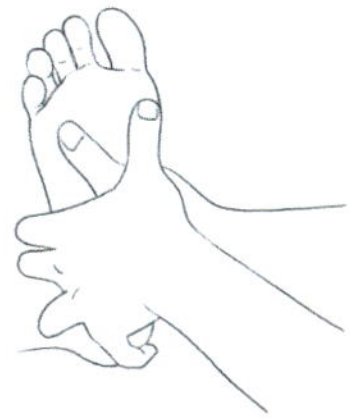

3. Druck mit überkreuzten Daumen

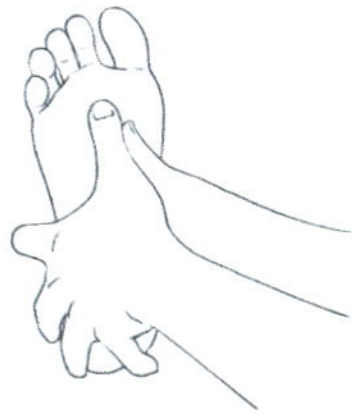

4. Verstärkter Druck mit dem Daumen

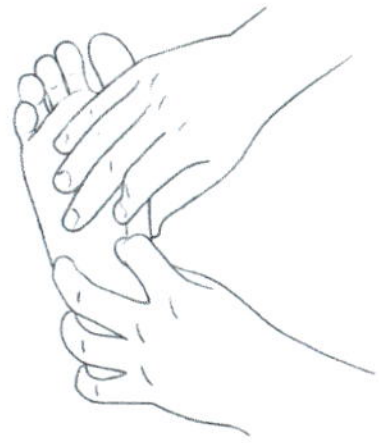

5. Kneten der Fußsohle

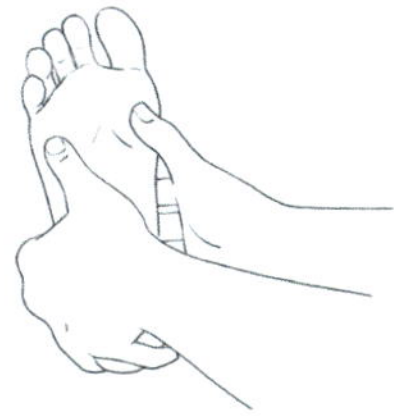

6. Kreisende Massage der Fußsohle

Bauchmassage

Der Bauch ist eine Körperpartie, die in den meisten Massagekursen zu kurz kommt. Dabei ist er leicht zugänglich und aufgrund seiner Austauschfunktion enorm wichtig. Hier ist der Ort von Verdauung und Bauchatmung sowie bei Frauen der Ort der Schwangerschaft. Im Bauch liegen viele wichtige Organe, sei es für unsere Entwicklung, für die Fortpflanzung oder für das Immunsystem.

Den Bauch zu berühren, ist eine sehr intime Geste. Daher sind Vorsicht und Behutsamkeit angebracht.

Die Bauchmassage verfolgt zwei Ziele: Zum einen fördert sie die Verdauung, zum anderen bringt sie den Körper insgesamt ins Gleichgewicht, den Kreislauf ebenso wie das Nervensystem.

Im Übrigen sollten wir nicht vergessen, dass der Bauch die Mitte des Körpers darstellt, vergleichbar einer Kreuzung: Ist der Verkehr dort geregelt, bildet sich nirgendwo ein Stau.

Lagerung

Die Bauchregion muss entspannt sein. Legen Sie also der massierten Person ein Kissen unter die Knie und unter den Kopf.

> **VORSICHT:** Ein problemfreier Bauch ist schmerzfrei. Wenn dies nicht der Fall ist, sollten Sie es ablehnen, die betreffende Person zu massieren, denn Sie sind nicht der Spezialist, der hier gefragt ist. Arbeiten Sie speziell an dieser Region nie intensiv. Sie sollten im Einklang mit der behandelten Person stehen.

Anatomie des Bauches

Damit Sie immer wissen, welche Organe sich wo im Bauchraum befinden, haben wir ein Gitternetz mit neuen Zonen darübergelegt:

OB Oberbauch: hier liegen ein Teil des Magens, der Leber und des Zwölffingerdarms.
HYL Hypochondrium links: hier liegen ein Teil des Magens, des Querdarms und des absteigenden Dickdarms.
HYR Hypochondrium rechts: hier liegen ein Teil der Leber und des Querdarms.
NR Nabelregion: hier liegen der Querdarm, der Zwölffingerdarm und ein Teil des Dünndarms.
LF Linke Flanke mit dem absteigenden Dickdarm
RF Rechte Flanke mit dem aufsteigenden Dickdarm
SG Schambereich mit dem *Colon sigmoideum*
LL Leistengegend links mit einem Teil des absteigenden Dickdarms
LR Leistengegend rechts mit einem Teil des aufsteigenden Dickdarms

TIPP: Diese Techniken können Sie in eine klassische Massage nach den Bedürfnissen des Patienten einbauen.

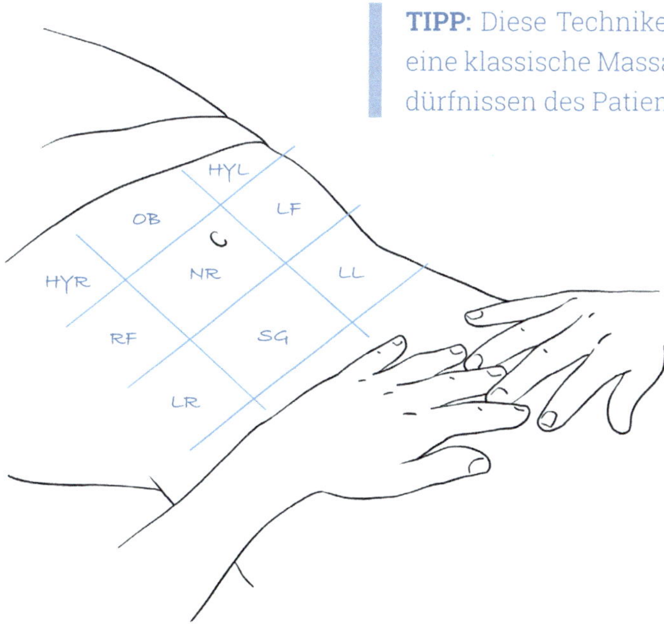

Ausstreichen des Dünndarms

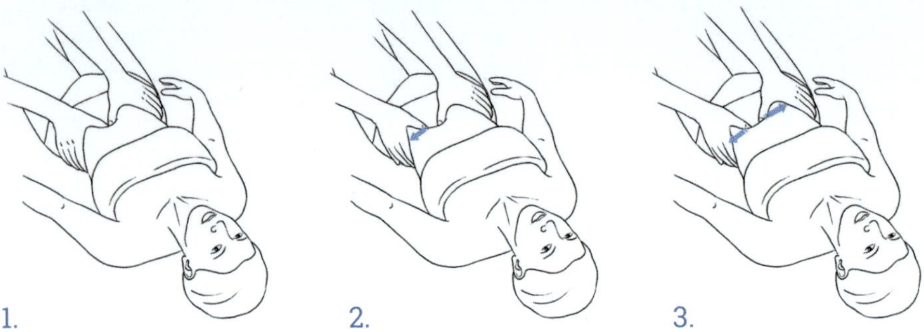

1. 2. 3.

Zielsetzung

Der Dünndarm ist ein höchst wichtiges Organ, denn wie Sie vermutlich wissen, werden dort die Nährstoffe aufgenommen, die wir brauchen. Verdauungsprobleme beginnen meist hier. Es schadet also nicht, wenn wir diese Region ein wenig anregen.

Beschreibung

Positionieren Sie die Daumen rechts und links vom Nabel. Ziehen Sie die Daumen nach rechts und links auseinander. Dann ziehen Sie die Daumen nach unten, bis sie unter dem Nabel liegen. Zu Ende führen Sie die Bewegung, indem Sie mit den Daumen nach rechts gehen. Diese Bewegung führen Sie so lange aus, bis sich die Spannung im Bauchraum löst.

TIPP: Diese Technik ist mitunter etwas fordernd. Bitten Sie die massierte Person, Sie zu unterstützen, indem Sie tief ein- und ausatmet.

»Walken« des Bauches

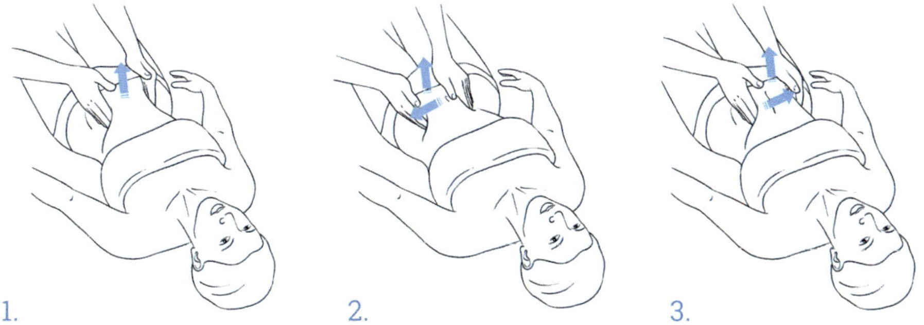

1. 2. 3.

Zielsetzung

Der Begriff des Walkens entstammt der Bearbeitung von Werkstoffen, wobei wie bei der Tuchherstellung auch die Füße zum Einsatz kamen. Für den Bauchraum verbietet sich dies natürlich. Hier wird der Druck abwechselnd erst durch die eine, dann durch die andere Hand ausgeübt. Das Ganze fördert die Darmpassage, daher ist die Technik gut geeignet bei Verstopfung.

Beschreibung

Fassen Sie mit den Fingerkuppen der offenen Hand so viel Bauchmasse wie möglich. Dann verschieben Sie diese erst nach rechts, dann nach links, so weit, wie es eben geht.

Sie können das Walken beenden, wenn die Bewegung sich ohne Widerstand durchführen lässt.

> **VORSICHT:** Die Arbeit am Bauch ist heikel. Seien Sie behutsam, vor allem, wenn es dort Probleme gibt, denn das macht die Region noch sensibler als sonst.

Kreisende Massage am Solarplexus

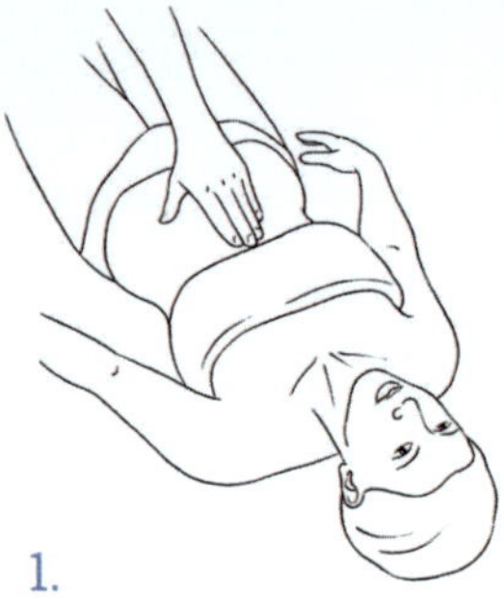

1.

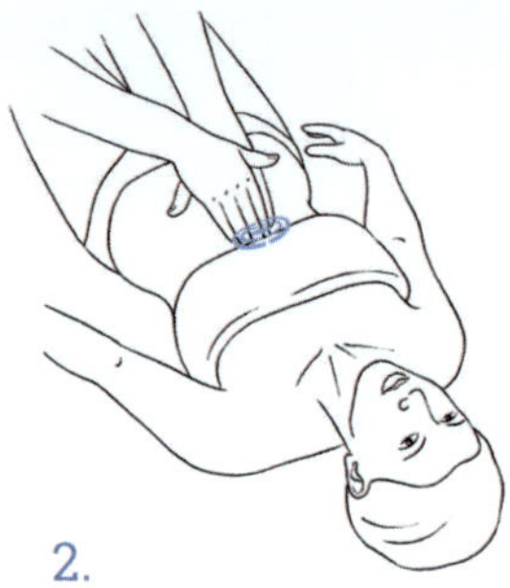

2.

Zielsetzung

Hier treffen sich zwei verschiedene neurologische Systeme. Und die Ärzte in aller Welt sind sich einig, dass diese Region enorm wichtig ist. Starke Anspannungen in diesem Bereich sind fast immer ein Zeichen, dass etwas nicht funktioniert. Mögliche Folgen sind Stress, Verdauungsbeschwerden oder Schlafstörungen.

Ein sachtes »Schmirgeln« beseitigt starke Spannungen und bringt die verschiedenen Funktionen wieder ins Gleichgewicht.

Beschreibung

Legen Sie die Hände übereinander auf den Solarplexus. Dieser liegt direkt unterhalb der Spitze des Brustbeins, in der Mittelachse des Körpers.

Lassen Sie dort Ihre Fingerkuppen sachte kreisen. Nach einiger Zeit werden Sie bemerken, wie der Widerstand in dieser Region nachlässt. Dann können Sie mit dieser Technik aufhören.

> **TIPP:** Seien Sie vorsichtig mit dem Druck, die Entspannung stellt sich durch die Massage von selbst ein.

Die Leberpumpe

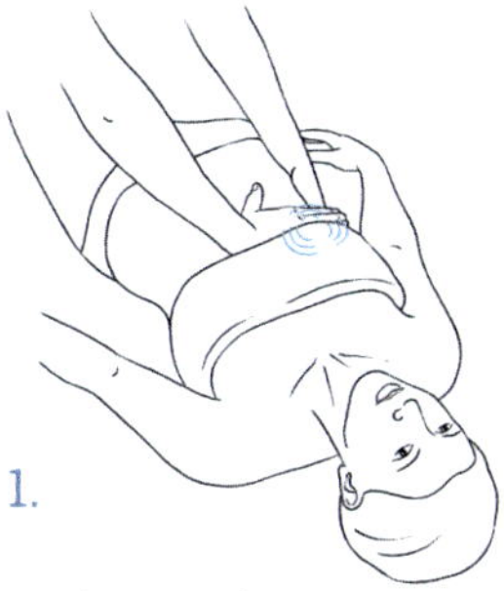

1.

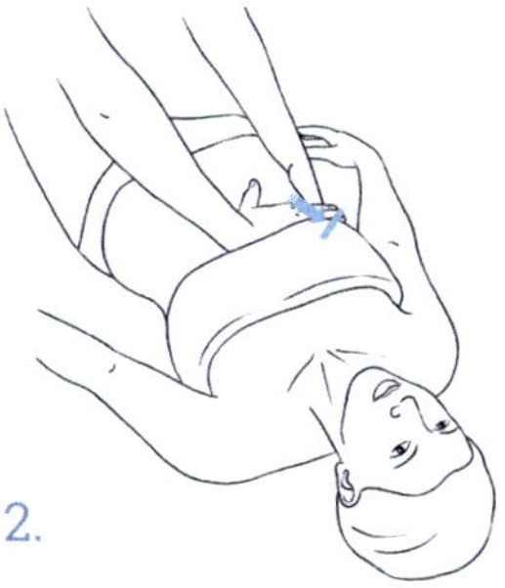

2.

Zielsetzung

Die Leber ist nach der Haut das größte Organ des Körpers. Sie sitzt im rechten Oberbauch unter dem Rippenbogen (achte bis zehnte Rippe). Die Funktionen der Leber sind so zahlreich, dass wir hier nicht alle beschreiben können. Wenn die Leber auf Zack ist, funktionieren Stoffwechsel und Kreislauf, Schadstoffe werden problemlos ausgeschieden. Außerdem können wir schädliche Umwelteinflüsse besser abwehren.

Beschreibung

Stellen Sie sich auf die linke Seite der massierten Person. Legen Sie die linke Hand flächig über die unteren Rippen und schieben Sie diese sanft nach oben. Dann lassen Sie den rechten Handballen mit festem Druck über der Leber vibrieren. Zeit: zwischen 10 und 15 Sekunden. Nehmen Sie den Druck wieder weg und bringen die Hand zurück in Anfangsstellung. Wiederholen Sie dies zwei- bis viermal.

TIPP: Diese eher schwierige Technik setzt Wissen und Erfahrung voraus. Sie sollten genau wissen, wo die Leber liegt. Achten Sie auf eine behutsame Vorgehensweise, sonst nimmt die Leber das übel. Sollten sich Schmerzen im Bauchraum oder Kopfschmerzen einstellen, hören Sie sofort auf. Beherrschen Sie erst einmal die Technik, können Sie sie mit der Atmung der behandelten Person synchronisieren. Bitten Sie ihn oder sie, tief einzuatmen. Während Sie dann die Hand vibrieren lassen, sollte die Person langsam ausatmen.
Diese Technik sollte nie gleich zu Beginn einer Massage ausgeführt werden. Nehmen Sie zuerst Kontakt mit der Bauchregion der massierten Person auf. Soll die Massage entwässern, sollten Sie diese Technik auf jeden Fall einbauen. Sie leistet aber auch für andere Anwendungszwecke gute Dienste.

Ganzheitliche Bauchmassage

Hier erfahren Sie, wie Sie die einzelnen Techniken kombinieren. Natürlich ist auch hier nichts in Stein gemeißelt. Lassen Sie sich von Ihrer Intuition leiten.

Fangen Sie mit sanften Streichungen auf beiden Seiten des Bauches an, gefolgt von kreisförmiger Streichung. Dann können Sie den Bauchraum sanft ausstreichen, vor allem wenn er Ihnen sehr angespannt erscheint. Fahren Sie fort mit Rollbewegungen oder gleitendem Druck mit dem Zeigefinger, was die Entleerung des Magens fördert. Zwischen den einzelnen Techniken ermöglicht die Streichung ein kurzes Durchatmen.

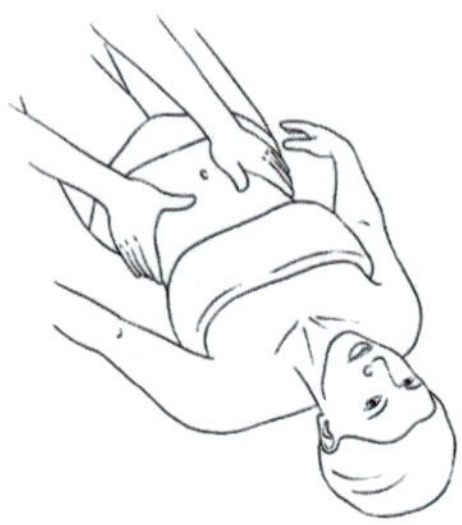

1. Effleurage auf beiden Seiten

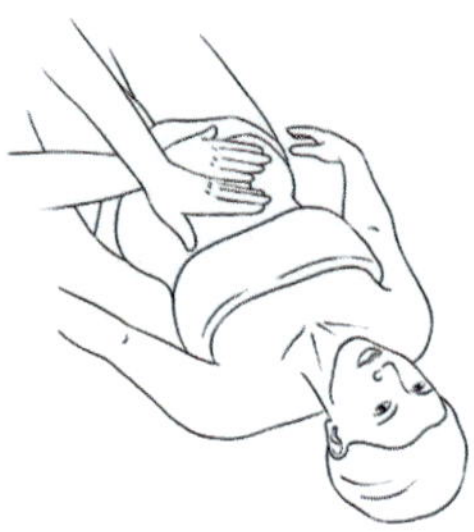

2. Kreisende Effleurage

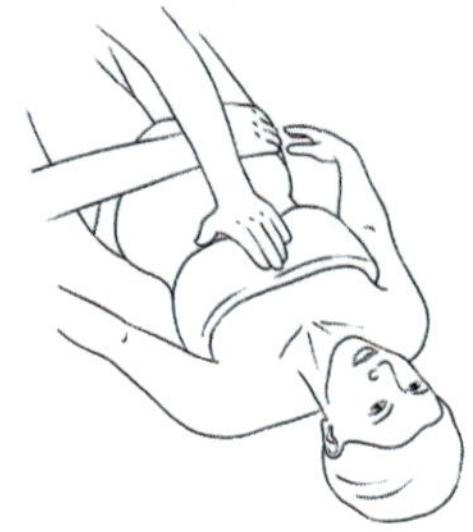

3. Ausstreichen (Dehnen) des Bauchraumes

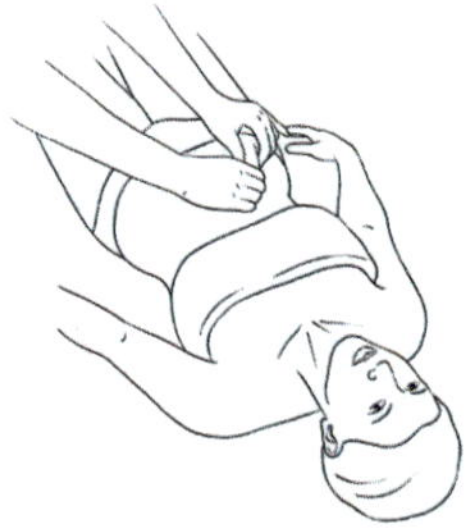

4. Rollen der Bauchmuskulatur

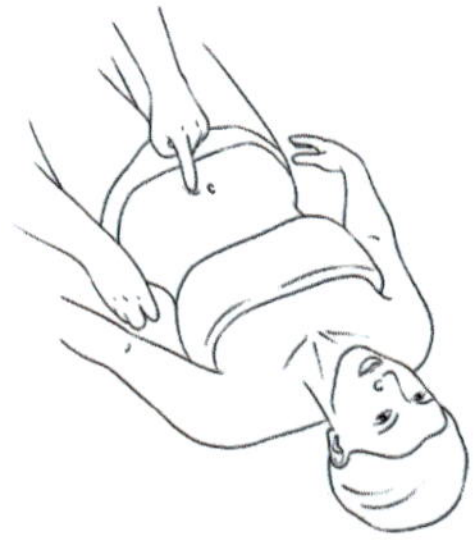

5. Gleitender Druck mit dem Zeigefinger

Schultern und Arme

Die Massage entspannt die Muskulatur dieser Bereiche, die Tag für Tag stark belastet werden.

Arme und Schultern spielen ihre Rolle bei jeder körperlichen Anstrengung, aber auch beim Sport: vor allem beim Tennis, aber auch beim Golf oder beim Rugby.

Die entspannende Massage sorgt dafür, dass die durch die Belastung verhärteten Muskeln wieder weich werden.

Lagerung

Im Sitzen oder Liegen: Das bleibt der massierten Person überlassen. Wichtig ist nur, dass er oder sie sich gut entspannen kann.

> **VORSICHT:** Bei Schulterverletzungen, vor allem, wenn die Person Schmerzen hat und der Bewegungsumfang eingeschränkt ist, sollten Betroffene eine Ärztin oder einen Arzt aufsuchen.
> **TIPP:** Eine Armmassage lässt sich in jede klassische Massage einbauen.

Bei Tennisellbogen

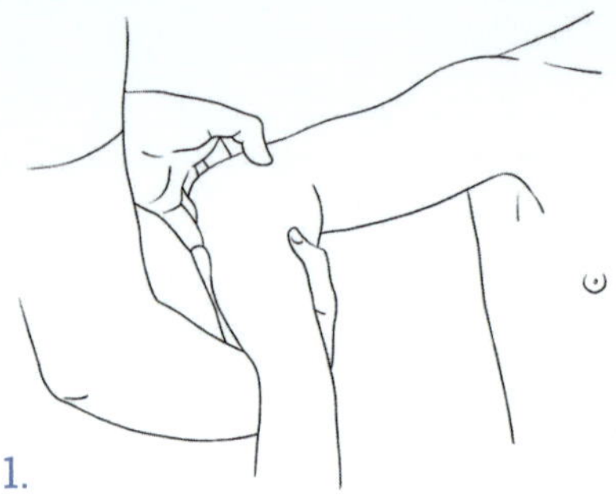

1.

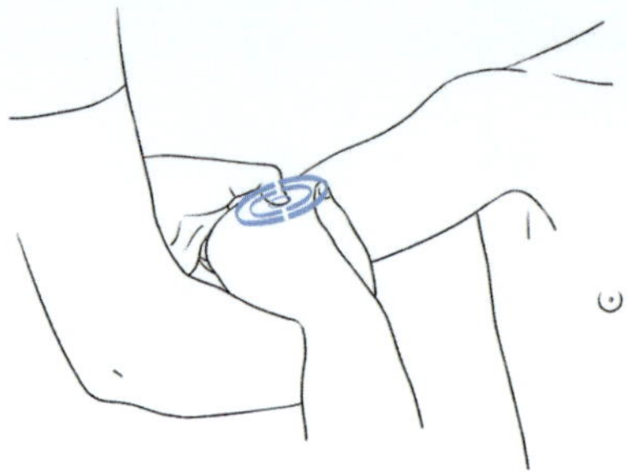

2.

Zielsetzung

Wer hat noch nie vom Tennisellbogen gehört? Eigentlich schreibt man ihn meist dem Tennisspieler zu, doch mittlerweile sind davon viele Menschen betroffen, nicht nur Sportler! Es handelt sich um eine Entzündung der Sehne im Unterarm am Ansatz zum Ellbogen, die einen ganz charakteristischen Schmerz auslöst. Die hier vorgestellte Technik ist nicht ganz einfach, aber sehr wirksam.

Beschreibung

Zunächst müssen Sie den Ansatz der Sehne ertasten, unmittelbar über dem Ellbogen. Jeder Druck dort schmerzt massiv.

Legen Sie den Daumen auf die Sehne auf und üben Sie starken Druck aus. Dann lassen Sie den Daumen kreisen, ohne den Druck zu verringern, auch wenn sich das sehr unangenehm anfühlt.

Sobald Sie unter dem Daumen Entspannung spüren, können Sie loslassen.

> **TIPP:** Die Technik fühlt sich schlimm an, also sollten Sie stets nachfragen, ob Ihr Partner noch weitermachen will. Vorsicht ist geboten, wenn sich ein Gefühl einstellt, als würde der Unterarm elektrisiert.

Das Armband

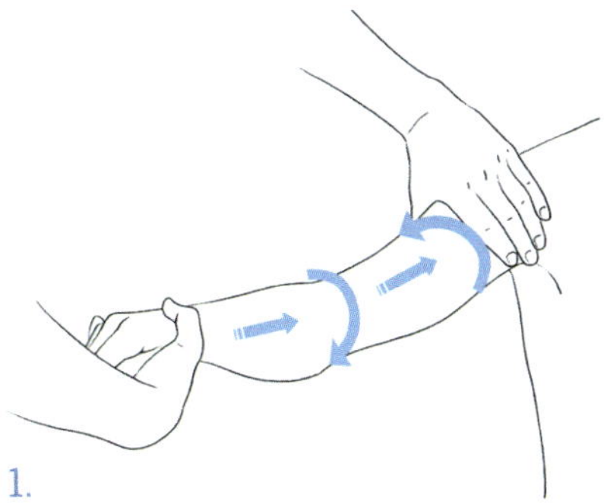

1.

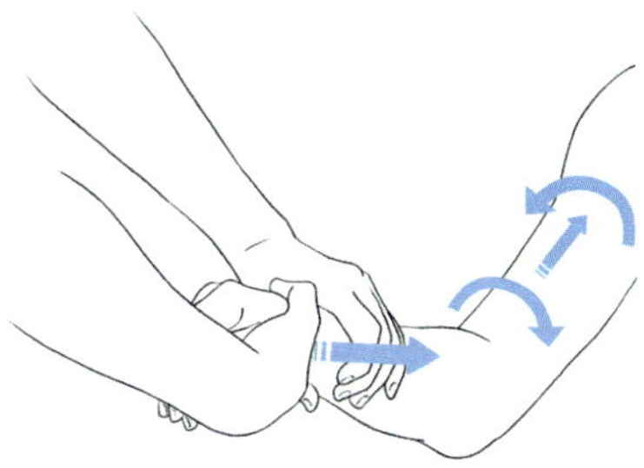

2.

Zielsetzung

Eine Technik, die den ganzen Arm entspannt. Wir nutzen die anatomischen Gegebenheiten von Ober- und Unterarm, um gleitenden Druck auszuüben.

Beschreibung

Halten Sie das Handgelenk der massierten Person mit der einen Hand fest. Die andere legen Sie flächig um den Unterarm (als würden Sie ein Armband überstreifen). Dann streichen Sie Richtung Ellbogen und versuchen, so viel Fläche wie möglich abzudecken.

Diese Bewegung können Sie so oft wiederholen, wie es Ihnen richtig erscheint.

TIPP: Diese Technik fühlt sich angenehm an und lässt sich gut in jede Massage einbauen.

Druck auf das Schulterblatt

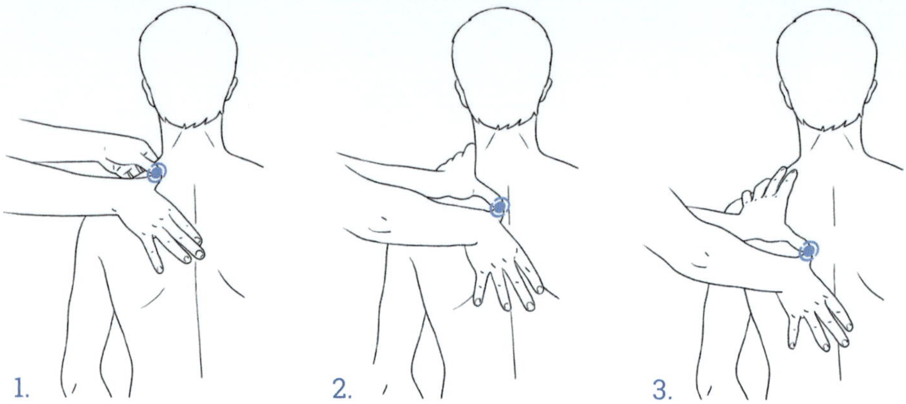

Zielsetzung

Manche Körperstellen reagieren besonders intensiv auf Druck. Manche Experten haben spezielle Karten angefertigt, mit deren Hilfe sie leicht wiederzufinden sind. Meist bestehen Beziehungen zu bestimmten Organen. Die chinesische Medizin sieht darin energetische Akupunkturpunkte, die westliche Medizin Triggerpunkte (siehe Seite 219). Mehr darüber im Kapitel über die Reflexzonenmassage. Hier zeigen wir Ihnen, wie Sie drei dieser Punkte stimulieren können, die alle auf dem Schulterblatt lokalisiert sind.

Beschreibung

Spüren Sie zuerst den Punkt auf, den Sie behandeln wollen. Sie erkennen ihn daran, dass er hart ist und auf Druck reagiert. Dann legen Sie Ihre Daumen übereinander auf genau diesen Punkt und üben sanft, aber bestimmt Druck aus. Warten Sie, bis die Spannung unter Ihren Daumen nachlässt. Dann gehen Sie zum nächsten Punkt über.

> **TIPP:** Wenn Sie diese Punkte lockern, fördern Sie die Ausscheidung von Stoffwechselschlacken der Muskulatur, die sich meist an diesen Punkten ansammeln.

Dehnen der Schulter

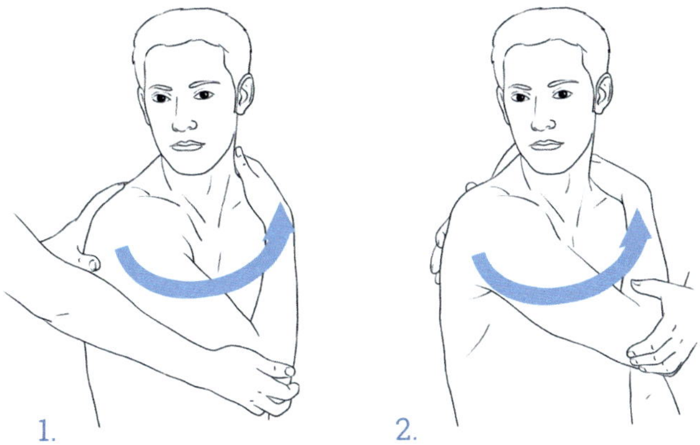

1. 2.

Zielsetzung

Die Schulter ist ein Kugelgelenk, das von der Funktion der Muskeln abhängt, die es umgeben. Nach körperlicher Anstrengung kommt es häufig zu Verspannungen im Schultergelenk, was meist die Beweglichkeit einschränkt. Die simple Dehnung wie oben dargestellt entspannt die betroffene Muskulatur.

Beschreibung

Stellen Sie sich seitlich oder hinter der massierten Person auf. Legen Sie die Hand, die zur behandelten Schulter gehört, auf der gegenüberliegenden Schulter des Patienten ab. Umfassen Sie mit der ganzen Hand den Ellbogen und schieben Sie den Arm entweder nach unten oder zur Seite, je nachdem, welchen Muskel Sie dehnen wollen.

> **TIPP:** Verändern Sie Ihre Stellung und die Richtung, in der Sie dehnen, um die gesamte Schulter zu entspannen.

Ganzheitliche Schultermassage

Das Schultergelenk ist sehr beweglich, was es aber auch höchst instabil macht. Daher sollten Sie auf jeden Fall Schmerz vermeiden.

Die Alltagsspannungen machen sich häufig in den Armen bemerkbar. Das gilt vor allem für Schreibtischtäter, weil dabei die tief liegende Muskulatur belastet wird. Behalten Sie daher immer im Hinterkopf, dass es hier um Entspannung geht, denn dann stellt sich die Mobilität von selbst ein. Wir fangen mit der Effleurage an, weil diese uns viel über den zu behandelnden Körperteil, aber auch über andere verspannte Partien sagt. Verhärtungen behandeln wir mit gleitendem Druck. Wechseln Sie ab zwischen Décordage des Bizeps, Flexion und Extension des Armes, Rolltechniken und Torsion des Unterarmes. Der Trizeps lässt sich durch Daumendruck entspannen, das Schultergelenk können Sie in alle Richtungen sanft dehnen. Vergessen Sie nicht, zwischen den einzelnen Techniken immer wieder eine Effleurage vorzunehmen, was der massierten Person auch anzeigt, dass es jetzt zu einem Wechsel kommt.

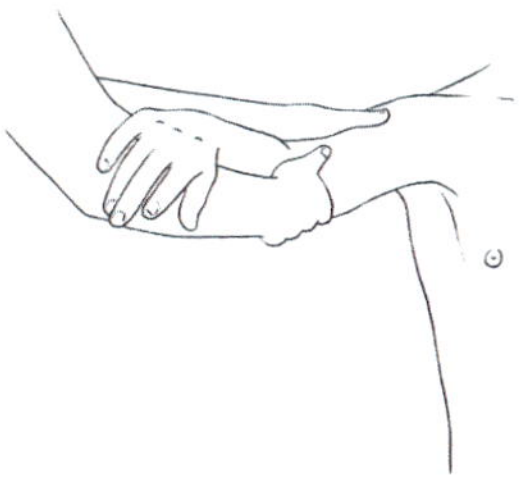

1. Effleurage der Arme

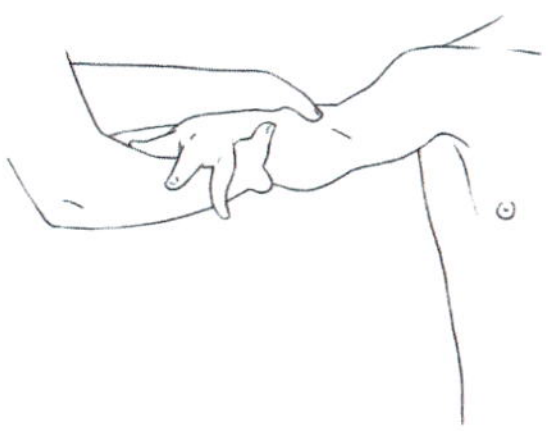

2. Gleitender Druck

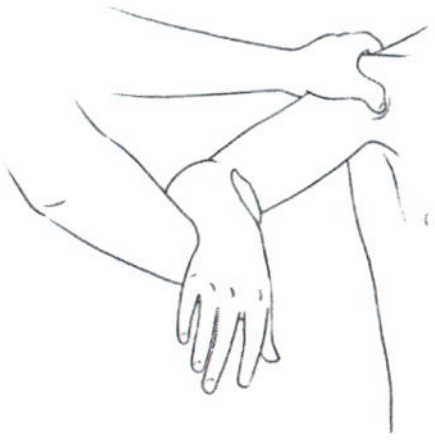

3. Druck mit dem Daumen

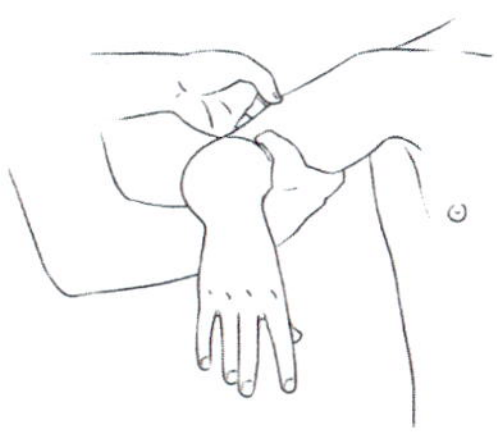

4. Druck abwechselnd mit beiden Daumen

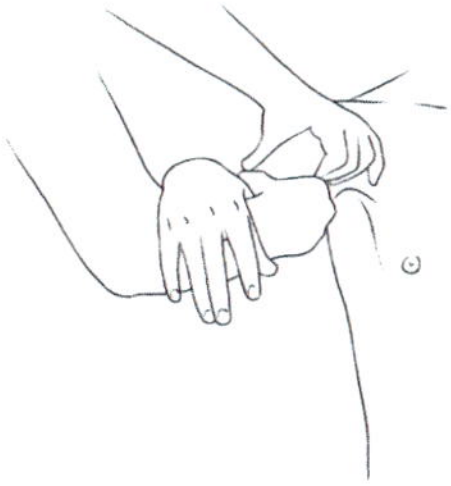

5.Décordage des Bizeps

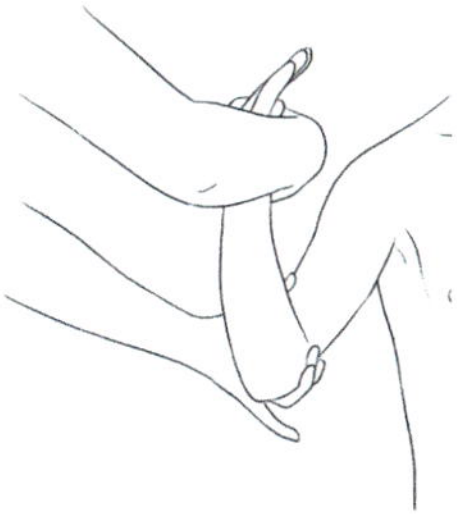

6. Flexion – Extension des Armes

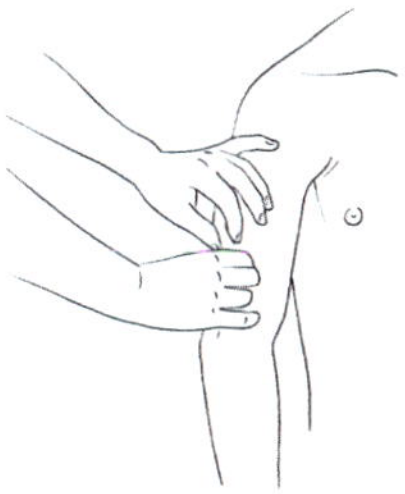

7. Rolltechniken

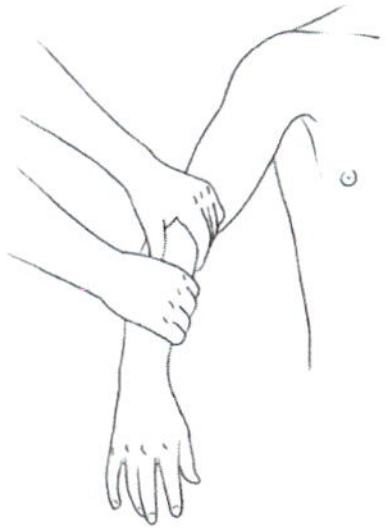

8. Torsion des Unterarms

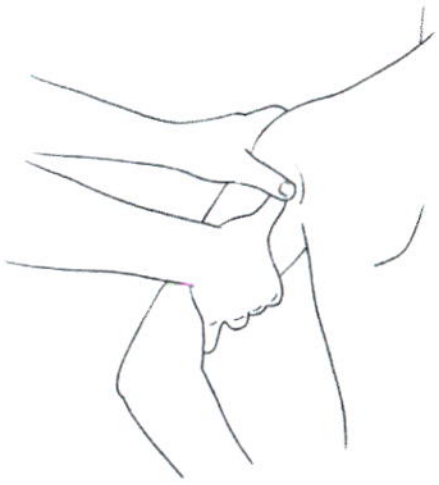

9. Kreisende Massage des Trizeps

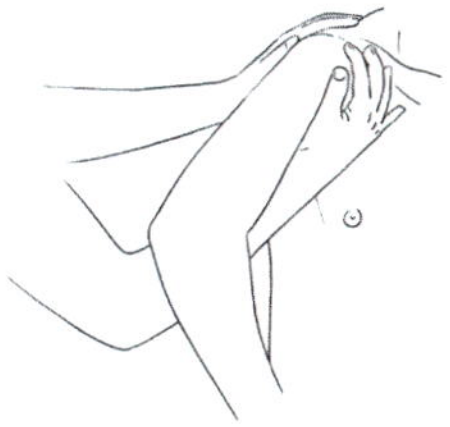

10. Mobilisierung der Schulter

Massage der Hände

Hier nehmen Sie nicht die Beine, sondern die Hände in die Hand. Das Werkzeug kommt sich selbst zu Hilfe. Eine Handmassage lässt sich überall einlegen, egal in welchem Moment. Es handelt sich dabei um eine selten intime Form der Kommunikation. Lassen Sie Empfindungen und Wohlwollen in Ihre Bewegungen einfließen. Denn Massagen sind niemals neutral.

1999 haben wir in Frankreich das erste offizielle Massagestudio gegründet. Zur Einführung haben wir Tony Neuman eingeladen, den Vater der »Sitzmassage« in Europa. (Mehr zur Anma-Massage auf Seite 254). Er erzählte mir, dass er, um die Bedeutung seiner Technik zu unterstreichen, die Hand der behandelten Person ergriff und sie nicht mehr losließ. Dabei massierte er sie vorsichtig, um den Partner von der Sinnhaftigkeit seiner Technik zu überzeugen und ihm begreiflich zu machen, welche Vorzüge diese Form der Massage hatte. Tony begriff wie kein anderer die Sprache der Hände und er verstand es, sie weiterzugeben.

Lagerung

Wenn Sie eine Ganzkörpermassage machen, sollte die massierte Person liegen. Ihr Ellbogen ruht auf dem Massagetisch. Wollen Sie hingegen nur eine ganz bestimmte Zone behandeln, dann setzen Sie sich der behandelten Person gegenüber und sorgen Sie dafür, dass deren Ellbogen eine gute Stütze hat.

VORSICHT: Die Hand ist ein komplexes Werkzeug und damit auch anfällig. Gehen Sie behutsam vor. Ziel ist eher die Entspannung als die Mobilisierung all dieser kleinen Gelenke. Vorsicht, wenn Sie Deformierungen feststellen. Diese kommen häufig von entzündlichen beziehungsweise rheumatischen Veränderungen. Sind die Hände rot, heiß oder schmerzhaft, sollten Sie sie nicht massieren, denn sonst verschlimmern Sie den Zustand vielleicht noch.

Das Ausziehen der Hand

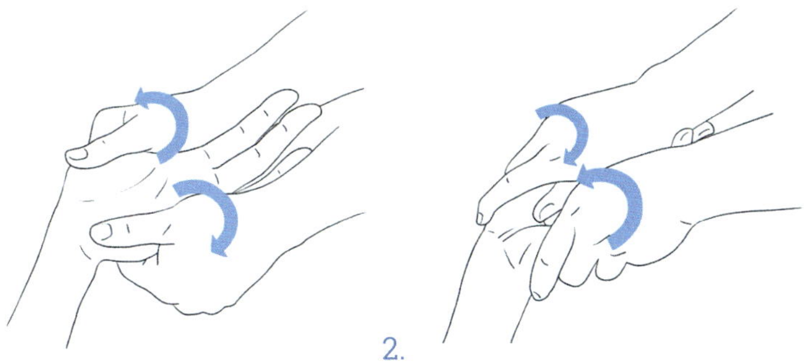

1. 2.

Zielsetzung

Die Hand ermüdet im Laufe des Tages. Wenn ihre Muskeln zu stark belastet werden, verhärten sie. Bei dieser Technik geht es um die Dehnung der Handfläche, damit die Muskulatur loslässt, was zu einem allgemeinen Gefühl der Entspannung führt.

Beschreibung

Greifen Sie die Hand der massierten Person mit beiden Händen von beiden Seiten. Schieben Sie sie zuerst zusammen, um sie dann wieder auseinanderzuziehen. Wiederholen Sie diese beiden Bewegungen, bis Sie spüren, dass die Hand weich ist.

> **TIPP:** Die Hand ist auch ein probates Kommunikationsmittel. Mit einer so simplen Technik wie dieser werden Freundschaften geschlossen. Zögern Sie nicht, sie anzuwenden.

Ganzheitliche Massage der Hände

Wie bereits gesagt, geht es bei der Handmassage vorzugsweise um Entspannung. Setzen Sie alle Techniken ein, die diesem Zweck dienen. Massieren Sie neben den Fingern auch die Handinnenflächen und die Handwurzeln.

Die Hand besitzt lange Muskeln, deren Ansatz im Unterarm liegt, und kurze, vor allem für Daumen und kleinen Finger. Sie bilden die beiden Erhebungen unterhalb dieser Finger, die man *Thenar* und *Hypothenar* nennt.

Der Thenar ist der Daumenballen, der Hypothenar liegt unter dem kleinen Finger. Wenn Sie hier entspannend massieren, sorgen Sie bei der massierten Person für Glücksgefühle. Und natürlich sollten Sie immer wieder Effleuragebewegungen zwischen die einzelnen Techniken einbauen, um eine gut strukturierte Massage zu haben.

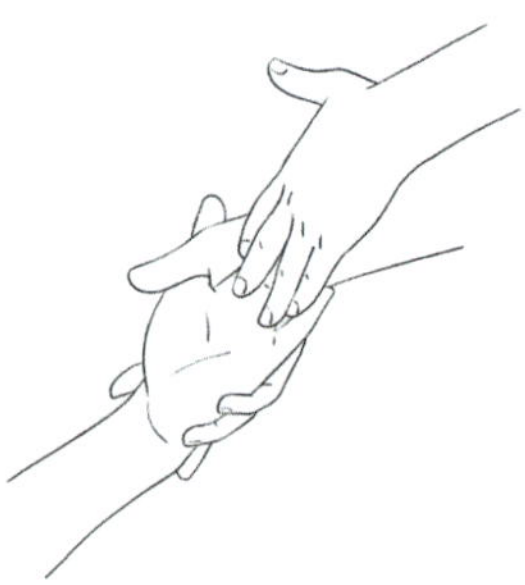
1. Effleurage

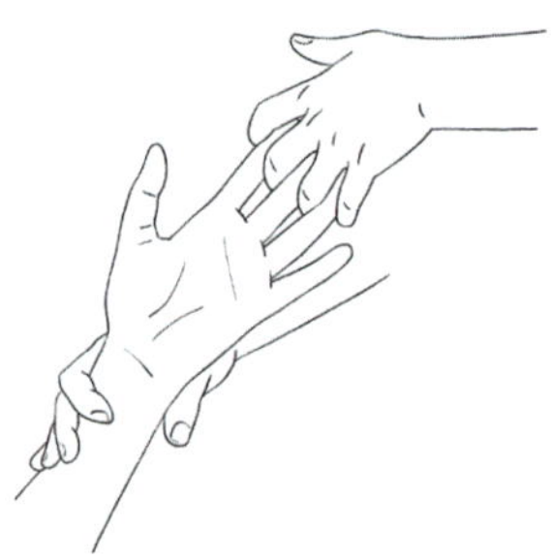
2. Kamm an den Fingergliedern

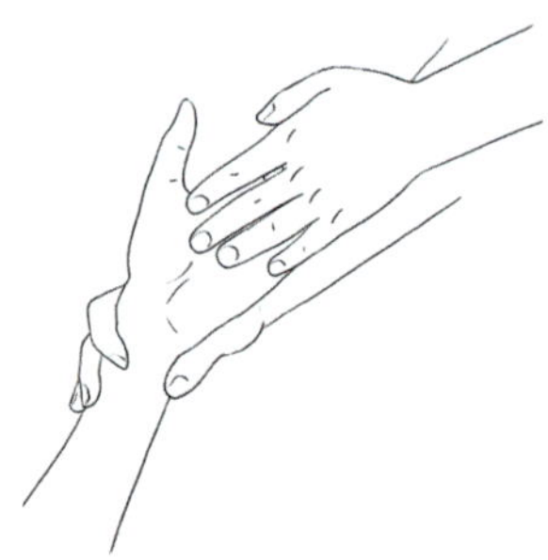
3. Gleitender Druck auf der Handfläche

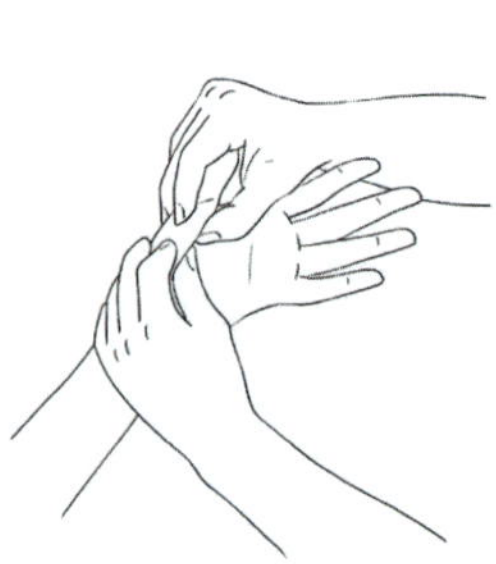
4. Décordage des Daumens

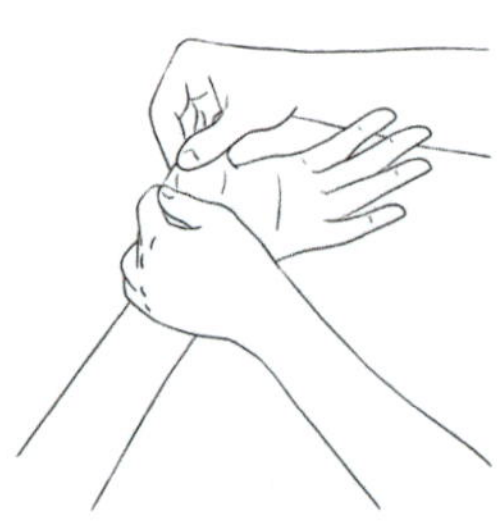
5. Rolltechniken am Daumenballen

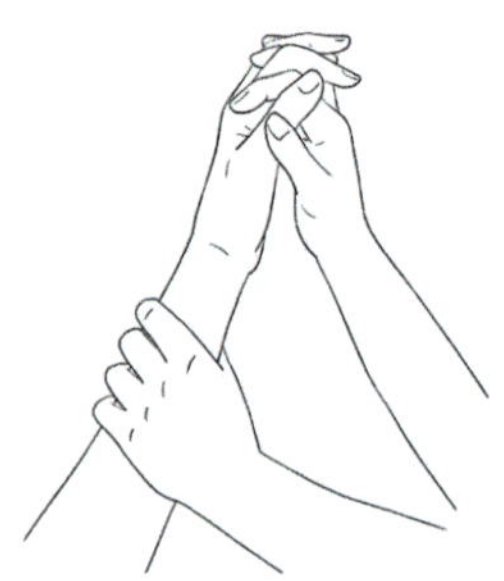
6. Flexion und Extension des Handgelenks

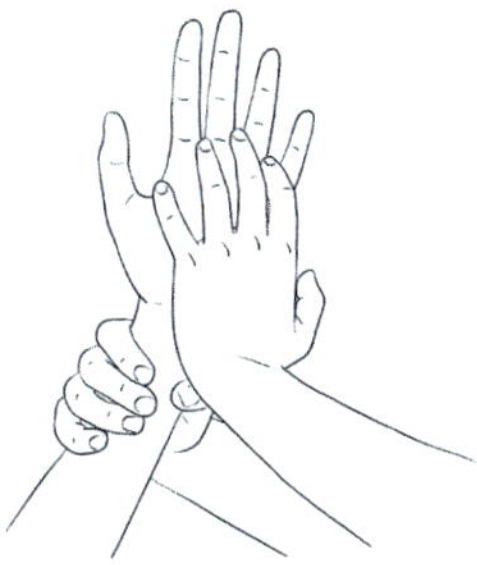

7. Kamm an der Hand

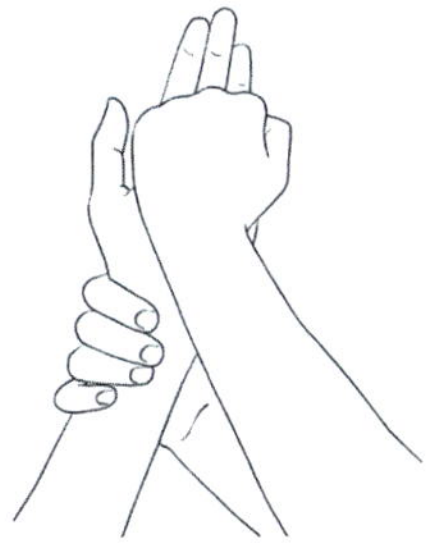

8. Gleitender Druck mit der Faust

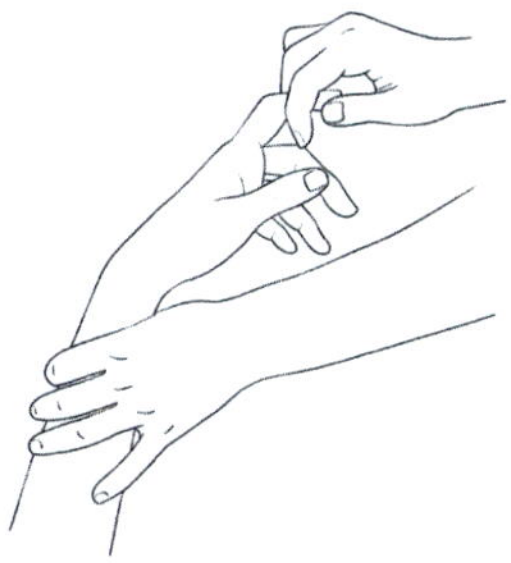

9. Ausziehen der Finger

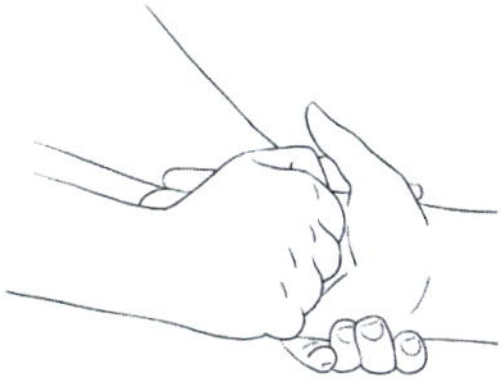

10. Druck mit der Faust auf die Handinnenfläche

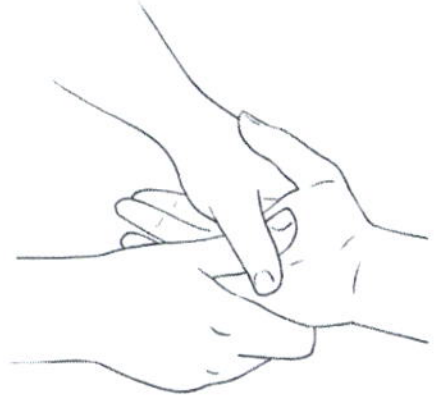

11. Reibung mit überkreuzten Daumen

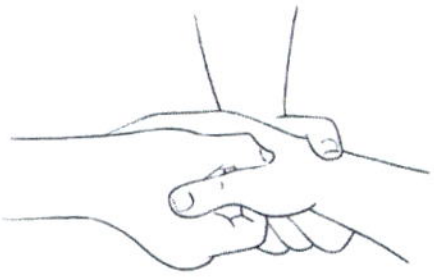

12. Shiatsu-Griff

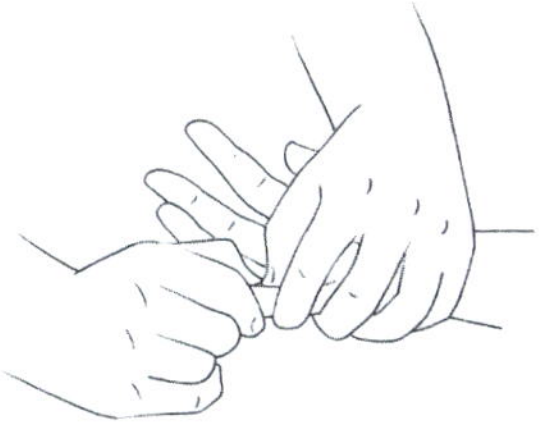

13. Reibung der Finger

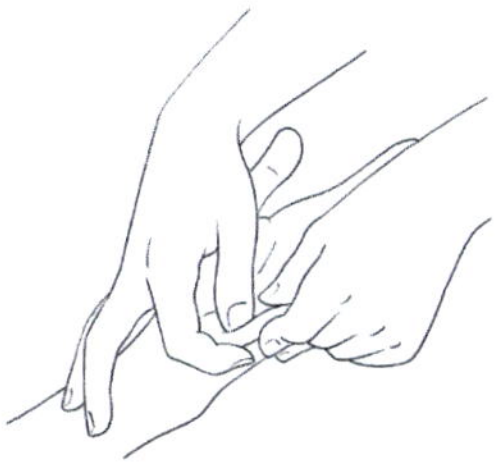

14. Knetung des kleinen Fingers

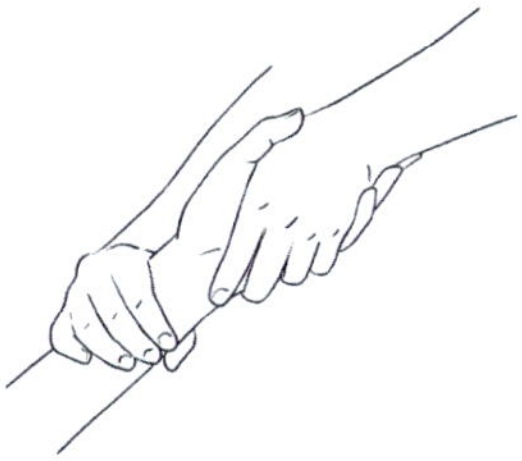

15. Dehnung des Handgelenks

Korkenzieher am Finger

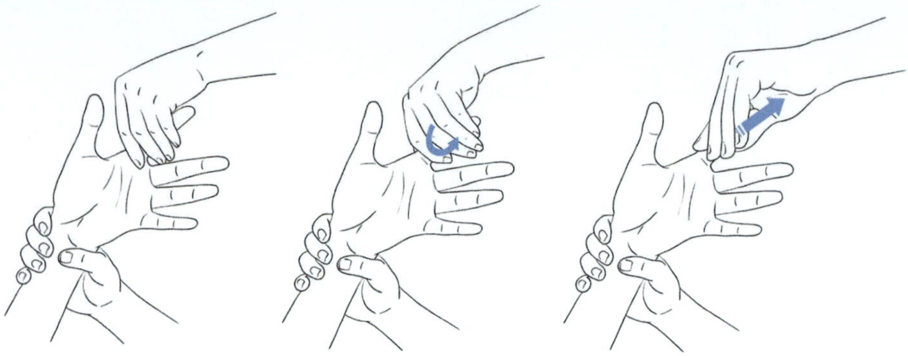

1. 2. 3.

Zielsetzung

So massieren Sie den ganzen Finger. Der Name der Technik verweist auf die Rotationsbewegung.

Beschreibung

Nehmen Sie jeden Finger der massierten Person einzeln zwischen Daumen, Zeige- und Mittelfinger. Ziehen Sie mit sanftem Druck leicht daran, dann drehen Sie den Finger im Grundgelenk. Wiederholen Sie die Bewegung für jeden Finger dreimal.

> **TIPP:** Eine spielerische Technik, die meist sehr geschätzt wird. Sie können mit Ihren Kindern üben.

Massage von Hals und Brustkorb

Der Hals hält unseren Kopf und umschließt die Halswirbel, die dem Kopf seine unglaubliche Beweglichkeit verleihen. Der Brustkorb wiederum ist eher wenig beweglich, dafür schützt er die Lunge und ein höchst wichtiges emotionales Energiezentrum. Daher geht es in diesem Abschnitt in erster Linie um Mobilität und die Linderung von Stressgefühlen.

Mit dieser Zone verbinden sich viele schmerzhafte Empfindungen: steifer Hals, Verspannungen und Verhärtungen – darüber klagen viele unserer Patienten. Das kann viele Gründe haben, aber häufig sind sie psychischer Natur. Müdigkeit, Stress, Beziehungsprobleme, wie sie jedem passieren können, scheinen sich vorzugsweise in dieser Region auszudrücken. Jede Massage hier lockert auch die zugehörigen Empfindungen.

Lagerung

Wollen Sie eine Ganzkörpermassage vornehmen, dann sollte die massierte Person liegen. Aber Sie können gerade diese Zone auch im Sitzen bearbeiten, wenn nur der Kopf gut gestützt ist.

> **VORSICHT:** Schmerzen setzen sich hier sehr schnell in andere Körperregionen wie die Arme, die Hände oder den Rücken fort. Häufig weisen sie auf Probleme hin, die nicht zu Ihrem Fachbereich gehören. Dann sollten Sie Ihren Patienten eine Spezialistin oder einen Spezialisten empfehlen.

Daumendruck auf die Skalenusmuskeln

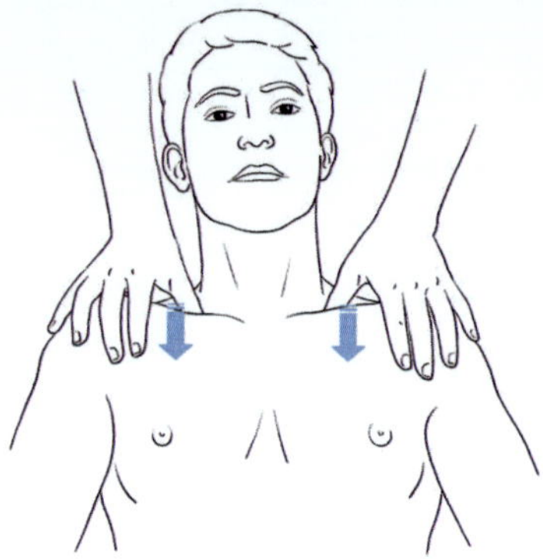

Zielsetzung

Die *Musculi scaleni* sind Teil der Halsmuskulatur. Sie setzen an der obersten Rippe an. Sind sie verhärtet, dann resultiert daraus meist eine Fehlstellung des Halses. Mit dieser Technik können Sie die kräftigen Muskeln lockern.

Beschreibung

Die Schwierigkeit liegt darin, auch wirklich die Skalenusmuskeln zu treffen: Lassen Sie sich von der Verhärtung am Hals leiten. Haben Sie die Muskeln ausgemacht, legen Sie die Daumen auf den Ansatz an der obersten Rippe. Üben Sie Druck aus, bis Sie das Gefühl haben, die Härte schmilzt unter Ihren Fingern weg. Das kann ein wenig dauern, also Geduld!

TIPP: Wenn die massierte Person merkwürdige Empfindungen in den Armen oder Händen hat, dann sitzen Ihre Daumen an der falschen Stelle. Suchen Sie noch einmal!

Knetung des großen Kopfwenders

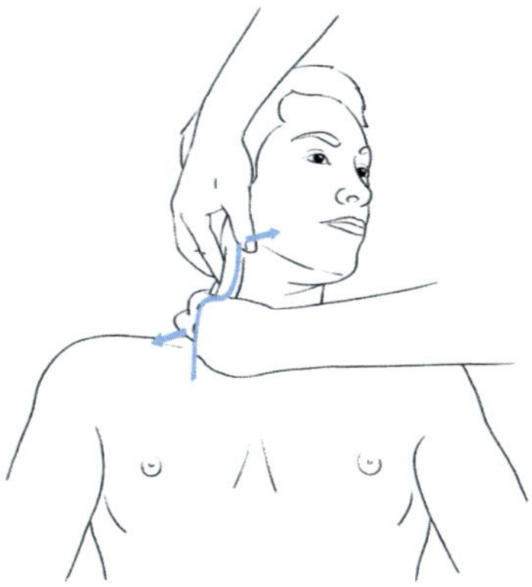

Zielsetzung

Dieser Muskel heißt auch *Musculus sternocleidomastoideus*, weil er beidseitig am Brustbein, am Schlüsselbein und an der Schädelbasis ansetzt. Dieser massive Muskel verläuft von der Schädelbasis zum Schlüsselbein. Nach einer muskulären Anstrengung ist er häufig verspannt. Daher ist es gerade bei Sportlern wichtig, ihn zu lockern.

Beschreibung

Greifen Sie den Muskel direkt am Hals, um ihn dann zu kneten, bis Sie spüren, dass er weich wird. Dann wiederholen Sie die Technik auf der anderen Halsseite.

Weitere Techniken für diese Körperpartie finden Sie bei den Drainagemassagen (ab Seite 130) und Sportmassagen (ab Seite 145).

TIPP: Die Technik kann schmerzhaft sein, wenn der Druck nicht stimmt und die Finger nicht richtig positioniert sind.

Ganzheitliche Massagen von Hals und Brustkorb

Auch hier geht es vorzugsweise um Entspannung: Massieren Sie mit langsamen, klaren und weichen Bewegungen. Achten Sie darauf, wo die behandelte Person Zeichen der Ermüdung oder Verspannung zeigt. Hier ist ein heftiges Vorgehen verboten. Wenn die massierte Person anfängt zu gähnen oder zu seufzen, machen Sie alles richtig.

Hals

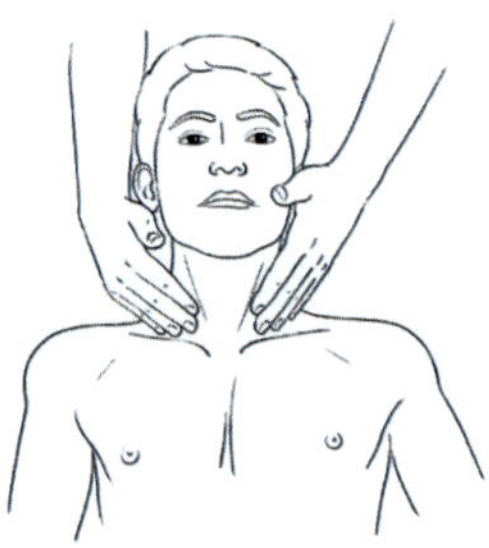

1. Effleurage des Halses

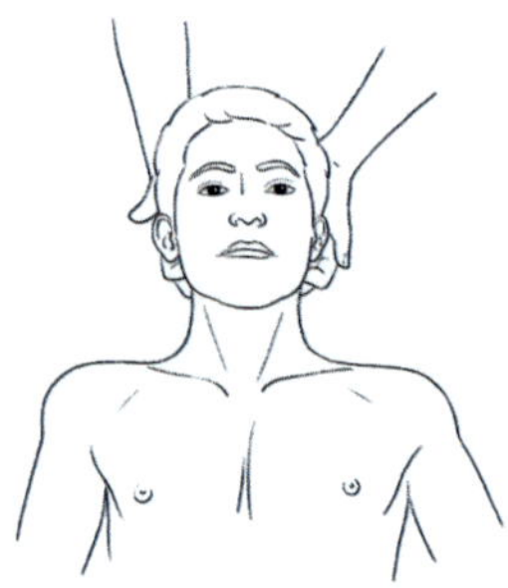

2. Lockerung der Muskeln am Schädelansatz

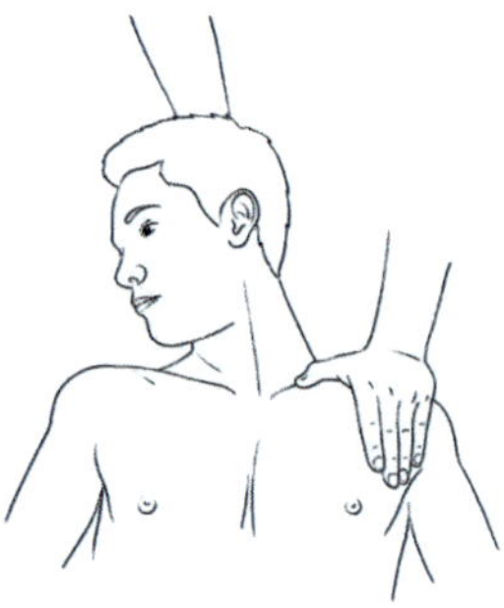

3. Dehnen der Nackenmuskulatur

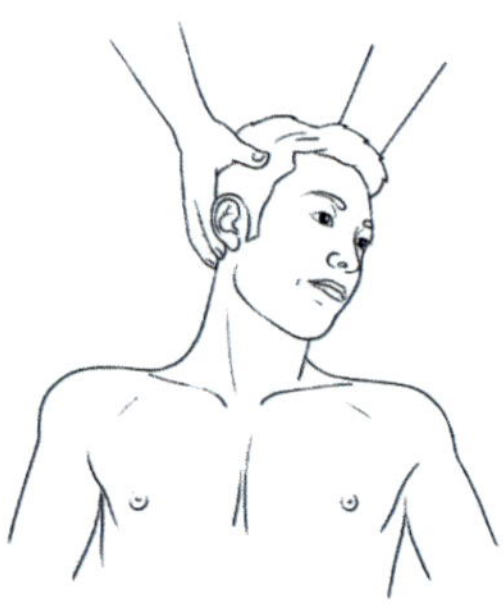

4. Mobilisierung des Halses

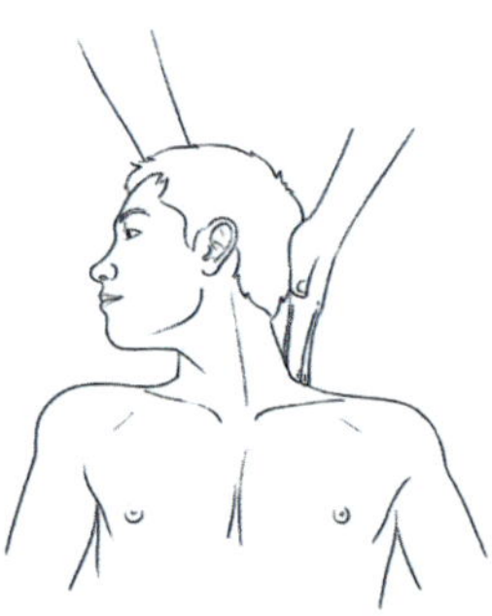

5. Kamm am Nacken

Brust

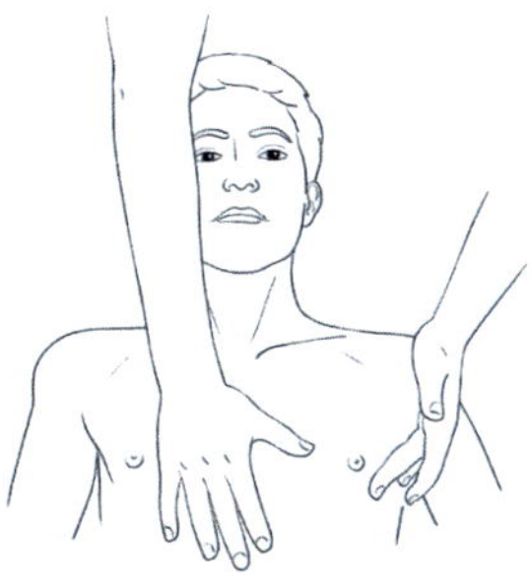

1. Drainage am Brustkorb

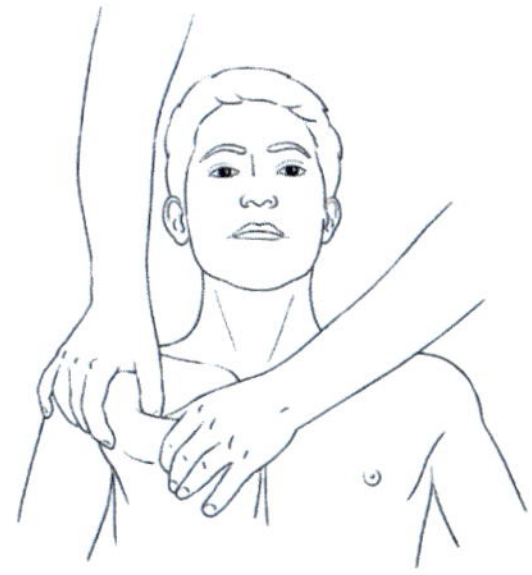

2. Kneten der Brustmuskeln

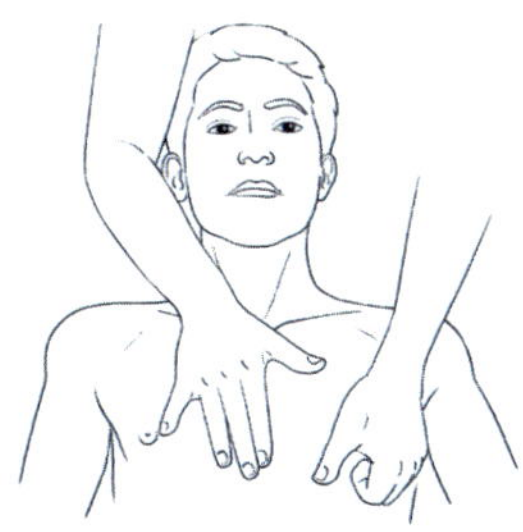

3. Druck des Daumens auf die Zwischenrippenmuskulatur

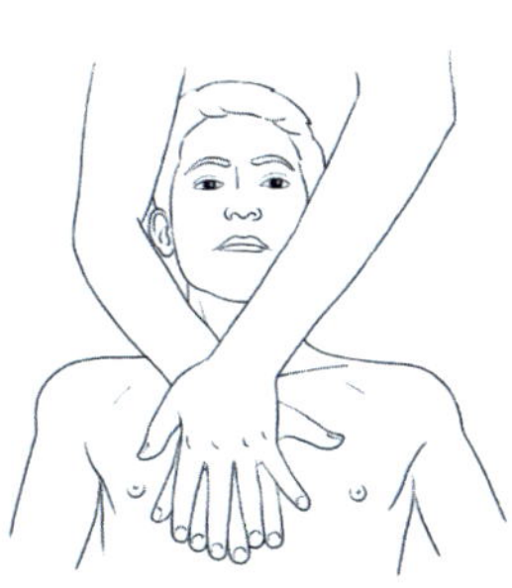

4. Vibration der Rippen

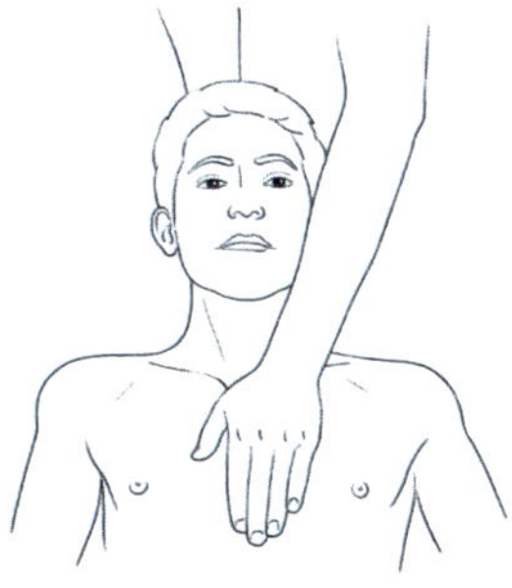

5. Hinhören am Brustbein

Gesichtsmassage

Das Gesicht verdient unsere besondere Aufmerksamkeit. Immerhin haben vier unserer fünf Sinne hier ihren Sitz. Aus diesem Grund sollten wir in diesem Bereich besondere Vorsicht walten lassen.

Interessanterweise kommt eine Gesichtsmassage bei den Patienten fast immer gut an, was vermutlich daran liegt, dass das Gesicht mit seiner außergewöhnlich flexiblen Muskulatur viele Spannungen ausdrückt. Eine gut strukturierte Massage wirkt hier wahre Wunder.

Die Haut im Gesicht ist im Alltag allerlei äußeren Einflüssen ausgesetzt, was sie schneller ermüden lässt als die Haut am restlichen Körper. Die Muskeln des Gesichts und der Haut sind untrennbar miteinander verbunden, daher spricht man auch von »mimischer Muskulatur«. Diese kleinen Muskeln rund um die Körperöffnungen im Gesicht sind einerseits mit einem Knochen verbunden, andererseits mit der Haut. Daher sind sie für den Gesichtsausdruck – zum Beispiel ein Lächeln – verantwortlich.

Auch finden sich im Gesicht viele Blutgefäße: Eine Emotion lässt uns erröten oder erbleichen, was an den anderen Körperpartien nicht der Fall ist. Diese Besonderheiten haben auch Einfluss darauf, welche Massagetechniken wir anwenden.

Im Laufe der Zeit werden aus charmanten »Lachfältchen« tiefe Falten, die uns bleiben. Gerade hier kann die Massage helfen, denn so können Sie etwas für Ihre Gesundheit und für Ihre Schönheit tun. Der Blick der anderen ist wichtig, weil er bei uns Gefühle weckt. Trotzdem sollten Sie nicht vergessen: Sie sind Ihr erster Richter. Seien Sie nicht zu streng mit sich selbst.

Lagerung

Die beste Position für die Gesichtsmassage ist die Rückenlage. Legen Sie ein Kissen unter den Nacken, um den Kopf ein wenig anzuheben.

VORSICHT: Arbeiten Sie hier immer mit besonders sanftem Druck. Achten Sie auf etwaige Hautprobleme wie Narben oder Akne.
Eine Massage zur Entwässerung sollte entlang der Venen und der Lymphgefäße erfolgen. Sie arbeiten in Richtung der Ganglien am Kopf und am Hals, also von der Mittelachse des Gesichts nach außen. Wichtig ist auch, mit welchem Gewebe Sie zu tun haben: Die Textur der Wangen ist eine andere als die der Augenlider.

Dehnung der Unterkiefermuskulatur

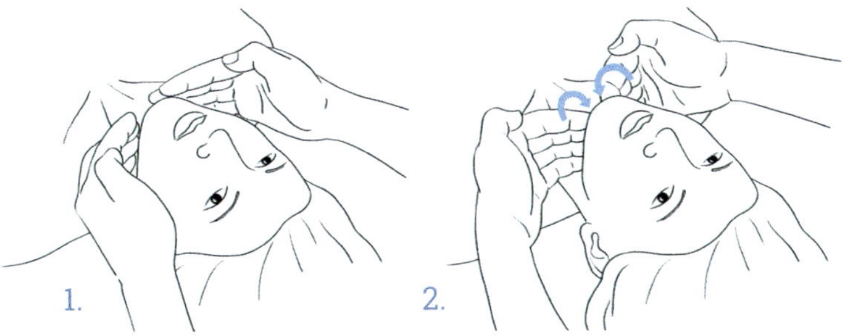

Zielsetzung

Die Unterkiefermuskeln werden im Alltag massiv beansprucht. Dort zeigt sich die Stressbelastung zuerst, daher sind diese Muskeln häufig verhärtet. Sie auszustreichen führt zu einem angenehmen Gefühl der Entspannung.

Beschreibung

Setzen Sie die Finger unter dem Kinn der massierten Person an. Dann fassen Sie mit den Fingerspitzen behutsam in die Muskulatur. Verharren Sie so eine Weile und lassen Sie dann los. Danach versuchen Sie erneut, die Finger tiefer in die Muskulatur zu senken. Wenn Sie keinen Widerstand mehr spüren, können Sie mit dieser Technik aufhören.

TIPP: Hier ist Geduld erforderlich. Es braucht einige Zeit, bis die Technik wirkt.

Kreisende Massage des Unterkieferansatzes

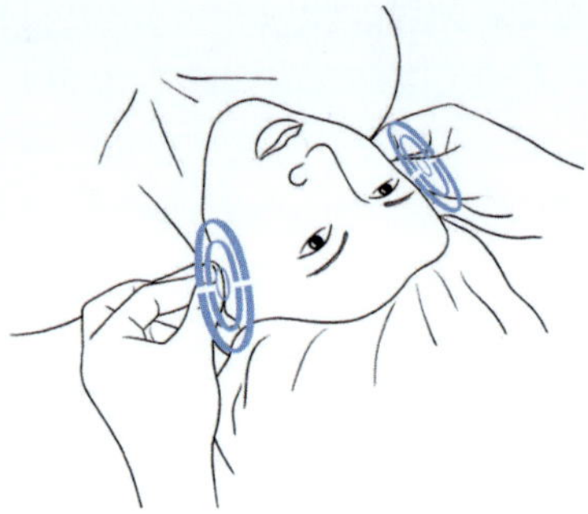

Zielsetzung

Dieser Punkt ist von enormer Bedeutung. Er bewirkt den Kieferschluss zwischen Ober- und Unterkiefer. Hier wirken Verhärtungen der Gesichtsmuskulatur, aber auch andere Spannungen im Körper machen sich an dieser Stelle bemerkbar. Stellen Sie sich das vor wie den »Schlussstein« des ganzen Gewölbes, der das Ganze im Gleichgewicht hält.

Eine kreisende Massage entspannt und harmonisiert die Muskulatur in diesem Bereich.

Beschreibung

Nehmen Sie Kontakt zu diesem Gelenk auf, das Sie lokalisiert haben, indem Sie die massierte Person bitten, den Mund zu öffnen und zu schließen. Setzen Sie die Finger an und massieren Sie rhythmisch und sanft alle Spannungen, die Sie unter den Fingerkuppen spüren. Fahren Sie damit fort, bis sich das Gelenk locker anfühlt.

> **TIPP:** Diese Technik ist angebracht, wann immer das Nervensystem aus dem Gleichgewicht geraten ist, zum Beispiel bei Schlaflosigkeit, nervöser Erschöpfung oder nächtlichem Zähneknirschen. Mehr darüber finden Sie bei den Massagen für die Schönheit (ab Seite 130) und zur Selbstmassage (ab Seite 171).

Ganzheitliche Gesichtsmassage

Die Gesichtsmassage steht ganz unter dem Zeichen der Entspannung und des Loslassens. Halten Sie sich an die hier vorgestellte Abfolge von Techniken, aber vergessen Sie nicht: Sie sind der Boss. Daher können Sie jederzeit auch andere Techniken einbauen, die Sie im Buch entdeckt haben.

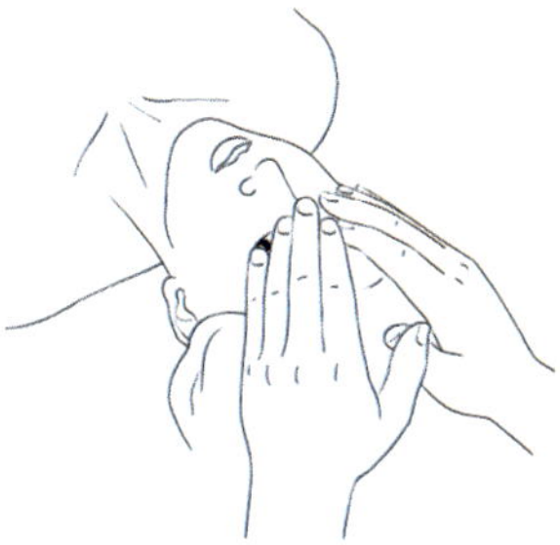

1. Effleurage

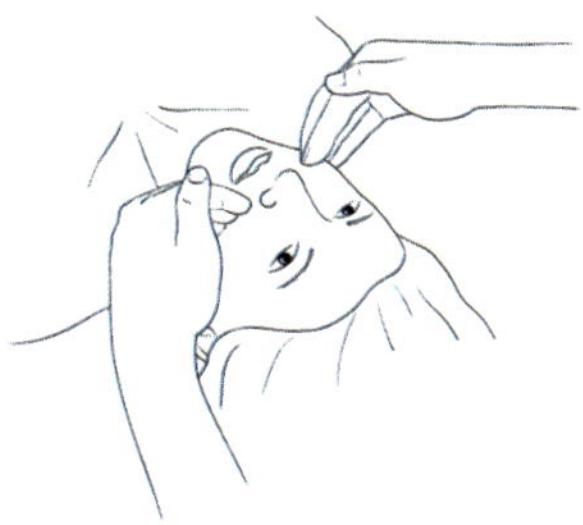

2. Dehnen der Gesichtsmuskulatur

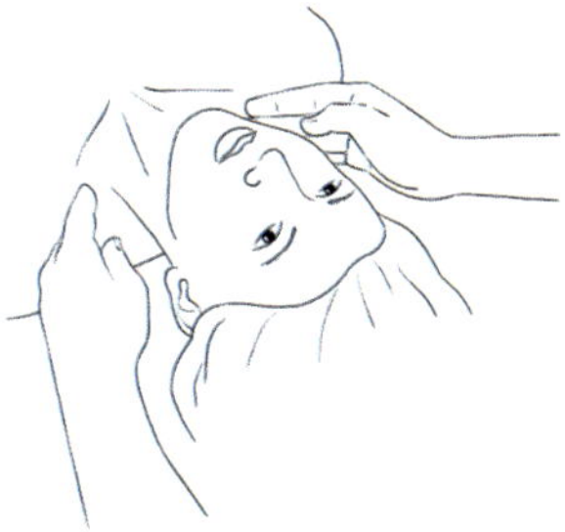

3. Öffnen der Halsganglien

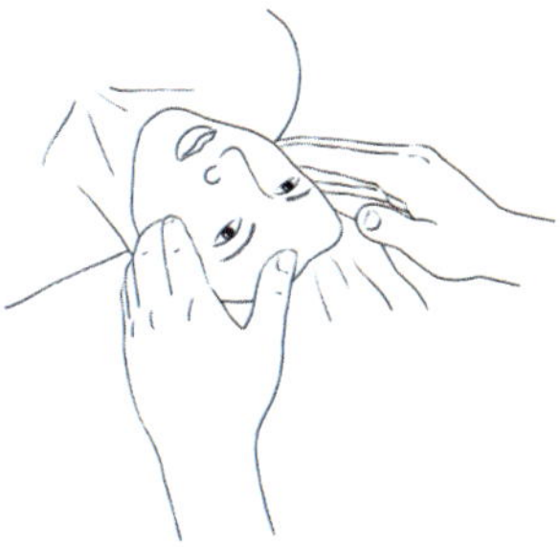

4. Gleitender Druck

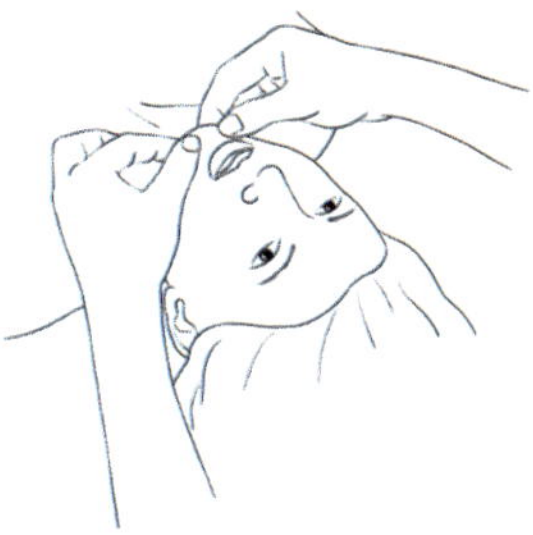

5. Zupfen am Kinn

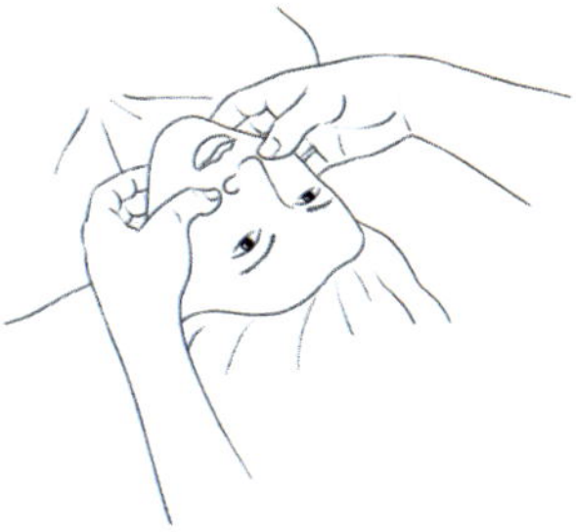

6. Daumendruck

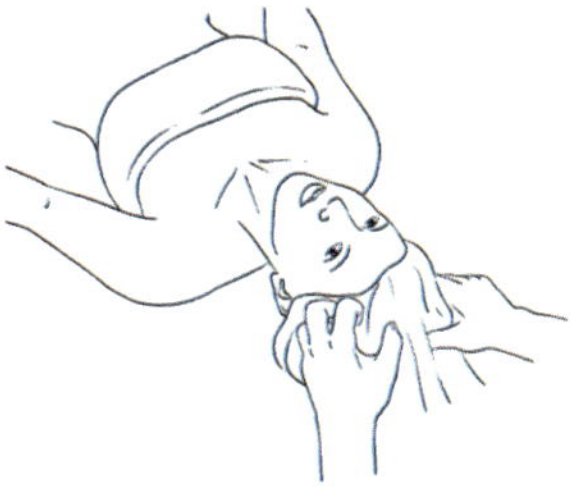

7. Reibung der Kopfhaut

Ein entspanntes Gesicht ist ein harmonisches Gesicht

Hier lernen Sie, wie Sie Tränensäcke unter den Augen lindern, das Gesicht entspannen und Mimikfältchen zu Leibe rücken.

Verschiedene Elemente sind für einen harmonischen Gesichtsausdruck von Bedeutung: eventuelle muskuläre Spannungen, Ansammlungen von Fett oder Flüssigkeit in bestimmten Bereichen und schließlich der Spannungszustand der Haut.

Die besten Techniken

Die Gesichtshaut ist sehr zart und empfindlich. Achten Sie also auf behutsames Vorgehen bei folgenden Techniken:

- Effleurage
- Gleitender Druck
- Modellage

Drainage des Gesichts

Hier geht es darum, dass wir die Wasseransammlungen im Gesicht beseitigen und die Mikrozirkulation anregen.

Zuerst streichen Sie mit den Fingerkuppen über die gesamte Gesichtshaut. Die jeweilige Richtung ersehen Sie aus der unten abgebildeten Zeichnung.

Schritt 1: Fangen Sie am Hals an, dann folgen Wangen und Kinn. Danach die Nasenflügel, die Augen und zum Schluss die Stirn. Diese Effleurage wiederholen Sie dreimal.
Schritt 2: Dann üben Sie mit Zeige- und Mittelfinger sachte gleitenden Druck aus, und zwar in der gleichen Reihenfolge wie soeben geschildert.
Schritt 3: Am Ende stimulieren Sie die Ganglien, indem Sie am Hals und am Kiefergelenk kreisend mit den Fingern massieren.

> **TIPP:** Auch Kälte wirkt abschwellend. Sie können Masken aus Kältegel einsetzen, die Sie in der Apotheke erhalten. Das steigert den Effekt der Massage.

1: Drainage entlang der Halsmuskel
2: Drainage der Wange
3: Drainage des Kinn
4: Drainage entlang der Nasenflügel
5: Drainage rund um die Auge
6: Drainage der Stirn

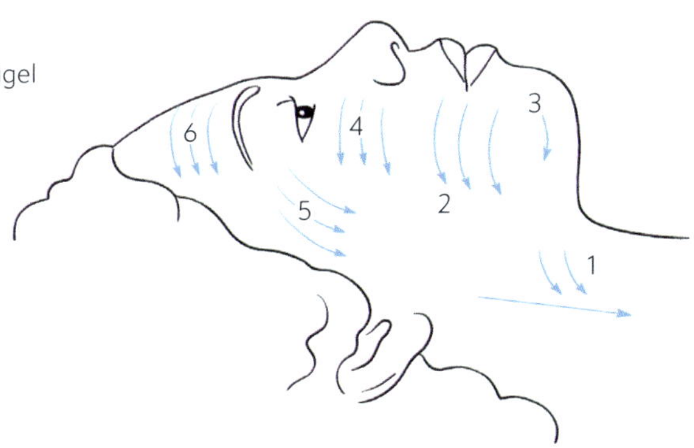

Entspannung des Gesichts

Alltagsstress und Bildschirmarbeit gehören zu den belastenden Faktoren, die zu Verspannungen im Gesicht führen.

Schritt 1: Den Anfang macht daher immer eine Effleurage mit den Fingerkuppen an, die dem Schema unten folgt. Massieren Sie zuerst die Halsmuskulatur, dann die Kopfhaut, die Stirn, den Bereich rund um die Augen und schließlich die Wangen.
Schritt 2: Im zweiten Schritt gehen Sie nach demselben Schema vor, nur dass Sie dieses Mal gleitenden Druck der Fingerkuppen anwenden, gerade so stark, dass Sie die Muskeln unter der Haut erreichen.
Schritt 3: Dann stimulieren Sie – ähnlich wie bei der Drainage – die zugehörigen Ganglien, indem Sie am Hals und am Kiefergelenk mit dem Finger eine kreisende Massage ausführen.

> **TIPP:** Mit mehr Erfahrung können Sie die Technik noch anspruchsvoller gestalten, indem Sie die Muskeln unter Ihren Fingerkuppen zur Kontraktion anregen.

1: Halsmuskulatur
2: Kopfhaut
3: Stirn
4: Bereich rund um die Augen
5: Wangen

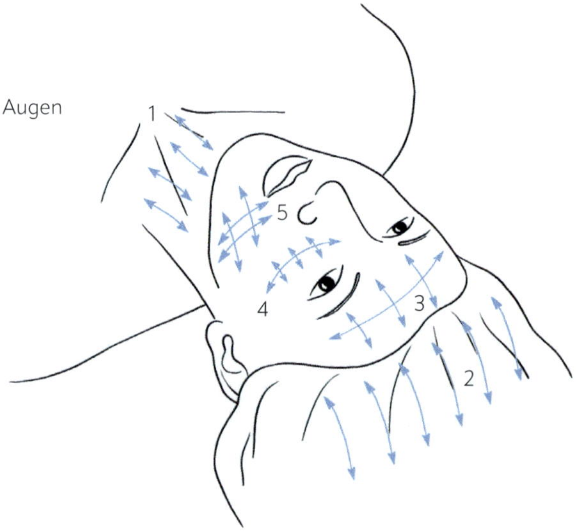

Modellage des Gesichts

Die Modellage des Gesichts ist eine tolle Technik, um die Kollagenproduktion zu stimulieren und so die Elastizität der Haut zu erhöhen. Hierbei werden Modellagetechniken abwechselnd mit gleitendem Druck eingesetzt, wobei Sie dem Schema unten folgen.

Schritt 1: Sie beginnen mit einer Effleurage des gesamten Gesichts. Dann massieren Sie das Kinn, den Bereich um den Mund herum, die Nase, die Brauen und die Schläfen.
Schritt 2: In einem zweiten Schritt wenden Sie die Modellagetechniken an, begleitet von kreisenden Massagen. Sie nehmen zuerst die Haut zwischen Daumen und Zeigefinger und rollen diese, wobei Sie nach dem gleichen Schema vorgehen wie oben beschrieben. Wiederholen Sie diese Technik dreimal.
Schritt 3: Zum Abschluss werden durch eine kreisende Massage am Hals und am Kiefergelenk die Ganglien angeregt.

TIPP: Wenn Sie die Massage beendet haben, tragen Sie am besten Feuchtigkeitscreme auf, da die Haut lokal Feuchtigkeit verliert, wenn sie angeregt wird.

1: Modellage des Kinns
2: Modellage des Bereichs um den Mund
3: Modellage der Nase
4: Modellage der Augenbrauen und der Nasenwurzel
5: Modellage der Schläfen

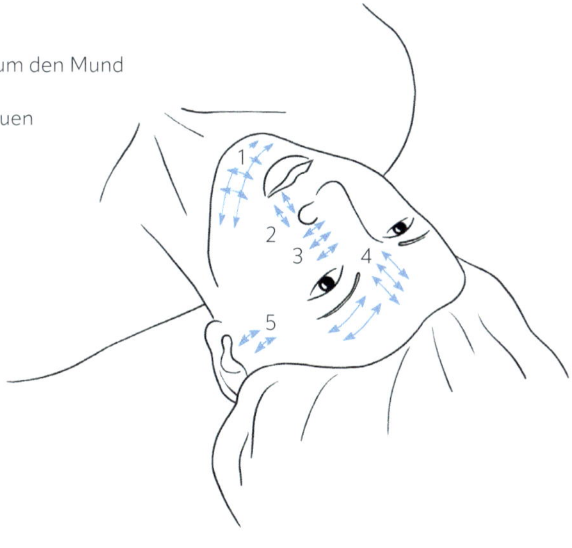

3

MASSAGEN FÜR WELLNESS UND ENTSPANNUNG

Massagen für die Schönheit

Drainagetechniken

Unter Wasseransammlungen leidet fast jeder Mensch. Wer hätte noch nie Probleme mit schweren Beinen gehabt, bei denen sich Wasser in den Füßen und Waden einlagert? Oder mit Cellulite? Massagen sind hier das Mittel der Wahl, weil sie für Entwässerung sorgen. Dafür gibt es spezielle Techniken, die wir in diesem Kapitel vorstellen werden.

Wirkung auf den Kreislauf

Die Massage unterstützt vor allem den venösen Blutkreislauf, der das Blut zurück ins Herz führt. Doch wir kennen auch noch einen weiteren Kreislauf, den der Lymphflüssigkeit. Die venösen und die Lymphgefäße reagieren auf Druck von außen. Das erklärt, warum bestimmte Massagetechniken hier so hilfreich sind, wenn sie richtig angewandt werden.

Probleme des venösen Rücklaufs und des Lymphsystems

Zu Schwierigkeiten kommt es, wenn der Abfluss in den Venen und den Lymphgefäßen nicht mehr gewährleistet ist. Schmerzen, das Gefühl schwerer Beine oder deutliche Einschnitte am Sockenrand zeigen, dass es um die Drainage an diesen Stellen nicht gut bestellt ist. Aber der mangelnde Abfluss verursacht natürlich noch andere Probleme wie Cellulite oder Krampfadern.

Die kosmetische Massage

Bei der kosmetischen Massage geht es letztlich um die Körperform. Dabei »modellieren« wir unsere äußere Hülle, um schöner zu werden. Und das verjüngt uns auch, denn gutes Aussehen lässt uns jugendlicher wirken.

In Papua-Neuguinea oder Afrika gelten andere Schönheitskriterien als bei uns. Aber Schönheit liegt ja immer im Auge des Betrachters. Wir sollten uns klarmachen, dass wir zuerst einmal uns selbst gefallen müssen. Und da gibt es einiges, was wir massagetechnisch tun können.

Massage zur Vorbeugung gegen vorzeitige Hautalterung

Hier geht es vor allem um Massagetechniken, die helfen, unser Gewebe elastisch zu erhalten. Die Massage ist ein wichtiges Mittel, um gegen Fibrosen (Bindegewebsverhärtung) und Falten vorzugehen.

Falten sind wie »Narben in der Tiefe«, nur dass sie nicht wie Letztere starr sind. Dass sich das Bindegewebe mobilisieren lässt, spielt bei der Vorbeugung gegen Hautalterung eine entscheidende Rolle. Die Massage ist wie ein »manuelles Lifting«.

Wie intensiv massiert wird, hängt vom behandelten Gewebe ab. Wollen Sie an den Augenlidern arbeiten, ist ein ausgesprochen sanfter Griff gefragt.

Was ist Cellulite?

Die Cellulite ist leider vor allem ein Frauenproblem, das mit der Fettverteilung und den Hormonschwankungen im weiblichen Körper zu tun hat. Daher sind auch sehr schlanke Frauen betroffen. Es gibt verschiedene Typen:

- Die Cellulite mit Wasseransammlungen ist bei Weitem die häufigste Form. Sie macht beinahe 75 Prozent der Fälle aus und hängt mit hormonellen Schwankungen zusammen. Hier ist die Lymphdrainage unverzichtbar.
- Die Cellulite mit Fetteinlagerungen, die meist am Bauch, am Po und an den Hüften auftritt. Sie geht auf einen Kalorienüberschuss und auf den verbreiteten sitzenden Lebensstil zurück. Hier wirken Rolltechniken am besten.
- Der tief sitzenden Cellulite ist schwer beizukommen, weil sie meist durch Übergewicht verursacht ist. Hier lässt sich das Gewebe mit intensivem gleitendem Druck anregen.

In allen drei Fällen sollten Sie darauf achten, dass Sie genug trinken, dass Sie sich vernünftig ernähren und Ausdauersport treiben. Wenn Sie sich dann noch Selbstmassagen geben, verschafft Ihnen die Stimulierung der Gefäße in den betroffenen Regionen sicher bald Erleichterung.

Wie sieht meine Silhouette aus?

Hier machen Sie quasi Inventur. Zu welchem Typus gehören Sie? Lesen Sie zuerst den ganzen Abschnitt durch, um festzustellen, welche Techniken für Sie am besten passen.

Welcher morphologische Typ bin ich?

Gynoider Typ: Sie lagern Fett vor allem an Po und an den Oberschenkeln ein. Ihre Beine sind stämmig, der venöse Blutfluss funktioniert nicht besonders gut. Dann gehören Sie zum gynoiden Typus, der bei Frauen verbreitet ist. In Afrika gelten solche Frauen als sehr fruchtbar, im Westen ist das leider nicht besonders gefragt.

Androider Typ: Wenn Sie zunehmen, dann setzt sich das Fett vor allem in der Bauchregion oder an den Hüften fest. Daher der Ausdruck »Hüftgold«. Sie gehören zum androiden Typ. Obwohl dieser bei Männern weiter verbreitet ist, kommt er auch bei Frauen vor.

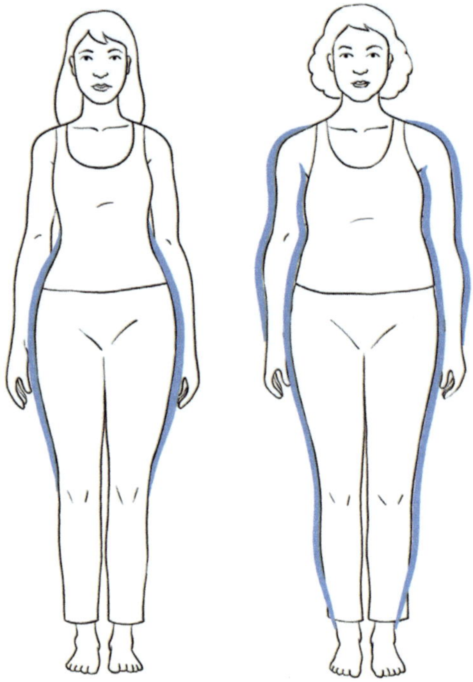

gynoider Typ androider Typ

Mischformen: Verteilt sich das Körperfett im ganzen Körper, ohne dass es besondere Stellen bevorzugt, spricht man vom Mischtyp.

Ihre Körperform nach Zahlen

Hier spielt der Body-Mass-Index (BMI) eine entscheidende Rolle. Die Weltgesundheitsorganisation (WHO) legt den BMI als Maßzahl für eventuelles Übergewicht fest. Der BMI stimmt aber nicht unbedingt, wenn Sie zu den eher sportlichen Typen gehören. Die gelten häufig als »übergewichtig«, weil Muskeln schwerer sind als Körperfett.

Die Formel: Gewicht (in Kilogramm) geteilt durch die Körpergröße (in Meter) im Quadrat

Ein Beispiel: Sie sind eine Frau, 1,60 Meter groß und wiegen 53 Kilogramm. Ihr BMI: 53 ÷ (1,60 × 1,60) = 53 ÷ 2,56 = **20,7**

BMI (kg/m2)	Interpretation
15–18,5	Untergewicht
18,5–25	Normalgewicht
25–30	Übergewicht
30–35	Leichte Fettleibigkeit
35–40	Schwere Fettleibigkeit
Über 40	Krankhafte Fettleibigkeit

Ihr Idealgewicht nach der Lorentz-Formel

Die Formel: Theoretisches Idealgewicht = (Körpergröße in Zentimetern minus 100) – [(Körpergröße in Zentimetern minus 150) geteilt durch a]

a = 2 bei der Frau; a = 4 beim Mann

Ein Beispiel: Sie sind ein Mann und 1,80 Meter groß.
Ihr Idealgewicht = (180–100) – [(180–150) ÷ 4] = 80–7,5 = **72,5 Kilogramm**

Berechnen Sie Ihren Körperfettanteil

Die Formel: Statur plus Gewicht in Kilogramm plus Wert für Frauen oder Männer minus Größe in Zentimetern

Zunächst einmal müssen Sie feststellen, welche Statur Sie haben. Messen Sie Ihr Handgelenk. Dann bestimmen Sie mithilfe der Tabelle auf der nächsten Seite, wo Sie liegen: der Umfang des Handgelenks in Zentimetern wird in Bezug gesetzt zur Größe in Zentimetern.

Zu dieser Zahl addieren Sie nun Ihr Gewicht in Kilogramm. Dann den Wert für Ihr Geschlecht: Männer = 115; Frauen = 125.

Am Ende ziehen Sie Ihre Größe in Zentimetern ab, und schon wissen Sie über Ihren Körperfettanteil Bescheid.

Ein Beispiel: Sie sind eine Frau, 1,60 Meter groß, wiegen 53 Kilogramm und haben einen Handgelenksumfang von 15 Zentimetern.
Körperfettanteil: 2 + 53 + 125–160 = **20 Prozent**

Doch sportliche Aktivitäten und Ernährung verändern diese Werte ganz erheblich.

Umfang des Handgelenks (cm) / Körpergröße (cm)	10	11	12	13	14	15	16	17	18	19	20	21	22
150 und weniger	4	3,5	3	2,5	2	1,5	1	0,5	0	0	0	0	0
151 bis 160	4	4	3,5	3	2,5	2	1,5	1	0,5	0	0	0	0
161 bis 170	4	4	4	3,5	3	2,5	2	1,5	1	0	0	0	0
171 bis 180	4	4	4	4	3,5	3	2,5	2	1,5	1	0,5	0	0
181 und darüber	4	4	4	4	4	3,5	3	2,5	2	1,5	1	0,5	0

Schätzen Sie Ihr Hautbild ein

Bevor Sie sich nun auf die eine oder andere Technik einlassen, sollten Sie Ihr Hautbild prüfen. Neben der Cellulite gibt es noch andere Hautfaktoren, die zu berücksichtigen sind.

- Ist Ihre Haut **elastisch**? Können Sie sie über der darunterliegenden Gewebeschicht frei und ohne Schmerzen bewegen? Gibt es Stellen, an denen dies nicht der Fall ist? Dann sollten Sie zuerst mit Roll- oder Gleittechniken diese Punkte mobilisieren.
- Hat Ihre Haut durchweg einen **einheitlichen Teint** oder gibt es an manchen Stellen Hinweise auf eine gestörte Mikrozirkulation (geplatzte Äderchen, körniges Hautbild, bleiche Farbe)? In diesem Fall sollten Sie zuerst Drainagetechniken anwenden.
- Leiden Sie am Ende eines Tages unter **schweren Beinen**? Hinterlassen die Ränder von Socken oder Strümpfen tiefe Einschnitte? Dies zeigt, dass der venöse Rückfluss gestaut ist, was sich durch Massagen verbessern lässt: durch gleitenden Druck Richtung Herz beziehungsweise von den Füßen zum Kopf.

Wenn Sie Cellulite haben

Die Cellulite kennt leider jeder: Dabei sammelt sich Fett im Unterhautgewebe an. Speziell handelt es sich dabei um Adipozyten genannte Fettzellen, die enorm an Volumen zulegen können. Diese Zellen haben nur wenig Platz in der Unterhaut. Wenn sie an Volumen zunehmen, dann wird es ihnen dort unten zu eng. Sie drücken gegen die Wände und heben am Ende das Dach ab. Mit dem Effekt, dass sich die Hautoberfläche verändert und das charakteristische Aussehen der »Orangenhaut« annimmt. Dabei handelt es sich um ein nahezu rein weibliches Phänomen, das nichts mit dem Körpergewicht zu tun hat. Man unterscheidet vier Stadien der Cellulite:

- **Stadium 0:** Egal, welche Körperhaltung Sie einnehmen, Sie haben eine glatte Haut, die sich nach dem Kneiftest auch sofort wieder strafft.
- **Stadium 1:** Beim Kneiftest zeigen sich Anzeichen einer Orangenhaut.
- **Stadium 2:** Die Dellen sind auch im Stehen sichtbar.
- **Stadium 3:** Die Dellen sind in jeder Körperhaltung sichtbar.

Welche Techniken passen hier?

Wir werden Ihnen hier mehrere Techniken ans Herz legen, die Sie bei Problemen mit Wasseransammlungen oder Cellulite anwenden können. Sie lassen sich problemlos in alle Typen von Massage integrieren.

1. Drainage der Lymphknoten
2. Ansaugen und Abstoßen
3. Drainage der Rosenvenen
4. Entspannung des Zwerchfells
5. Massage gegen Cellulite
6. Venöse Fußsohle – Konzept nach Lejars
7. Abschwellen der Tränensäcke im Gesicht

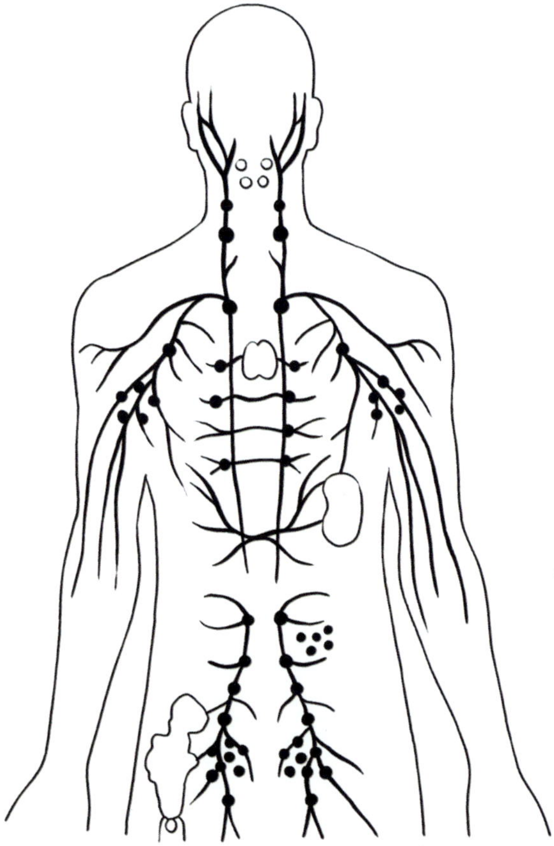

Karte der wichtigsten Ganglien im Lymphsystem

Drainage der Lymphknoten

Zielsetzung

In den Ganglien des Lymphsystems (Lymphknoten) sammelt sich die Lymphe, die in den Lymphbahnen zirkuliert. Diese sind manchmal durch den schieren Andrang an Flüssigkeit überfordert. Um ihnen ihre Arbeit zu erleichtern, können wir sie öffnen, sodass die Lymphe schneller abfließen kann.

Beschreibung

Hierbei ist wichtig zu wissen, wo sich die Ganglien im Körper befinden. Die wichtigsten Lymphknoten liegen in der Leistengegend, in der Kniekehle, unter der Achsel und am Halsansatz.

Spüren Sie ihrer Textur nach. Sie fühlen sich an wie winzige Schwellungen, die auf Druck nachgeben, weil sie ja Flüssigkeit enthalten. Auf diese legen Sie nun die Fingerkuppen von Zeige- und Mittelfinger. Dann üben Sie einen kurzen, scharfen Druck darauf aus, als wollten Sie das Ganglion in Richtung Kopf ausstreichen. Wiederholen Sie diese kurze Bewegung, bis die Schwellung unter Ihren Fingerspitzen weniger dicht erscheint. Dann bearbeiten Sie diesen Punkt nicht länger.

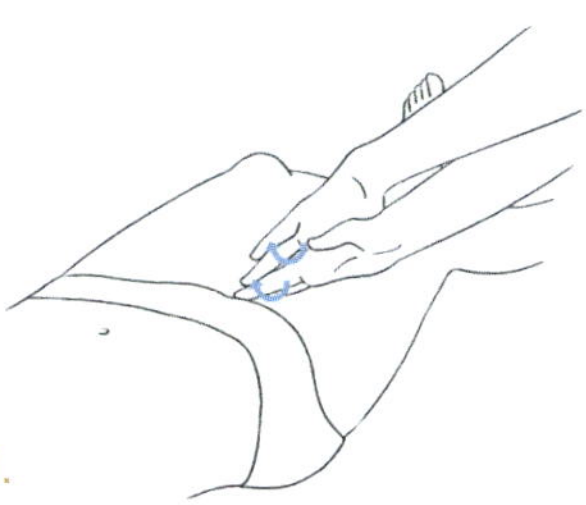

1.

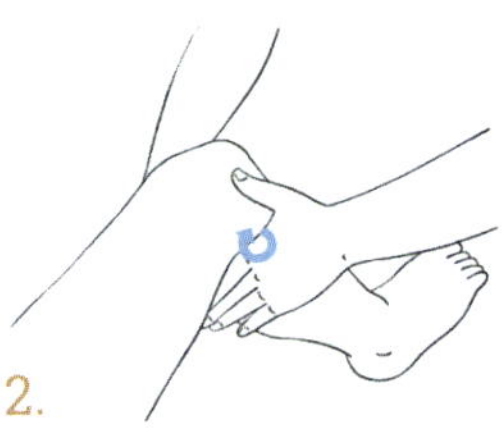

2.

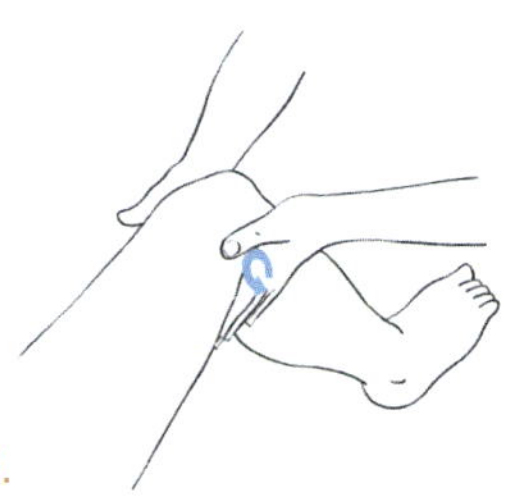

3.

VORSICHT: Diese Technik ist keinesfalls harmlos, gehen Sie also behutsam vor. Das Lymphsystem übt eine wichtige Funktion im Immunsystem aus. Wenn Ihr Gegenüber bei Berührung des Ganglions Schmerzen verspürt, hören Sie sofort mit dem Behandeln auf.

Ansaugen und Abstoßen

Zielsetzung

Dies gehört zu den Grundtechniken der Lymphdrainage, die manche Masseure für einen entscheidenden Bestandteil jeder kosmetischen Massage halten, denn: Die Lymphdrainage fördert den Abbau von Fettzellen und reduziert so Cellulite und Pölsterchen.

Beschreibung

Mit diesem Griff können Sie die Lymphe direkt in Bewegung versetzen. Der Nachteil ist, dass die Massage eher oberflächlich bleibt und Sie recht genau wissen müssen, wo Sie Ihren Griff ansetzen. Dieser Griff sollte unmittelbar nach dem Öffnen der Ganglien (Seite 137) angewandt werden.

Ansaugen

Sie halten die Hände gerade, der Daumen steht ab. Legen Sie Daumen und Zeigefinger auf die Haut der behandelten Person. Dann rotieren Sie leicht im Handgelenk und legen der Reihe nach alle anderen Finger ebenfalls auf die Haut. Am Ende schieben Sie die Haut dort behutsam Richtung Kopf.

Wiederholen Sie den Bewegungsablauf vier- bis fünfmal. Dann legen Sie die Hände unmittelbar unterhalb der gerade behandelten Stelle an und machen weiter, bis Sie den ganzen Körperteil behandelt haben.

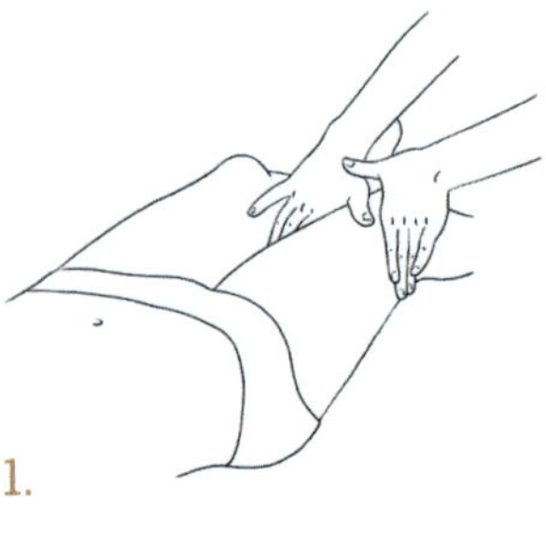

1.

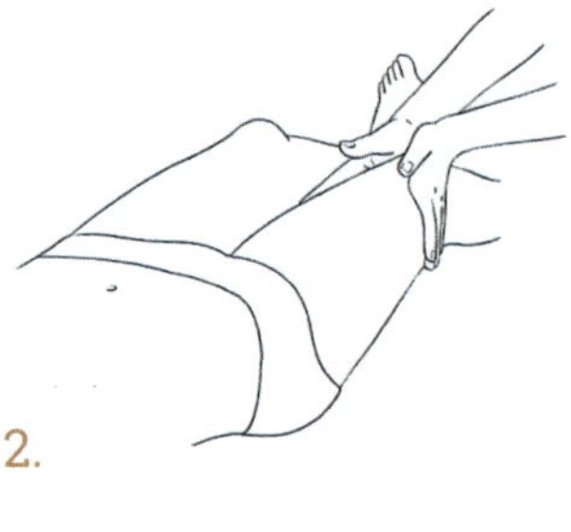

2.

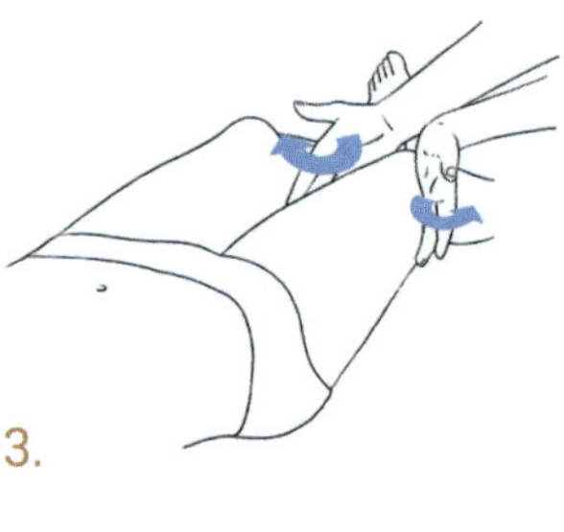

3.

Abstoßen

Diese Technik folgt unmittelbar auf das Ansaugen. Hier geht es um die umgekehrte Bewegung. Sie legen die Hand so auf, dass der kleine Finger auf der Haut aufliegt. Nun rotieren Sie wieder leicht im Handgelenk, sodass der Reihe nach alle Finger auf die Haut der behandelten Person gelegt werden. Sobald alle Finger flach auf der Körperstelle liegen, verschieben Sie diese sachte nach unten, Richtung Füße.

Wiederholen Sie diese Bewegung vier- bis fünfmal. Im nächsten Schritt setzen Sie die Bewegung unterhalb der gerade behandelten Zone an.

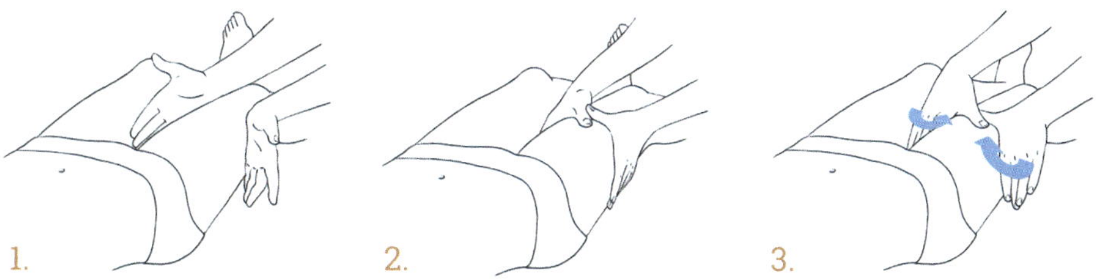

1. 2. 3.

TIPP: Diese beiden Bewegungen sollten rhythmisch erfolgen. Denken Sie daran, wenn Sie Ihre Technik verbessern wollen. Der größte Fehler, den es bei der Lymphdrainage – selbst beim Profi – gibt, ist es, zu viel Druck auszuüben. Ein hoher Druck ist nicht immer gleichbedeutend mit Effektivität.

Drainage der Rosenvenen

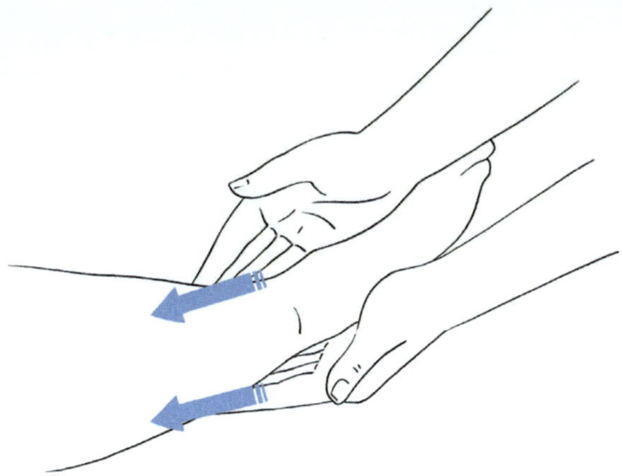

Zielsetzung

Die Rosenvenen sind die wichtigsten Beinvenen. Sie sind eher oberflächlich gelegen und spielen für den venösen Rückfluss eine entscheidende Rolle. Diese spezielle Massage trägt dazu bei, den venösen Rückfluss zu verbessern.

Beschreibung

Die Rosenvene lässt sich am Knöchel gut ertasten. Die große Rosenvene verläuft vor dem Knöchel und zieht zur Beininnenseite, die kleine verläuft vom Außenknöchel in die Kniekehle. Ertasten Sie die Venen sanft mit Zeige- und Mittelfinger auf jeder Seite des Knöchels. Dann führen Sie die Finger langsam mit gleitendem Druck Richtung Knie. Kehren Sie in die Ausgangsstellung zurück und wiederholen Sie den Vorgang dreimal.

TIPP: Auch hier sollte die Bewegung rhythmisch ablaufen und immer in Richtung des venösen Abflusses, das heißt vom Knöchel Richtung Herz.

Entspannung des Zwerchfells

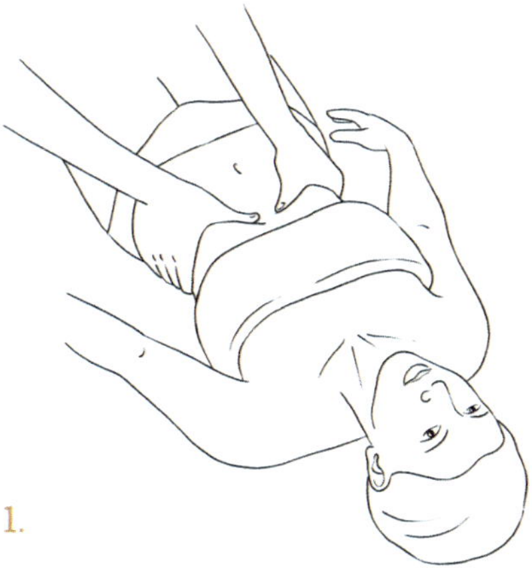

1.

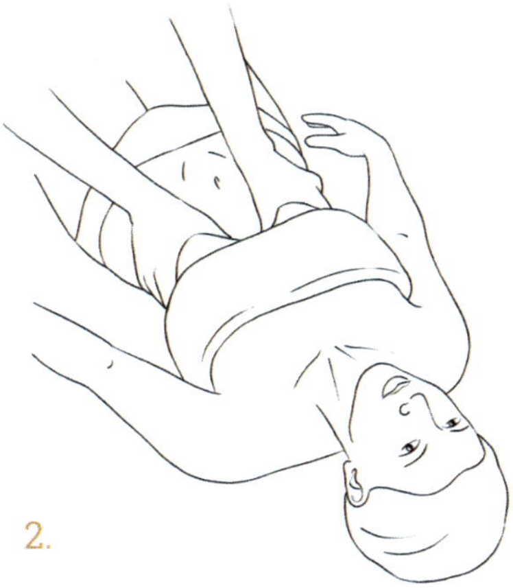

2.

Zielsetzung

Das Zwerchfell ist eine Muskelplatte, welche die Lungen vom Verdauungstrakt trennt und sich hebt und senkt. Das ist wichtig für die Atmung, aber auch für den Kreislauf. Diese Technik zielt darauf ab, das Zwerchfell zu stimulieren, damit es den Rückfluss des Blutes und der Lymphe unterstützt.

Beschreibung

Legen Sie die Hände seitlich auf die Rippen, die beiden Daumen liegen über dem Zwerchfell. Nun üben Sie mit den Daumen leichten Druck aus. Bitten Sie die massierte Person tief einzuatmen. Währenddessen halten Sie den Druck aufrecht. Im zweiten Schritt atmet der Massagepartner aus und Sie folgen mit den Fingern dem Absinken des Zwerchfells.

Wiederholen Sie den Ablauf drei- bis viermal, bis sich das Zwerchfell entspannt.

TIPP: Auch hier sollten Sie so behutsam wie möglich vorgehen, denn diese Region ist empfindlich.

Massage gegen Cellulite

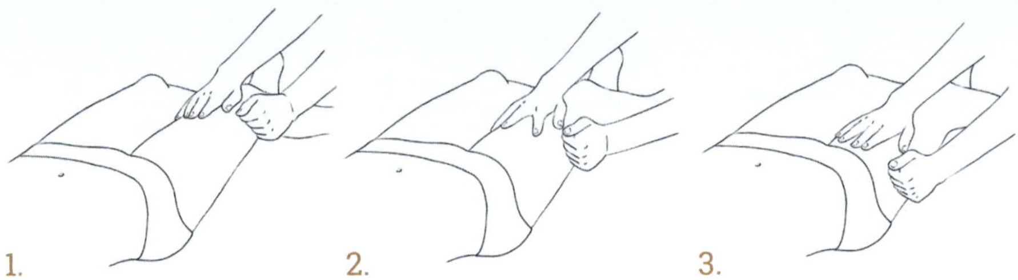

1. 2. 3.

Zielsetzung

Wir haben ja gesehen, dass die Cellulite verschiedene Ausprägungen haben kann. Eines aber ist sicher: Die lokale Mikrozirkulation spielt eine große Rolle, wenn die Haut an den betroffenen Stellen ihre Elastizität verliert. Die hier vorgestellte Technik setzt dort an, wo sich die Cellulite häufig zeigt: an der Außenseite des Oberschenkels.

Beschreibung

Sie legen eine Hand auf den Oberschenkel, um diesen ruhig zu stellen. Mit der anderen Hand machen Sie eine Faust, die Sie auf der Außenseite des Knies ansetzen. Dann lassen Sie die Faust mit intensivem Druck hinaufgleiten bis zur Hüfte. Der Druck bleibt immer gleich. Am Ende der Bewegung kehren Sie in die Ausgangsposition zurück und schieben eine sanfte Effleurage ein. Wiederholen Sie die Bewegung so lange, bis sich eine klare Mobilisierung der betroffenen Hautareale zeigt. Diese Technik kann schmerzhaft sein, was heißt, dass die Gewebe verklebt sind. Achten Sie trotzdem darauf, dass der Schmerz so gering wie möglich bleibt, und verringern Sie den Druck.

TIPP: Achten Sie darauf, wie sich diese Region vor und nach der Massage anfühlt, damit Sie ein besseres Bild der beabsichtigten Wirkung bekommen. Wenn Sie kleine Erhebungen unter Ihren Fingerkuppen spüren, gehen diese vielleicht auf Fettzellen zurück, die sich dort festsetzen, wenn man sie nicht zurückdrängt.

Venöse Fußsohle – Konzept nach Lejars

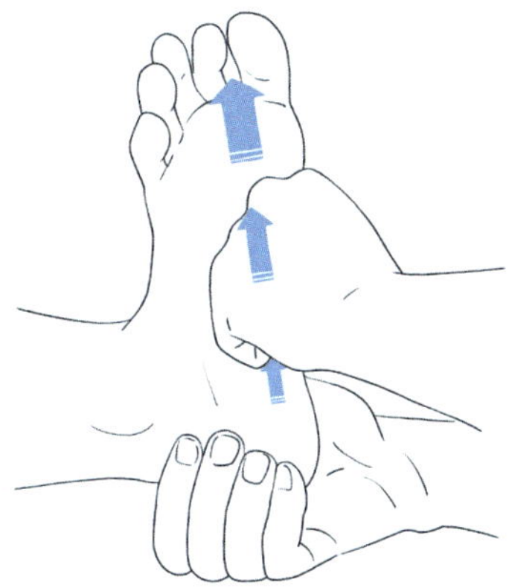

Zielsetzung

An der Fußsohle kann man eine schwammartige Struktur ertasten, die man die »Lejars-Sohle« nennt. Sie besteht aus einem Geflecht kleiner Venen, eingebettet in Weichteilgewebe. Hier wird das venöse Blut transportiert, das Richtung Herz wandern soll.

Das Auftreten sorgt für Komprimierung und drängt das venöse Blut in Richtung tiefer gelegener Gefäße, so als würde man einen Schwamm zusammendrücken. Dieser Mechanismus wird gestört, wenn der Mensch sich zu wenig bewegt, wenn die Fußsohle nicht korrekt aufsetzt oder der Kreislauf nicht funktioniert. Wir wirken hier ein, indem wir diesen Mechanismus quasi manuell nachstellen.

Beschreibung

Sie halten den Fuß der massierten Person mit der einen Hand an der Ferse fest. Die andere ballen Sie zur Faust und setzen sie unten am Fußgewölbe an. Dann drücken Sie mit der Faust gegen die Fußsohle und gleiten mit dem gleichen Druck bis zu den Zehen. Dann öffnen Sie die Hand und streichen mit der flachen Hand zurück Richtung Ferse.

Wiederholen Sie die Bewegung so oft, bis Sie eine Entspannung in dieser Region verspüren.

TIPP: Üben Sie mit der Hand intensiven Druck aus, ohne Schmerzen zu verursachen. Gewöhnlich wird diese Technik als sehr entspannend empfunden.

Abschwellen der Tränensäcke im Gesicht

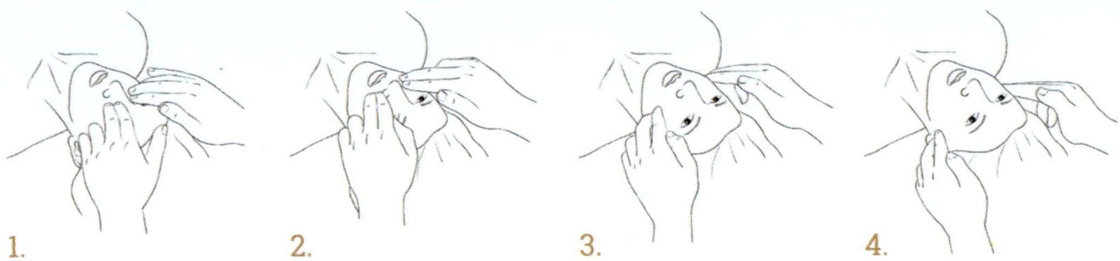

Zielsetzung

Tränensäcke im Gesicht kommen recht häufig vor. Sie gehen meist auf eine schwache Drainage des Gesichts zurück. Die hier vorgestellte sanfte Technik führt zu einer stärkeren Ausleitung der überschießenden Flüssigkeit und verbessert das Aussehen.

Beschreibung

Denken Sie daran, dass die Gesichtshaut besonders fein und empfindlich ist. Gehen Sie also behutsam vor.

Setzen Sie die Finger an der Innenseite des Auges unterhalb des Unterlides an. Streichen Sie dann mit leichtem, effleurageähnlichem Druck nach außen. Setzen Sie die Bewegung fort, indem Sie weiterstreichen Richtung Ohren, sodass Sie die Ganglien am Ansatz der Ohren erreichen.

> **TIPP:** Dass sich im Gesicht und unter den Augen Flüssigkeitsansammlungen bilden, hat häufig mit den Nieren zu tun, die nicht in der Lage sind, Flüssigkeit und Stoffwechselschlacken auszuscheiden. Der beste Tipp hierfür ist, immer ausreichend Wasser zu trinken.

Sportmassagen

Natürlich haben Sportler eher Probleme mit der Muskulatur als Menschen, die einen sitzenden Lebensstil pflegen. Verhärtungen, Verspannungen, Krämpfe und Belastungen in den Gelenken sind für Menschen, die Sport zur Philosophie erhoben haben, Alltag. Die Massage ist ein ausgezeichnetes Mittel, um diese Nebeneffekte zu beheben, und erfreulicherweise bedienen sich immer mehr Sportler dieses klugen Instruments.

Der Muskel in all seinen Zustandsformen

Der Muskel entspricht dem roten Teil des Steaks! Eine fleischige Stelle, die sich unter dem Einfluss der Nerven zusammenziehen kann. Die Kontraktion führt dazu, dass das Skelett bewegt wird, denn die Muskeln sind gewöhnlich mit einem Knochen verbunden.

Eine Kontraktion bewirkt normalerweise, dass der Muskel kürzer wird. Das kann automatisch geschehen wie beim Herzen, halb automatisch oder reflexhaft wie beim Gehen oder willentlich, wenn wir den Muskel in Bewegung versetzen, weil wir ihn stärken wollen. Selbst im Ruhezustand ist der Muskel leicht angespannt. Das nennt man dann den »Muskeltonus«. Ist er zu hoch, zum Beispiel bei Stress, verhärtet der Muskel, und das tut weh. Auch bei längerer Anstrengung ermüdet der Muskel und wird hart. Daraus entstehen mitunter Krämpfe – starke, unwillkürliche Anspannungen. Das kann zu Zerrungen, ja selbst zu Muskelfaserrissen führen, vor allem, wenn der Muskel nicht aufgewärmt wurde und zu wenig Feuchtigkeit enthält.

Auch das Beibehalten einer bestimmten Stellung – zum Beispiel des Kopfes durch die Halsmuskulatur – führt zur dauerhaften Anspannung des Muskels, die Sie mühelos ertasten können, weil der Muskel groß ist und sich verhärtet. Ein zu lockerer Muskel aber ist ineffizient. Es geht bei der Muskulatur also im Wesentlichen darum, den richtigen Spannungszustand zu finden und in den Tagesablauf immer wieder Momente der Entspannung einzubauen. Die Massage kann hier helfen.

Die vorbereitende Massage

Diese wird gewöhnlich vor dem Training gegeben und ist vergleichsweise kurz. Hier geht es darum, die Muskulatur zu erwärmen, meist durch Klopfen oder Reibungen. Das Ziel ist, den Muskel weich zu machen und die Durchblutung zu verbessern, damit der Betreffende sofort mit dem Training beginnen kann. Hier werden häufig wärmende Salben verwendet, weil sie den Blutfluss enorm ankurbeln, was die Muskelaktivität unterstützt.

Die regenerative Massage

Diese erfolgt nach dem Training und der Einhaltung einer Ruhephase, in der sich die Körperfunktionen wieder normalisieren. Hier geht es um Lockerung der Muskulatur, und dafür können alle Techniken eingesetzt werden. Vergessen Sie nicht, dass Sie eine sportlich aktive Person massieren: Diese Menschen wollen keine Streicheleinheiten, weil sie diese für wirkungslos halten!

Außerdem müssen die Stoffwechselschlacken aus dem Muskel abtransportiert werden. Die Muskulatur sollte ausgestrichen werden, damit die Anspannung nachlässt. Am besten eignet sich hier eine langsame, druckvolle und lange Massage.

Spezifische Behandlungen

Hier geht es um Maßnahmen, die besonders gegen Probleme wirken, die beim Sport auftauchen. Wie alle vorgestellten Techniken können diese auch in andere Massageformen eingebaut werden. Probieren Sie sie aus und entscheiden Sie selbst.

- Dehnung des Fußgewölbes
- Ausstreichen der Lendenwirbel
- Ausziehen der Lumbalregion
- Kreisende Massage am Schulterblatt
- Torsion der rückseitigen Oberschenkelmuskulatur

Dehnung des Fußgewölbes

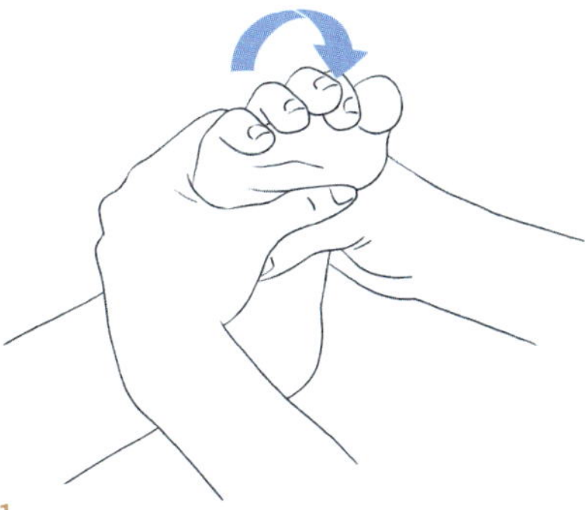

1.

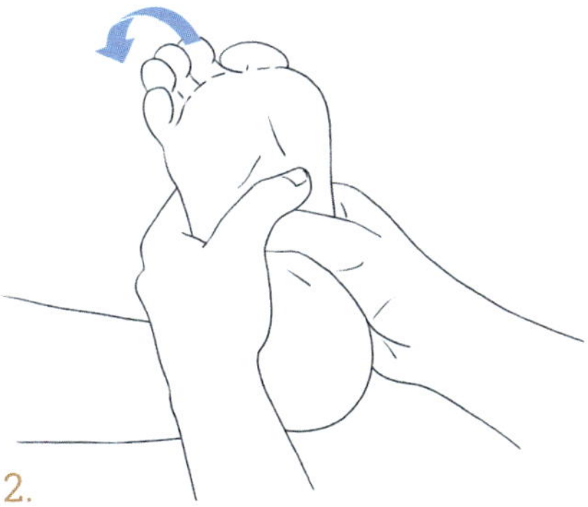

2.

Zielsetzung

Das Fußgewölbe wird beim Sport besonders beansprucht, daher ist es häufig verspannt, was die ganze Körperhaltung negativ beeinflusst. Die hier vorgestellte Technik erfordert die Mitarbeit der massierten Person und hilft, den ganzen Fuß zu entspannen.

Beschreibung

Legen Sie die Daumen übereinander und üben Sie Druck auf die Wölbung der Fußsohle aus, der während der ganzen Übung gleich bleibt. Dann bitten Sie die behandelte Person, die Zehen in Ihre Richtung zu strecken – 15 Sekunden lang. Im nächsten Schritt muss sie die Zehen anziehen, wieder 15 Sekunden lang. Wiederholen Sie diese Bewegung so lange, bis Sie spüren, dass sich die Muskeln unter Ihren Fingerkuppen entspannen.

> **TIPP:** Die Schwierigkeit hier liegt darin, während der Anwendung einen möglichst gleichen Druck aufrechtzuerhalten. Die Behandlung kann etwas schmerzen, gehört aber zu den interessantesten am Fuß.

Ausstreichen der Lendenwirbel

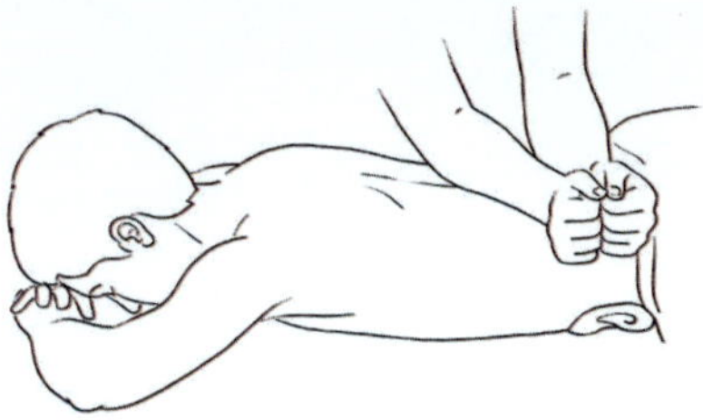

1.

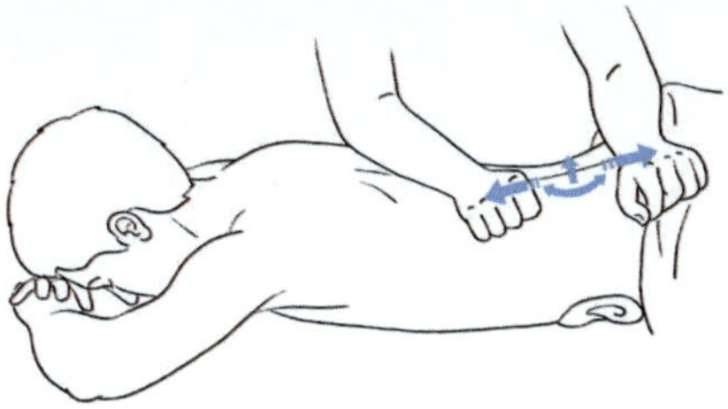

2.

Zielsetzung

Die Lendenregion entspricht dem unteren Rücken. Diese Region ist sehr anfällig und verursacht häufig Schmerzen, weil sie stark beansprucht wird. Das Ausstreichen führt dazu, dass sich das Areal entspannt und allgemein beweglicher wird.

Beschreibung

Setzen Sie die Unterarme auf der Lendenregion auf und achten Sie darauf, dass Ihre Ellbogen einander berühren. Dann ziehen Sie Ellbogen und Hände in einer rollenden Bewegung auseinander, als wollten Sie die einzelnen Lendenwirbel auseinanderschieben. Der eine Unterarm wandert Richtung Kopf, der andere Richtung Po.

> **TIPP:** Ihre Unterarme sollten maximalen Kontakt mit der Haut der massierten Person haben. Heben Sie sie nicht an.

Ausziehen der Lumbalregion

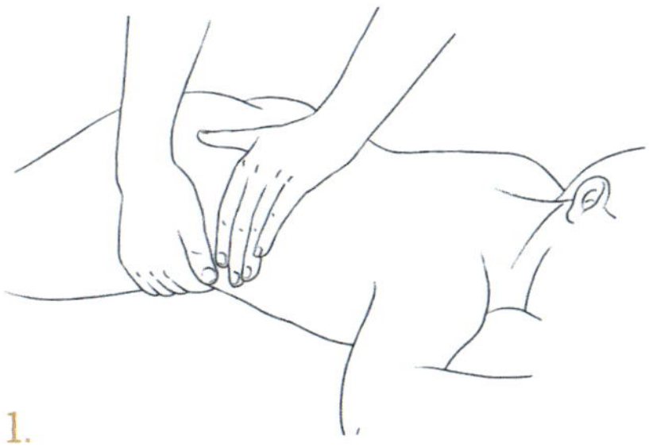

1.

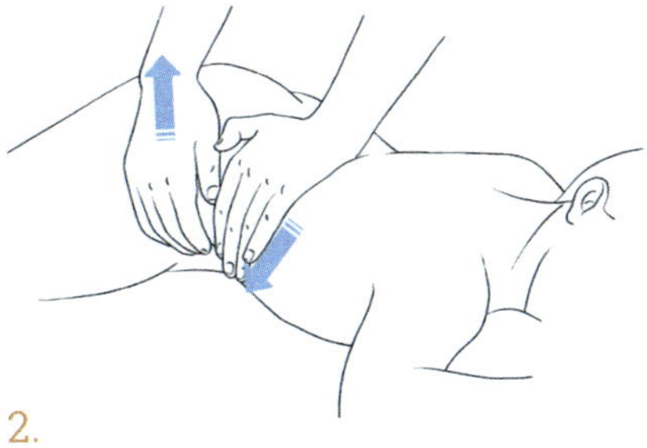

2.

Zielsetzung

Hier liegt ein nahezu quadratischer Muskel, der *Musculus quadratus lumborum*, der die beiden Seiten des Beckens verbindet. Bei intensivem Sport wird er stark beansprucht, weshalb sich dieser Bereich mitunter verhärtet. Das Walken macht ihn wieder beweglicher.

Beschreibung

Die massierte Person liegt auf dem Bauch. Nun setzen Sie die eine Hand auf der Ihnen gegenüberliegenden Seite flach am Rippenbogen auf, die andere liegt flach auf dem Becken. Ziehen Sie das Becken nach oben, während Sie gleichzeitig die unteren Rippen an Ort und Stelle halten. Wenn Sie eine Spannung in den Unterarmen spüren, wurde der Griff richtig ausgeführt.

Halten Sie diese Stellung 15 Sekunden lang und wiederholen Sie den Griff fünfmal, bevor Sie auf die andere Seite wechseln.

TIPP: Arbeiten Sie langsam, um eine optimale Spannung im Muskel zu erzeugen. Keinesfalls dürfen Sie ruckartig vorgehen, denn das mögen die Muskelfasern gar nicht.

Kreisende Massage am Schulterblatt

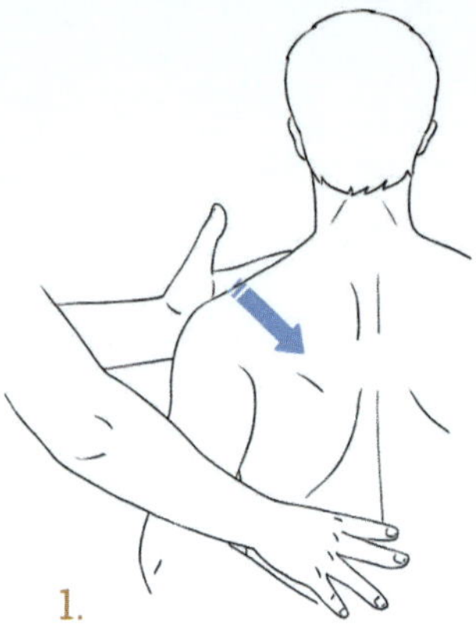

1.

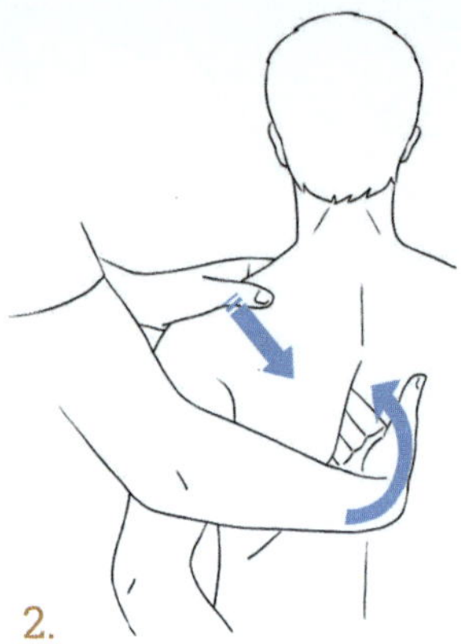

2.

Zielsetzung

Mit dieser Technik lässt sich nach intensiver sportlicher Betätigung wie beim Tennisspiel oder Golf die Schultermuskulatur gut lockern.

Beschreibung

Zunächst einmal müssen Sie die behandelte Person in die richtige Lage bringen. Die Schulter lässt sich entweder im Sitzen oder im Liegen behandeln. In beiden Fällen hält die massierte Person den Arm, der zu der behandelten Schulter gehört, auf dem Rücken. Legen Sie eine Hand auf der vorderen Schulter flach auf und ziehen Sie die Schulter zu sich hin. Dabei löst sich das Schulterblatt von den Rippen und Sie können die andere Hand darunterschieben. Führen Sie mit den Fingern winzige Kreise aus, bis Sie spüren, dass die Muskulatur locker lässt.

TIPP: Achten Sie darauf, dass Sie die Schulter korrekt hinten halten, weil Sie sonst keinen Zugang zu der Stelle unterhalb des Schulterblatts haben. Mit ein wenig Erfahrung können Sie das Schulterblatt lockern, während Sie die Muskulatur darunter massieren. Das steigert die Wirksamkeit des Griffes.

Torsion der rückseitigen Oberschenkelmuskulatur

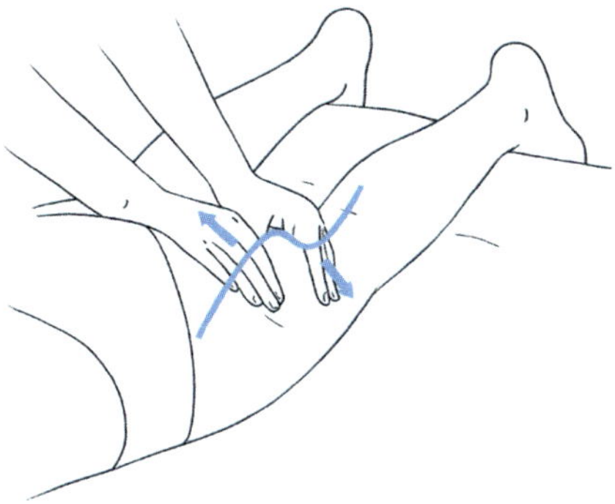

Zielsetzung

Die Oberschenkelmuskulatur spielt bei fast jeder Sportart eine entscheidende Rolle. Das gilt vor allem für die Muskeln der Rückseite, die ischiocrurale Muskulatur. Die hier vorgestellte Technik gibt ihnen ihre Flexibilität zurück und macht sie geschmeidiger.

Beschreibung

Die massierte Person liegt auf dem Bauch und hat ein Kissen unter dem Fußknöchel, damit sich die hintere Beinmuskulatur besser entspannt. Wie bei der Torsionstechnik beschrieben (ab Seite 70), fassen Sie die Muskeln mit beiden Händen und verdrehen diese gegeneinander, sodass sie mobilisiert werden. Ein Gefühl totaler Entspannung zeigt, dass Sie alles richtig gemacht haben.

> **TIPP:** Setzen Sie den ganzen Körper ein, um den Muskel so weit wie möglich zu bewegen. Damit die Technik wirkt, müssen Sie möglichst den ganzen Muskel greifen.

Massagen gegen den Stress

Waren Rückenschmerzen die Geißel des 20. Jahrhunderts, so ist der Stress die des 21. Jahrhunderts. Tatsächlich scheinen immer mehr Menschen an diesem merkwürdigen Übel zu leiden, dessen Namen sie zwar kennen, das sie aber trotzdem nicht so recht festmachen können. Allerdings scheint die Massage ein optimales Gegenmittel zu sein. Mittlerweile erkennen weltweit auch Unternehmen, dass Stress ein Faktor ist, der die Mitarbeiter belastet. Die folgenden Techniken helfen Ihnen, Stress effektiv abzubauen.

Stress hängt letztlich mit unserer Umgebung und unserem sitzenden Lebensstil zusammen, Umstände, denen sich anscheinend heute niemand mehr entziehen kann.

Beim Stress gibt es drei Möglichkeiten: Sie können ihn erdulden, ihn vermeiden oder ihm entgegenwirken.

- Die erste Möglichkeit ist mit Sicherheit die schlechteste, denn der Stress bringt Ihren Organismus aus dem Gleichgewicht. Und das führt zu irreversiblen Störungen des Stoffwechsels.
- Stress zu vermeiden, ist durchaus eine Möglichkeit, die kurzfristig zwar funktioniert, früher oder später aber zu Konflikten führt, mit denen Sie sich auseinandersetzen müssen.
- Am besten ist es, dem Stress entgegenzuwirken und in den Tagesablauf regelmäßige Ruhephasen einzubauen, die der Körper braucht. Hören Sie auf, allzeit bereit und für alle verfügbar zu sein. Zuallererst schalten Sie Ihr Handy stumm. Der allgemeine Lärm wird mit angenehmer Musik übertönt, und in den Ferien sind Sie einfach nicht erreichbar. Die Massage spielt hierbei eine wichtige Rolle, weil sie Ihrem Körper hilft, sich zu regenerieren.

Wir stellen Ihnen hier mehrere Techniken vor, die – zusammen mit verschiedenen Selbstmassagen – ihre ganze Wirksamkeit zeigen können.

Wie sich Stress auswirkt

Stress beeinflusst unsere Muskulatur ebenso wie den Kreislauf, die Psyche und sogar unser Hautbild.

Die Muskeln

Unter ständiger Stressbelastung verkrampfen sich die Muskeln, weil sie uns schützen wollen. Ein plötzlicher Schreck lässt Sie zusammenzucken, weil bestimmte Muskeln kontrahieren. Machen Sie sich Sorgen, runzeln Sie meist unbewusst die Stirn. Kurzfristig richten solche Belastungen keinen Schaden an, aber unter Dauerstress kommt es zu Verhärtungen, weil der Muskel ständig unter Spannung steht. Arbeiten Sie den ganzen Tag über mit vorgestrecktem Kopf, verkrampfen sich die Muskeln im Nacken. Auf lange Sicht werden diese Verhärtungen schmerzhaft und machen die entsprechenden Regionen unbeweglich.

Der Kreislauf

Emotionen wie Liebe, Angst oder Aufregung beschleunigen unseren Herzschlag und die Atemfrequenz, was heißt, dass der Druck in den Arterien zunimmt. Lässt der Stress nach, kehren sie wieder in den Normalzustand zurück. Bleibt die Stressbelastung bestehen, zum Beispiel durch Lärm, unangenehme Arbeit oder Angstzustände, dann normalisiert sich der Rhythmus nicht mehr und es entstehen all die Krankheiten des Herz-Kreislauf-Systems. Sie stehen im Westen an erster Stelle der Todesursachen.

Die Psyche

Stress verursacht eine ganze Reihe von seelischen Störungen. Ist man beispielsweise ständigem Mobbing oder Anfeindungen ausgesetzt, stellen sich bald Schlafstörungen, Konzentrationsprobleme und schließlich auch Verhaltensstörungen ein.

Das Hautbild

Wer unter Dauerstress leidet, merkt dies unter anderem an der Haut, zum Beispiel durch Pickel oder Rötungen. Dabei ist Stress auch häufig der Auslöser für trockene Haut, vor allem im Bereich der Kopfhaut.

Ziehen Sie Ihre Stressbilanz

Mithilfe des folgenden Fragebogens können Sie Ihre ganz persönliche Stressbilanz ziehen und herausfinden, ob Sie im Alltag unter Stress leiden und wie Sie damit umgehen. Werten Sie dann Ihre Antworten mithilfe des Punkteschemas unten aus.

	Ja	Nein
1. Wachen Sie häufig in der zweiten Nachthälfte (zwischen 3 und 5 Uhr) auf?		
2. Zögern Sie lange, bevor Sie eine Entscheidung treffen?		
3. Wollen Sie alles unbedingt immer richtig gut machen?		
4. Sind Sie immer schneller als die anderen?		
5. Legen Sie tagsüber ein paar angenehme Pausen ein?		
6. Gehen Sie gern zur Arbeit?		
7. Freuen Sie sich, wenn Sie abends nach Hause kommen?		
8. Vergessen Sie häufig ganz alltägliche Dinge (wie Besorgungen oder Verabredungen)?		
9. Reden Sie mit anderen Menschen über Ihre Probleme?		
10. Fühlen Sie sich ausreichend wertgeschätzt?		

Auswertung Ihrer Antworten	
1. Ja = 1 Punkt	6. Nein = 1 Punkt
2. Ja = 1 Punkt	7. Nein = 1 Punkt
3. Ja = 1 Punkt	8. Ja = 1 Punkt
4. Ja = 1 Punkt	9. Nein = 1 Punkt
5. Nein = 1 Punkt	10. Nein = 1 Punkt

6 Punkte und mehr: Es fällt Ihnen schwer auszuspannen und Sie nehmen sich nicht genug Zeit für sich selbst. Eine Wohlfühlmassage erlaubt Ihnen, eventuelle Spannungen zu erkennen und besser damit umzugehen.

3 bis 5 Punkte: Ihnen ist klar, dass Sie unter Stress leiden, und Sie werden gelegentlich auch damit fertig. Nutzen Sie die Momente der Entspannung und verlängern Sie diese mit einer Massage.

Weniger als 3 Punkte: Sie werden die Wohlfühlmassagen genießen, denn Sie wissen die Freuden des Lebens zu schätzen. Gönnen Sie sich des Öfteren eine solche Entspannung zu zweit.

Diese Informationen stellen nur Richtwerte dar. Sorgen Sie sich nicht wegen einer hohen Punktzahl, denn gerade dann kann die Massage den Stresszyklus durchbrechen.

Lockern der Nackenregion

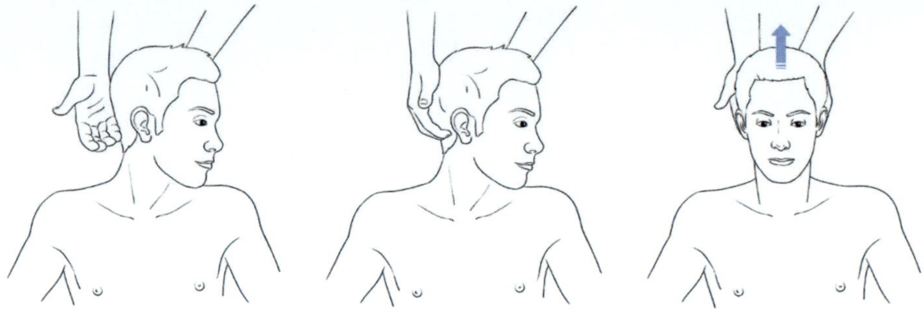

1. 2. 3.

Zielsetzung

Diese hochgradig entspannende Technik wirkt vor allem auf die Muskeln an der unteren Schädelbasis. Denn gerade diese verhärten sich gerne nach einem ganzen Tag Arbeit am Computer.

Beschreibung

Wölben Sie die Finger, um rechts und links von der Wirbelsäule unter den Schädel greifen zu können. Der ausgeübte Druck sollte über alle Finger hinweg gleich sein. Halten Sie diesen aufrecht, bis Sie spüren, dass der Muskelstrang dort weicher wird. Dabei wird der Kopf in Ihren Händen schwerer und die massierte Person entspannt sich total.

TIPP: Hier ist ein wenig Geduld vonnöten, bis die Technik wirkt. Bitten Sie die massierte Person, locker zu lassen.

Entspannung der Nebenhöhlen

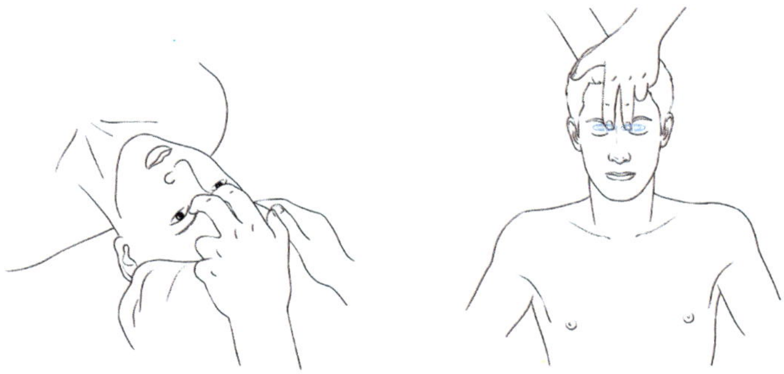

Zielsetzung

Es gibt hier eine Stelle, an der Sie durch Reflexwirkung für Entspannung sorgen können, weil Sie so den arteriellen Druck reduzieren. Diese Technik führt schnell zur vollkommenen Entspannung.

Beschreibung

Die Technik weist zwei Schwierigkeiten auf:

- Zunächst müssen Sie die Reflexpunkte erspüren. Diese liegen dort, wo die Nasenwurzel in die Stirn übergeht, und zwar auf beiden Seiten der Nase. Dort spüren Sie zwei Vertiefungen, in die Sie Ihre Finger legen können.
- Üben Sie hier nur ganz sanften Druck aus, weil diese Region empfindlich ist. Lassen Sie einfach Ihre Finger liegen und warten Sie ab.

TIPP: Diese Technik eignet sich nicht für Menschen mit niedrigem Blutdruck, für Schwangere und Menschen, die zu Migräne neigen.

Hinhören an der Stirn

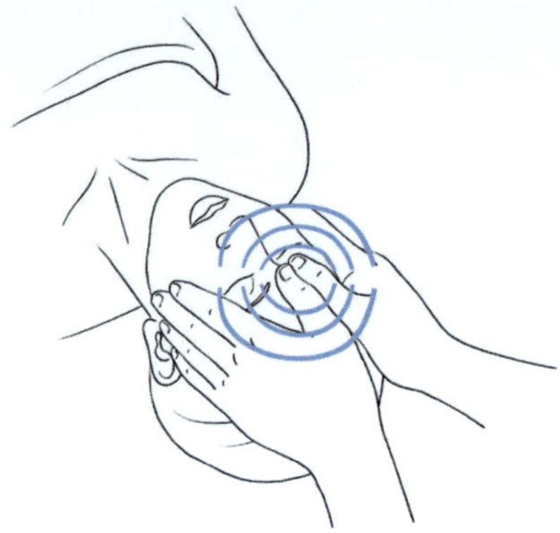

Zielsetzung

Wir haben Ihnen diese Maßnahme schon bei den Grundtechniken vorgestellt. Nun kommt es zur praktischen Anwendung.

Beschreibung

Ihr Partner oder Ihre Partnerin liegt bequem auf dem Rücken und entspannt sich. Nun legen Sie die Hände flach auf die Stirn. Entspannen Sie sich selbst. Atmen Sie gleichmäßig ein und aus und tun Sie absolut nichts. Lassen Sie los, das ist das A und O bei dieser Technik. Bleiben Sie dabei, bis Sie bei der massierten Person eine totale Entspannung feststellen. Es kann sogar sein, dass sie dabei einschläft.

TIPP: Die Schwierigkeit hier ist, sich vollkommen zu entspannen. Beobachten Sie. Hören Sie hin. Sie müssen nichts bewirken. Anschließend können Sie diese Technik auch am Brustbein einsetzen.

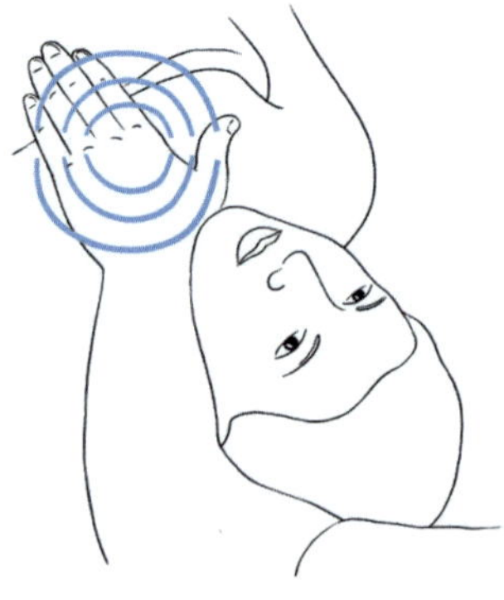

Entspannung des Trapezmuskels

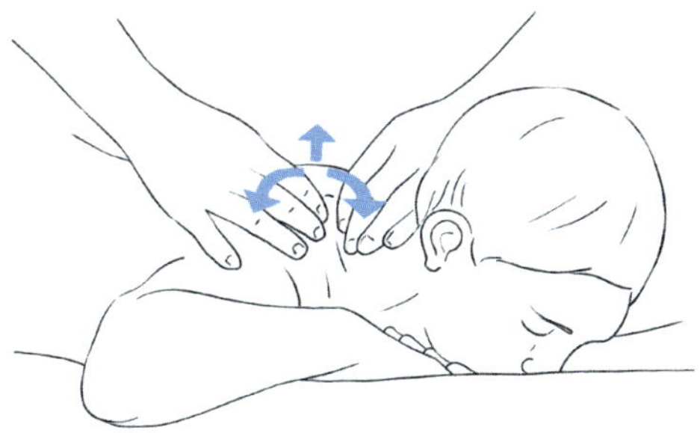

Zielsetzung

Den Trapezmuskel kennt jeder, der schon mal unter Nackenschmerzen gelitten hat. Leider verhärtet er sich gerade bei Müdigkeit schnell. Die beste Technik hier ist die Décordage.

Beschreibung

Greifen Sie den Trapezmuskel (den dreieckigen oberen Teil des Muskels, der vom Nacken zur Schulter und weiter zu den Brustwirbeln verläuft) mit den Fingern. Die Daumen berühren sich und liegen ziemlich genau in der Mitte des Muskels. Bewegen Sie den Muskel nun um die Daumen herum hin und her, um ihn zu lockern. Wiederholen Sie die Bewegung, bis der Muskel weich wird.

> **TIPP:** Fassen Sie den Muskel fest an, aber ohne zu zwicken. Sonst wird die Behandlung schmerzhaft.

Massagen in der Familie

Massage für Schwangere und Haptonomie

Die Freude über eine Schwangerschaft wird begleitet von massiven Umstellungen im Körper. Jede Frau erlebt, wie sich der Körper verändert, um Platz für das Kind zu schaffen. Das fühlt sich nicht immer gut an. Kreislaufprobleme, Rückenschmerzen, Muskelverspannungen, Hautprobleme und Veränderung der Körperstatik sind der Normalfall.

Auch wenn Reflexzonenmassagen für Schwangere nach dem dritten Monat nicht angeraten sind, so gibt es doch Mittel und Wege, um sie während dieser Zeit zu unterstützen. Kinesiotherapeuten und Osteopathen können helfen, wenn körperliche Probleme die Lebensqualität massiv beeinträchtigen. Viele Dinge aber lassen sich durch Selbst- oder Partnermassage lösen. Hierzu gibt es spezielle Techniken.

Das Kapitel über die Selbstmassage finden Sie ab Seite 171. Dazu gehören unter anderem Atemübungen, Massage von Waden und Füßen oder Übungen fürs Zwerchfell. Am Bauch tut eine Effleurage immer gut, mitunter auch ein wenig gleitender Druck. So stellen Schwangere einen innigen Kontakt mit Ihrem Bäuchlein her und regen auch die Haut an. Am besten eignet sich eine Creme, welche die Haut geschmeidiger macht.

Kontaktaufnahme der Schwangeren mit dem Kind

Legen Sie sich auf den Rücken und schieben Sie ein Kissen unter die Kniekehlen. Legen Sie die Hände rechts und links flach auf den Bauch auf und ziehen Sie möglichst große Kreise, um eine große Fläche abzudecken. Schließen Sie die Augen und genießen Sie es, wie Ihre Hände Ihren schwangeren Bauch und Ihr künftiges Kind streicheln.

Sie merken schon: Dieses Streicheln ist ein wunderbares Mittel zur Kontaktaufnahme mit Ihrem Kind. Diese Technik hat der Niederländer Franz Veldman entwickelt. Man kennt sie als Haptonomie, was wörtlich bedeutet

»Wissenschaft von der Berührung« (von griechisch *haptein*, »berühren«, und *nomos*, »Gesetz«). Sie wendet sich an die Mutter, ans Kind, aber auch an den Vater, der auf diese Weise Kontakt mit seinem künftigen Baby aufnehmen kann. Die tiefe Stimme des Mannes scheint ohnehin gut zum Kind durchzudringen. Ich habe das selbst mit meinen Kindern erlebt. Tatsächlich lässt sich auf diese Weise eine enge Bindung herstellen.

So funktioniert's

Die Haptonomie wird im Allgemeinen ab dem vierten oder fünften Monat praktiziert. Am besten fragen Sie eine Hebamme mal vorab, aber natürlich können Sie den Kontakt mit Ihrem Kind aufnehmen, wann immer Sie wollen.

Mit dem Vater oder auch einer anderen Ihnen lieben Person könnten Sie die Vierhandtechnik anwenden. Setzen Sie sich hin, die Person Ihrer Wahl sitzt hinter Ihnen und legt Ihnen die Hände flächig auf den Bauch. Sie legen die Ihren darüber. Für den Vater (oder die andere Person) ist es häufig der erste »direkte« Kontakt mit dem Ungeborenen. Zu Beginn tun Sie einfach gar nichts, ähnlich wie beim Hinhören lassen Sie Ihre Hände einfach horchen. Lassen Sie sich ganz auf die Kontaktaufnahme mit Ihrem Baby ein. Das ist ein hochemotionaler Augenblick, was ihn auch so zauberhaft macht.

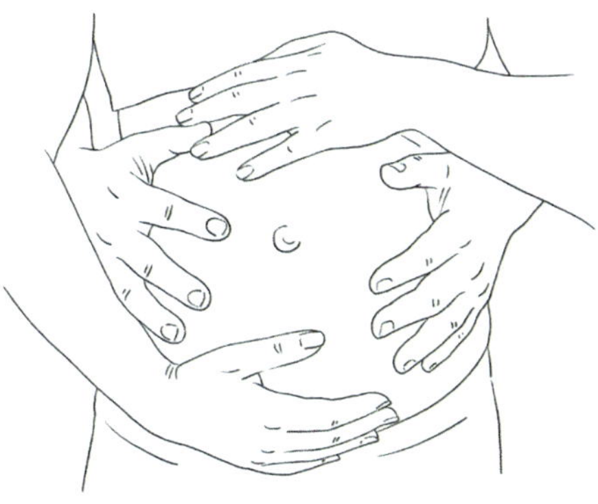

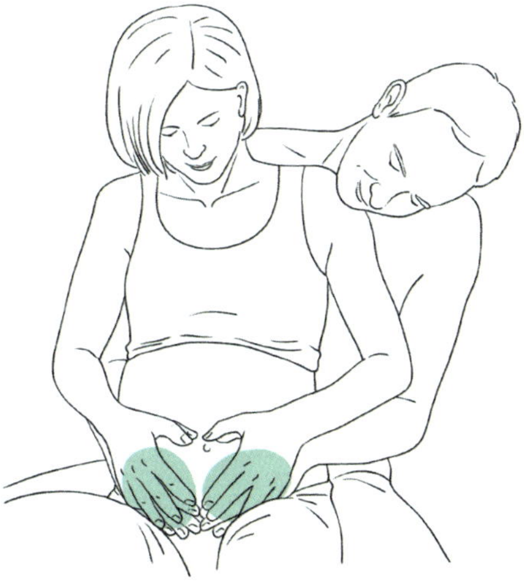

Wenn Sie dies ein- oder zweimal gemacht haben, können Sie aktiv Kontakt aufnehmen. Setzen Sie sich hin – mit oder ohne Partner – und legen Sie die Hände mit gespreizten Fingern auf den Bauch. Versuchen Sie, die Lage Ihres Kindes zu erkunden, zum Beispiel indem Sie die Areale mit dem höchsten Druck entdecken. Die Finger liegen immer noch locker auf, aber nun beginnen Sie, mit dem kleinen Finger auf die Haut zu pochen, als wollten Sie Ihrem Kind Morsezeichen senden.

Meist lässt die Antwort nicht auf sich warten, das Kind reagiert irgendwie. Es scheint auf das Signal zuzustreben, es bewegt sich im Bauch. Je öfter Sie das machen, umso einfacher wird es. Sie können mit Ihrem Kind in Dialog treten, was die Bindung stärkt.

Auf jeden Fall werden Sie so die Lage des Kindes im Bauch besser wahrnehmen, was Ihnen hilft, wenn es gegen bestimmte Regionen tritt. Der Kontakt bewirkt eine totale Entspannung des Bauchraumes und heitere Gelassenheit. Diese Technik können Sie anwenden, wann immer Sie wollen.

Entlastung der Lendenwirbel für Schwangere

Das Becken und der untere Rücken werden während der Schwangerschaft massiv belastet. Je weiter sie fortschreitet, je mehr Platz das Baby für sich braucht, desto öfter übt es Druck auf bestimmte Bereiche aus, der das Stehen schwierig macht.

Beschreibung

Diese Technik ist eine Partnermassage und entlastet die Lendenregion. Stellen Sie sich hinter die werdende Mutter und setzen Sie einen Fuß zwischen ihre Füße. Sie machen quasi einen leichten Ausfallschritt nach vorn, um Ihren Rücken zu schützen. Dann schieben Sie die Hände oberhalb des Schambeins flächig unter den Bauch. Bitten Sie die Mutter nun, sich gegen Sie fallen zu lassen. Sie werden sofort den Druck in den Handflächen verspüren. Während der Übung übernehmen Sie sozusagen einen Teil der Last dieser Schwangerschaft. Bitten Sie die Mutter, sich ganz auf Sie zu verlassen. Halten Sie den Druck in Ihren Händen aufrecht, mit denen Sie die Masse des Bauches, das heißt das Kind, Richtung Zwerchfell anheben. Der Bauch entspannt sich, die Spannung lässt nach, die Last wird von den Lendenwirbeln genommen. Sie können Sekunden in dieser Stellung verharren, aber auch Minuten, bevor Sie wieder loslassen. Wenn Sie mögen, wiederholen Sie die Technik, was die Wirkung noch verstärkt.

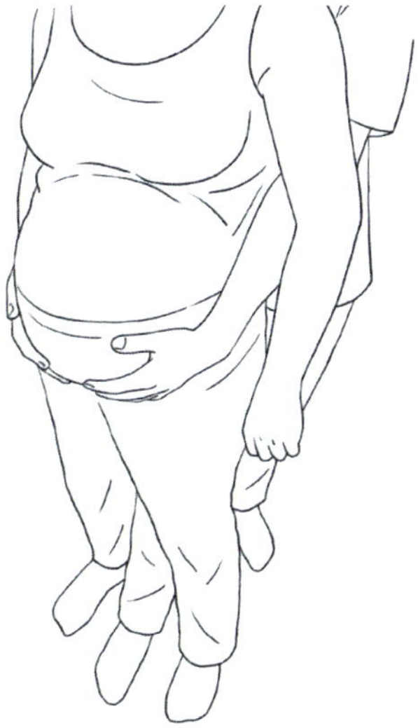

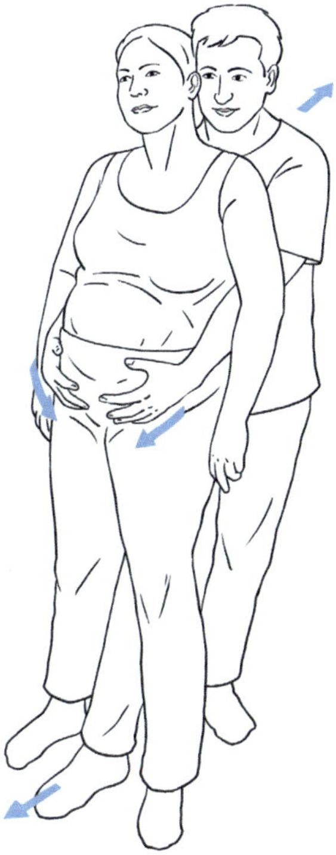

Achten Sie darauf, eine rückenschonende Haltung einzunehmen. Die Stellung sollte nicht unbequem sein. Sie können diese Technik zu jeder beliebigen Tageszeit anwenden, doch am besten ist sicher der Abend, wenn es darum geht, die Last des Tages abzuwerfen. Auf diese Weise verschaffen Sie der werdenden Mutter Erleichterung und nehmen Kontakt zum Baby auf.

Babymassage

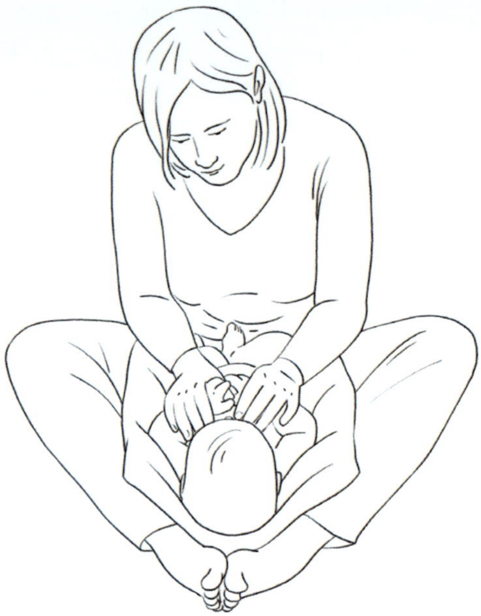

Zielsetzung

Die Massage eines Babys hat vor allem die Unterstützung von Kreislauf und Lymphsystem zum Ziel, aber auch die Entspannung der Muskeln und Gelenke, die Anregung der Verdauung, Förderung des Schlafes und den Abbau von Stress. Sie stärkt alle Funktionen des kleinen Organismus. Der Hautkontakt ist eine schöne Art, das Baby zu wecken und mit ihm zu kommunizieren. Es registriert die Grenzen seines Körpers und findet sich besser in der Welt ein. Generell sorgen Massagen für eine gute Eltern-Kind-Bindung und starke familiäre Bande. In bestimmten Ländern, zum Beispiel in Indien, ist die Babymassage Teil der allgemeinen Lebenskunst.

Ab welchem Alter können Sie Ihr Baby massieren?

Hier gibt es keine Altersbeschränkungen. Achten Sie nur darauf, dass das Kleine seinen Rhythmus beibehalten kann. Wenn es noch keine drei Monate alt ist, sollten Sie es nicht länger als fünf bis zehn Minuten pro Tag stimulieren. Sie werden bald genügend Erfahrung gesammelt haben, um diese Technik zu einem bezaubernden Ritual für beide zu machen.

Ein paar Ratschläge vorab

Sie können Ihr Kind zu jeder Tageszeit massieren, wenn Sie darauf achten, dass der Abstand zu den Mahlzeiten gewahrt bleibt (etwa eine halbe Stunde, vor allem bei einer Bauchmassage). Stellen Sie sich auf Ihr Baby ein. Es signalisiert klar, was ihm gefällt oder nicht: durch Blicke, andere Anzeichen der Zufriedenheit oder die Bewegungen von Armen und Beinen.

Lagerung

Massieren Sie in einem ruhigen Zimmer, das ausreichend geheizt ist. Legen Sie ein dickes, weiches Handtuch unter. Damit Sie beide diesen Augenblick genießen können, schalten Sie Ihr Handy stumm, nehmen Sie Ihren Schmuck ab und sorgen Sie für sanftes Licht und leise Musik. Der Wickeltisch eignet sich sehr gut für die Massage. Oder Sie halten das Kind mit Ihrem Körper, was besser für Ihre Körperhaltung ist und auch dem Baby höchste Sicherheit vermittelt. Setzen Sie sich im Lotussitz vor eine Wand, legen Sie sich ein Kissen ins Kreuz. Dann legen Sie das Kind zwischen die Beine, sodass Sie alle Körperareale erreichen können. So können Sie und Ihr Kind diesen Augenblick des Verschmelzens noch mehr genießen.

Effleurage

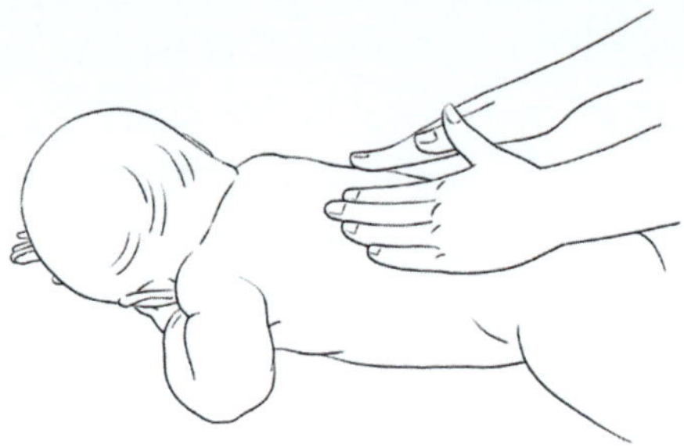

Das ist die beste Technik zur Kontaktaufnahme und zur Erkundung der Haut Ihres Kindes. Wenn Sie erstmals ein Areal berühren, sollten Sie auf jeden Fall die Effleurage anwenden. Ihre flachen Hände gleiten entspannt über den kleinen Körper. Die warme Hand übt sanften Druck aus und zeigt dem Kind, wo sein Körper anfängt und wo er aufhört. Bitte nicht kitzeln, das passt nicht zu diesem Moment der Entspannung.

Gleitender Druck

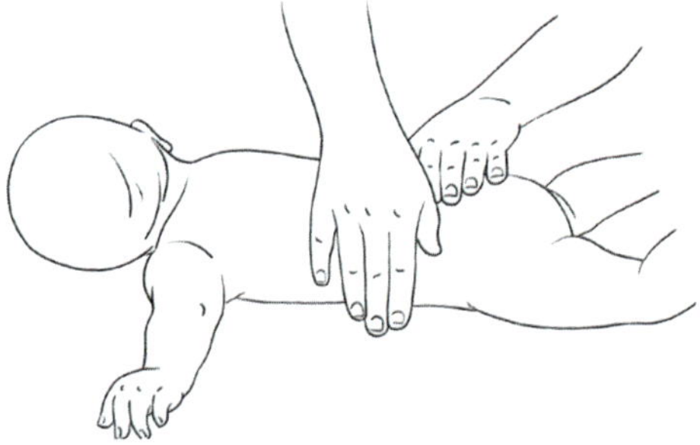

Das ist die häufigste Massagetechnik. Der Druck ändert sich je nach behandelter Region. Er bleibt aber immer sanft. Ihre Hand verliert nie den Kontakt zum Körper. Sie zeichnet die Konturen nach und spürt eventuelle Verhärtungen auf, auf denen sie länger verweilt.

Verschiedene Körperareale

Wenn Sie für sich und das Baby die optimale Haltung gefunden haben, können Sie spezielle Areale massieren.

Füße und Hände

In Füßen und Händen zeigen sich häufig Spannungen, weil es gerade dort relativ viele Sinneszellen gibt. Hier ist eine Massage besonders wirksam.

Fangen Sie mit einer zarten Effleurage (Streichung) von Füßen oder Händen an. Dann gehen Sie mit gleitendem Druck über eventuelle Verhärtungen.

Streichen Sie über die Fingerchen Ihres Kindes, als würden Sie ihm einen Handschuh überstreifen. Dann drücken Sie mit der geschlossenen Faust sanft in die Fußsohle.

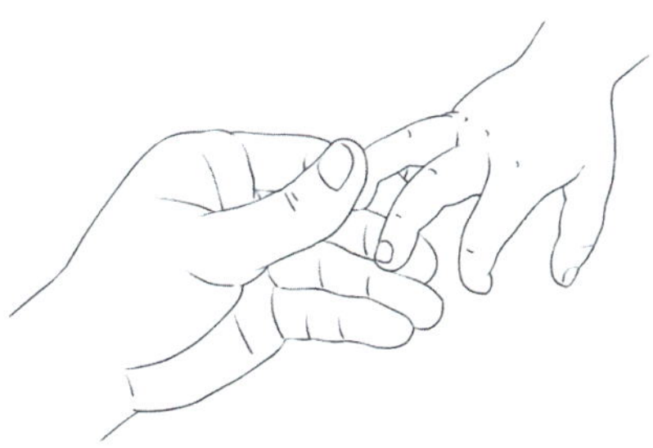

Die Massage der Reflexzonen in der Fußsohle spielt in der traditionellen chinesischen Medizin eine wichtige Rolle. Durch einfachen Daumendruck können Sie den ganzen Körper ansprechen (siehe ab Seite 211).

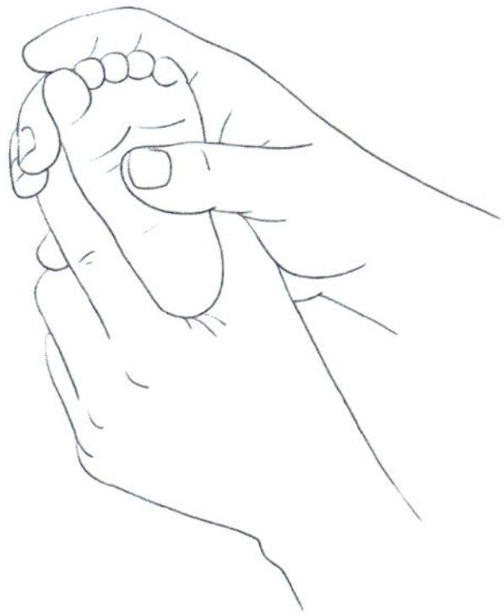

Den Rücken entspannen

Der Rücken ist ein vergleichsweise großes Körperareal. Hier können Sie Ihre Intuition spielen lassen. Nach einer sanften Effleurage arbeiten Sie mit dem Kamm weiter und führen die Fingerkuppen über die Haut (siehe Seite 60). Ihr Kind wird es besonders genießen, wenn Sie auf diese Weise sanft seine Zwischenrippenmuskeln stimulieren.

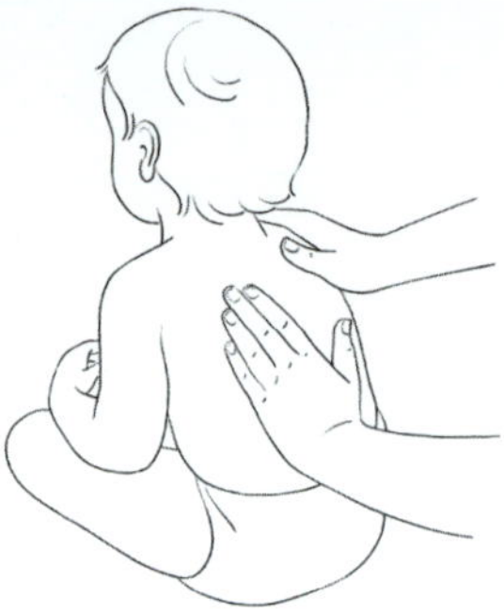

> **VORSICHT:** Auch wenn die Haut am Rücken fester ist, sollten Sie trotzdem nicht zu viel Druck anwenden.

Gegen Koliken

1.

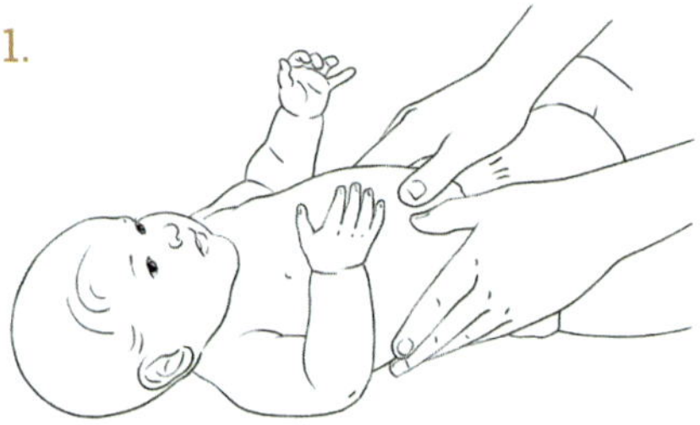

2.

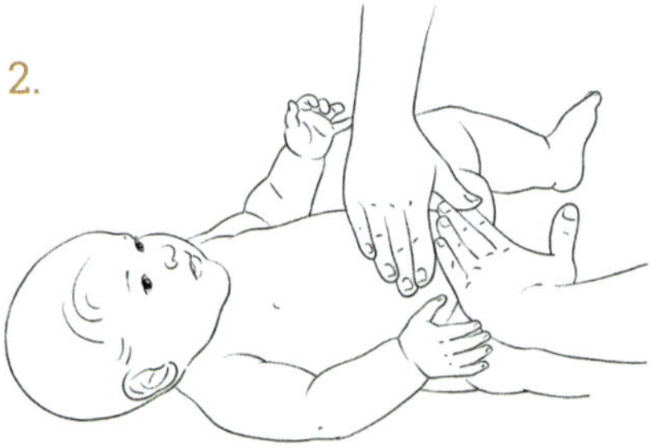

Reiben Sie die Handinnenflächen aneinander, damit sie besonders warm sind. Dann legen Sie sie auf den Bauch des Babys und spüren nach, wo er hart ist. Gehen Sie sachte mit zwei Fingern über den Solarplexus (direkt unter dem Brustbein) und machen Sie dort kreisende Bewegungen. Dann öffnen Sie die Hand und lassen Sie sie über den ganzen Bauch kreisen.

Die Verdauungsprozesse laufen im Uhrzeigersinn ab. Lassen Sie auch die Effleurage diesem folgen, um die Darmpassage zu erleichtern.

Den Kreislauf in Beinen und Armen ankurbeln

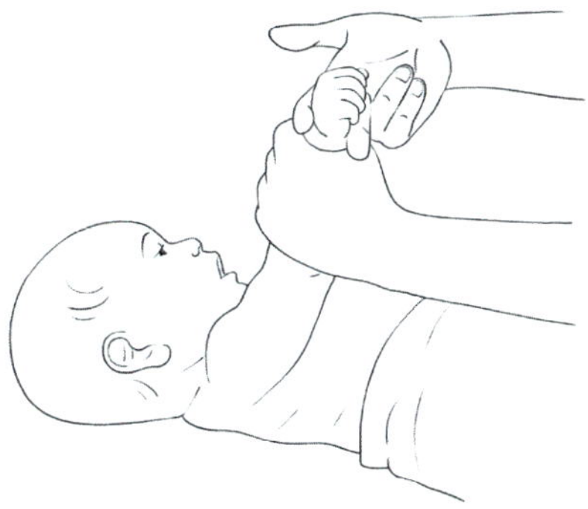

1.

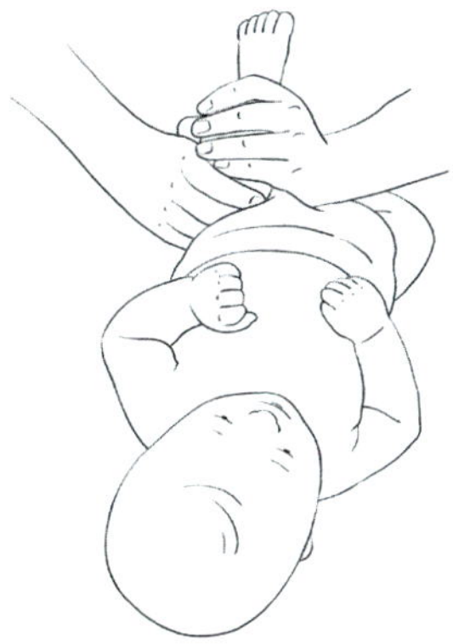

2.

Halten Sie Fuß oder Hand des Kindes, während Sie mit der anderen Hand eine sanfte Effleurage (Streichung) ausführen. Umfassen Sie dann mit der ganzen Hand Arm oder Bein des Kleinen und streifen Sie sachte in Richtung des venösen Rückflusses: von der Hand zur Schulter, vom Fuß zur Leiste. Während Ihre Hand zum Ausgangspunkt zurückgleitet, lockert sie den Druck. Dann wiederholen Sie die Bewegung. In der Wade finden 80 Prozent des venösen Rückflusses der Beine statt. Man kann sich also gut vorstellen, wie gut so ein Ausstreifen tut.

Öle und Cremes

Geben Sie Öl oder Creme zuerst in Ihre Hand, um sie anzuwärmen, bevor Sie sie auf der Haut des Kindes auftragen. Verwenden Sie keine anregenden Öle und verzichten Sie vor allem auf ätherische Öle. Die Haut Ihres Kindes ist noch sehr empfindlich. Nehmen Sie also spezielle Mittel für Babys.

4

SELBSTMASSAGE

Selbstmassage zur Muskelentspannung

Im Folgenden möchten wir Ihnen eine völlig neue Erfahrung vermitteln: wie Sie sich selbst massieren können. Die Selbstmassage ist in vielen Kulturen bekannt. Vor allem das Do-In ist von den Techniken der traditionellen chinesischen Medizin inspiriert und nimmt Bezug auf Akupunkturpunkte, denn in Japan glaubt man, dass solche Massagen die Selbstheilungskräfte anregen. Wir bemerken es meist gar nicht, wenn wir unwillkürlich an einer schmerzenden Stelle reiben. Diese instinktive Geste muss ihre Nützlichkeit nicht mehr unter Beweis stellen.

In diesem Kapitel zeigen wir Ihnen zahlreiche Techniken aus der Osteopathie, der Kinesiotherapie, der Knap-Methode, der Triggerpunktbehandlung und dem Do-In. Mit all diesen Techniken haben wir persönliche Erfahrungen gesammelt. Lernen Sie jetzt mit uns, sich etwas Gutes zu tun.

Geeignete Techniken

Die hier vorgestellten Maßnahmen reduzieren Stress ebenso wie muskuläre Verspannungen. Und sie helfen Ihnen, wenn Sie sich erschöpft oder unkonzentriert fühlen. Die Erfahrungen, die Sie durch Selbstmassage sammeln, werden Ihnen auch bei der Massage anderer Menschen nützlich sein. Und wer die Massage gut beherrscht, kann auch sich selbst massieren. Probieren Sie aus, was Sie brauchen oder was Sie interessiert. Wechseln Sie immer mal wieder, um die Wirkung zu vergleichen. Lassen Sie sich von den hier vorgestellten Techniken inspirieren. Und nehmen Sie sich die Zeit, um all diese Übungen auszuprobieren: Schalten Sie das Handy stumm und machen Sie es sich bequem.

Materialien

Wir haben im ersten Teil des Buches vor allem die Bedeutung der massierenden Hand betont, weil die Hand das Werkzeug ist, das am besten fühlt und

Ihnen ermöglicht, an Ihren Wahrnehmungen zu wachsen. Bei der Selbstmassage, während der Sie gleichzeitig massieren und massiert werden, sind nun einige Hilfsmittel sinnvoll, weil Sie damit an bestimmte Punkte kommen, die Sie anders nicht erreichen, zum Beispiel am Rücken. Oder die Ihnen helfen, an bestimmten Stellen einen höheren Druck auszuüben, um die Muskeln zu entspannen.

Ein Ball oder ein Massagegerät aus Holz ist äußerst praktisch. Wir sind nur etwas skeptisch, was Massagerollen angeht. Mit ihnen lässt sich der Druck schlecht dosieren, was mitunter zu Muskelfaserrissen führt. Das haben uns vor allem Kollegen bestätigt, die Leistungssportler betreuen. Hier waren Verletzungen durch intensiven Einsatz von Massagerollen zur Selbstbehandlung zu beobachten.

Wir verwenden zum Beispiel Tennisbälle, aber es gibt im Fachhandel auch Bälle hoher Dichte, die sich für eine Tiefenmassage eignen. Und wir benutzen gern lange Socken, in die wir einen harten Ball stecken. Auf diese Weise können Sie leicht kontrollieren, welche Stelle am Rücken Sie lockern wollen.

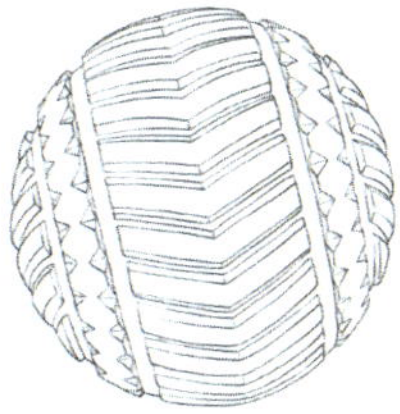

Massageball
Er übt auf die Triggerpunkte einen punktförmigen Druck aus.

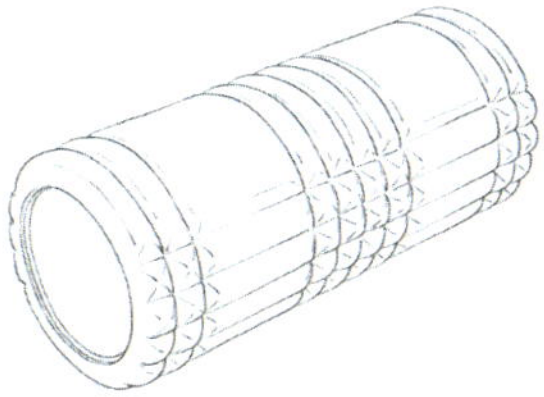

Faszienrolle
Hier nutzen Sie Ihr Körpergewicht, um eine Tiefenmassage zu erreichen.

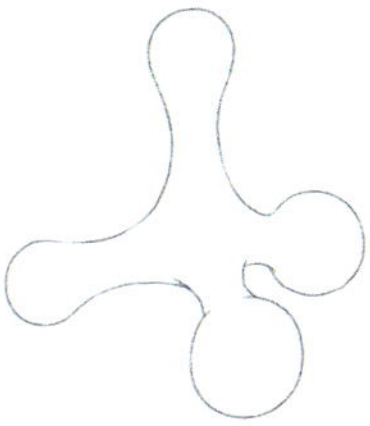

Triggerpunkt-Drücker
Wirkt breiter oder punktförmig, je nachdem, wie man ihn aufsetzt.

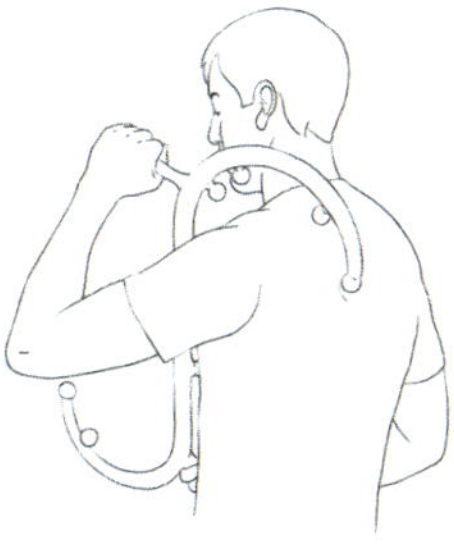

Massagestick
Damit können Sie Punkte bearbeiten, die für die Hand unerreichbar sind.

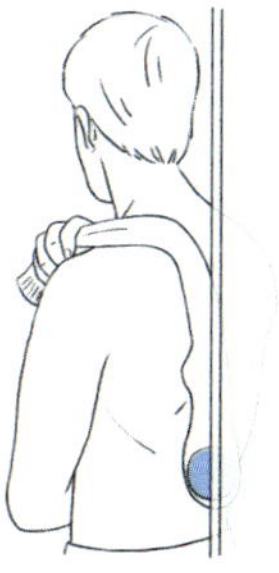

Massageball
in einem langen Strumpf

Auf der Suche nach dem TFL

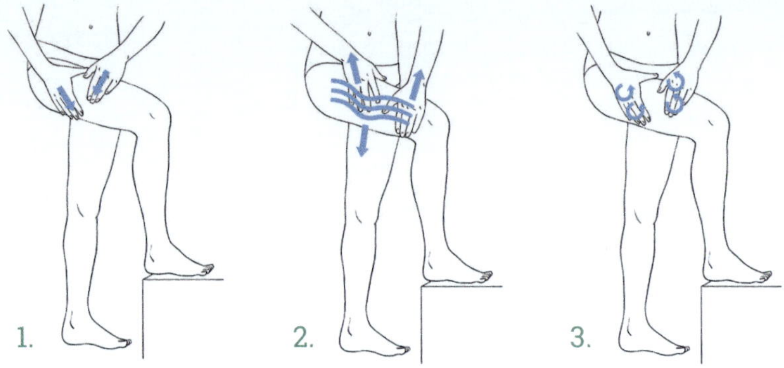

Zielsetzung

Hinter diesem Kürzel versteckt sich der *Tensor fasciae latae* (Schenkelbindenspanner), der zur äußeren Hüftmuskulatur gehört. Er ist besonders kräftig, was zur Folge hat, dass er immer Zicken macht, wenn es Ärger mit der Hüfte gibt. Spannungen dort verursachen Knieschmerzen, Kreislaufprobleme, Schmerzen an der äußeren Hüfte und sogar Cellulite. Diesen Muskel zu entspannen, bringt also maximalen Nutzen.

Beschreibung

Legen Sie die Hände auf den äußeren Oberschenkel, bis Sie eine vergleichsweise dichte Zone ertasten. Massieren Sie diese durch intensiven gleitenden Druck. Über die harten Punkte gehen Sie mit kreisenden Massagen. Setzen Sie die Massage fort, bis Sie spüren, wie das Fasergewebe des Muskels nachgibt. Sie spüren den Muskel am besten auf, wenn Sie sich auf die Seite legen. Dann lässt sich der Muskel am oberen Bein in all seinen Konturen leicht ertasten.

TIPP: Anfangs ist die Massage vielleicht nicht so angenehm, möglicherweise rötet sich die behandelte Stelle. Massieren Sie langsam weiter, ohne etwas forcieren zu wollen. Manche Menschen gehen hier mit der Faszienrolle zu Werke, aber der hohe Druck kann die Muskelfasern auch reizen.

Massage des inneren Fußgewölbes

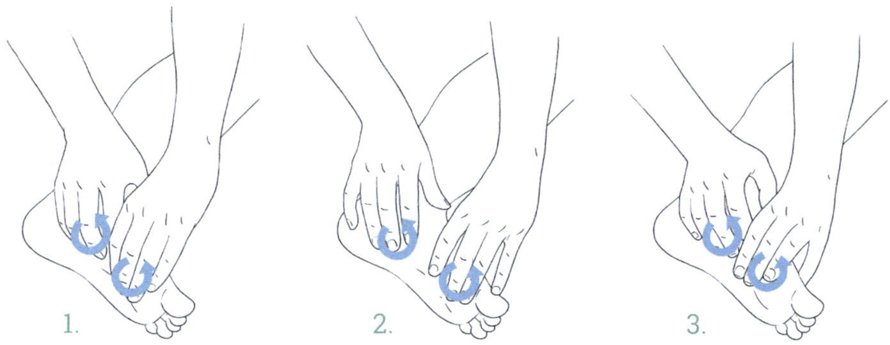

1. 2. 3.

Zielsetzung

Ein Gewölbe dient in der Architektur dazu, eine Struktur zu tragen. Und genau das macht das Fußgewölbe für den menschlichen Körper. Auch die Reflexzonentherapie schreibt dieser Stelle eine enorme Bedeutung zu, weil sie in Verbindung mit dem Rücken steht.

Beschreibung

Legen Sie die Hände in die Wölbung der Fußsohle, dann üben Sie steigenden Druck auf diese weiche Partie aus, sodass Ihre Finger tiefer eindringen. Sie werden da und dort Verhärtungen spüren. Massieren Sie diese mit kleinen, kreisenden Bewegungen. Anfangs fühlen sich diese Stellen beinahe kristallin an, dann aber geben sie nach. Achtung: Diese Partie ist hochempfindlich.

> **TIPP:** Um die Technik zu optimieren, können Sie die Zehen abwechselnd ausstrecken und wieder anziehen. Oder Sie verwenden einen Massageball, um rhythmisch zwischen Druck und Loslassen zu wechseln.

Gut zu Fuß

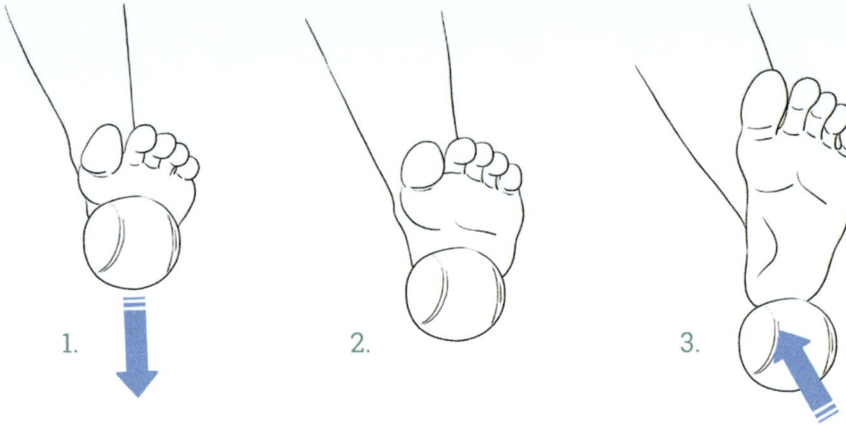

Zielsetzung

Die Fuß steht in ständigem Kontakt mit dem Boden und muss auf dessen Beschaffenheit reagieren. Das Gehen ist anstrengend. Wenn man erst weiß, welche Bedeutung der Fuß für den ganzen Körper hat, versteht man besser, warum die unten vorgestellte Technik so wichtig ist: Sie entspannt nicht nur die Fußsohle, sondern verbessert auch den venösen Rückfluss zum Herzen. Und das hat mit der sogenannten »Venenpumpe« zu tun.

Beschreibung

Legen Sie einen Tennis- oder Massageball unter die Fußsohle und rollen Sie diesen von der Ferse bis zu den Zehen und zurück. Wiederholen Sie diese Bewegung, bis sich die Fußsohle weich anfühlt.

TIPP: Hier können Sie ruhig stark auf den Ball drücken. Die Strukturen der Fußsohle sind sehr dicht, was heißt, dass es Druck braucht, um tiefere Schichten anzusprechen.

Die Wade und der venöse Rückfluss

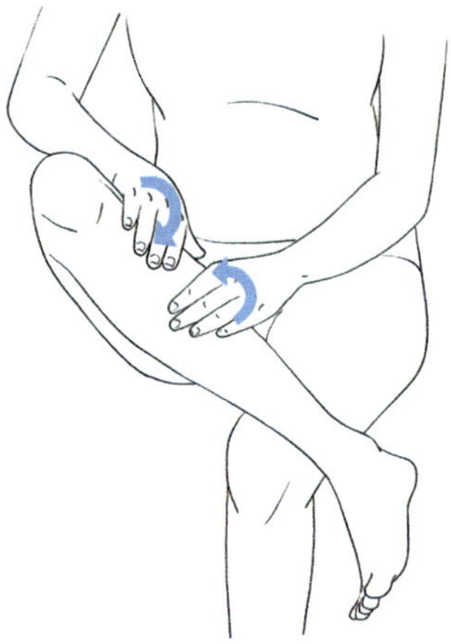

Zielsetzung

Wenn Sie die Wadenmuskulatur entspannen, stärken Sie die Venen und dehnen gleichzeitig eine beim Gehen stark beanspruchte Muskelregion. Die Kontraktion dieser Muskeln sorgt dafür, dass das venöse Blut zum Herzen zurückfließt.

Beschreibung

Lassen Sie Ihre Finger über die Wade gleiten. Sie werden dabei spannungsreiche Punkte entdecken. Verweilen Sie dort und massieren Sie kreisend mit den Fingern. In einem zweiten Schritt gehen Sie mit gleitendem Druck vom Knöchel bis zum Knie. Lassen Sie locker, wenn Sie zum Ausgangspunkt zurückkehren. Überprüfen Sie die Wirkung der Massage, indem Sie die Wadenmuskeln schütteln. Sind sie locker?

TIPP: Setzen Sie sich bequem hin, sodass der Rücken nicht schmerzt. Sie können die Wadenmassage mit einer Kniemassage (Seite 89) ergänzen.

Dehnung des unteren Rückens

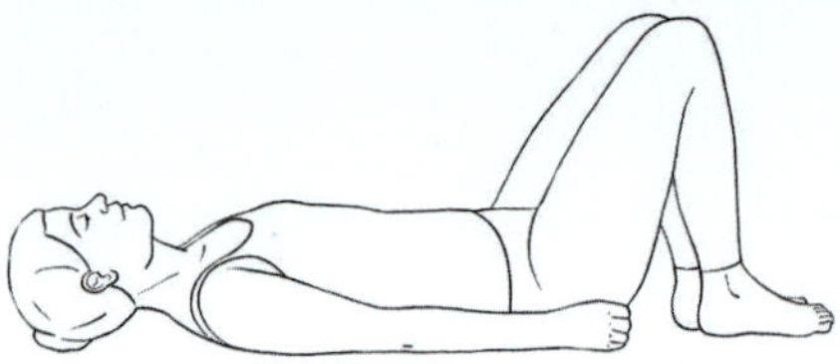

1.

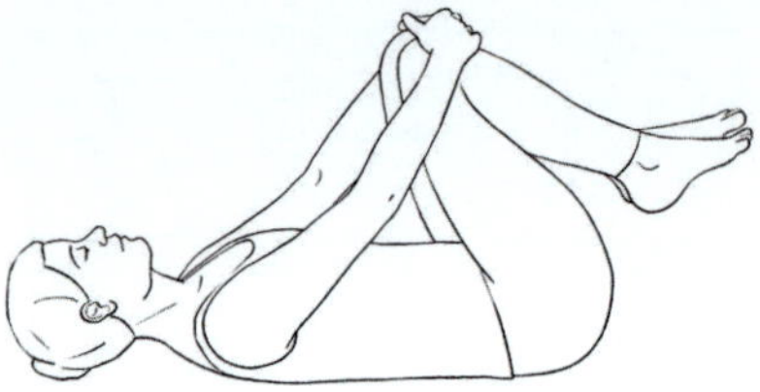

2.

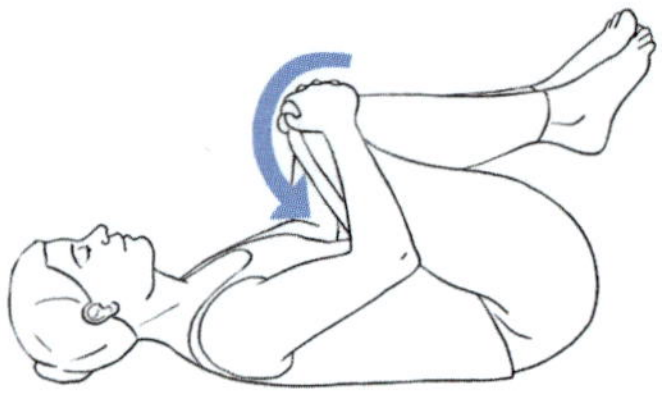

3.

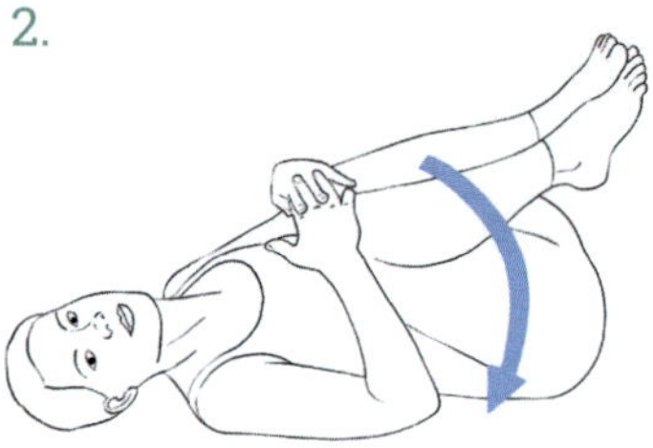

4.

Zielsetzung

Der untere Rücken leidet immer, wenn wir sitzen, ob nun bei der Arbeit oder beim Autofahren. Die hier vorgestellte Technik ist also bei vielen Problemen sinnvoll.

Beschreibung

Legen Sie sich mit angezogenen Knien auf den Rücken. Nun ziehen Sie die Knie mit den Händen an sich und schließlich weiter zur Brust. In dieser Stellung fangen Sie dann an, leicht nach rechts und links zu schaukeln. Kehren Sie in die Ausgangsstellung zurück und ruhen Sie sich kurz aus. Dann wiederholen Sie die Bewegung, bis Sie spüren, dass sich der untere Rücken entspannt hat.

TIPP: Die Knie bleiben während der ganzen Übung angezogen. Das entlastet den Rücken.

Klopfen im Lendenbereich

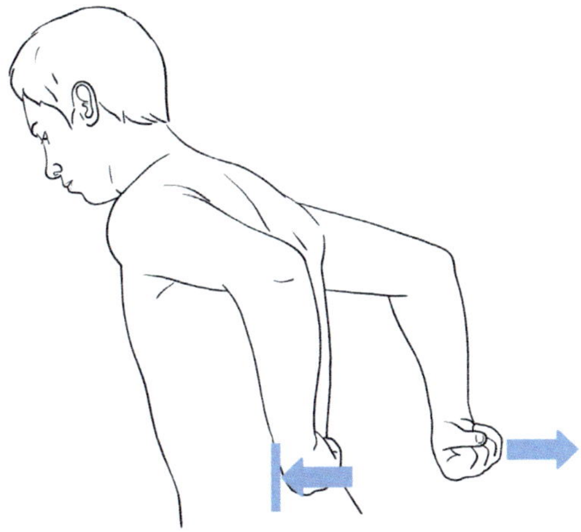

Zielsetzung

Die Muskulatur des unteren Rückens schmerzt oft, was viele Menschen mit Nierenproblemen in Verbindung bringen. Meist aber handelt es sich um Verspannungen der kräftigen Lendenmuskulatur. Hier schafft rhythmisches Klopfen beziehungsweise Trommeln Abhilfe.

Beschreibung

Bereiten Sie das Körperareal zuerst durch gleitenden Druck rechts und links der Wirbelsäule auf das Folgende vor. So ergibt sich schon eine erste Entspannung. Im zweiten Schritt schließen Sie die Hände zur Faust und klopfen auf die Lendenregion, als wollten Sie eine Trommel anschlagen. Fahren Sie so lange fort, bis sich die Gegend entspannt.

> **TIPP:** Beugen Sie sich bei der Übung ein wenig vor, das erleichtert die korrekte Ausführung. Die Technik soll sich angenehm anfühlen.

Ein entspannter Hals

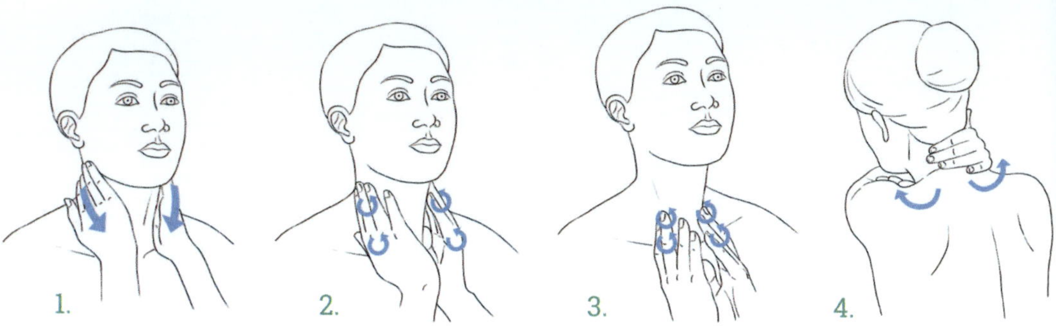

Zielsetzung

Der Hals ist extrem beweglich, was ihn aber auch anfällig macht. Auch die Halswirbel stehen unter Druck. Ein leichter Luftzug, lange Stunden vor dem Computer, und schon verkrampfen sich die Halsmuskeln. Wir empfehlen daher eine entspannende Massage.

Beschreibung

Legen Sie die Hände sanft um den Hals und führen Sie sie mit leichtem gleitenden Druck nach vorn zur Kehle. Wiederholen Sie diese Bewegung einige Male. In einem zweiten Schritt legen Sie die rechte Hand auf die linke Schulter (und später umgekehrt). Massieren Sie mit gleitendem Druck die Nackenmuskeln, bis Sie Erleichterung verspüren.

> **TIPP:** Wenn Sie auf verhärtete Punkte stoßen, bearbeiten Sie diese mit kleinen kreisenden Massagen, bis sie weich werden.

Entspannte Hände

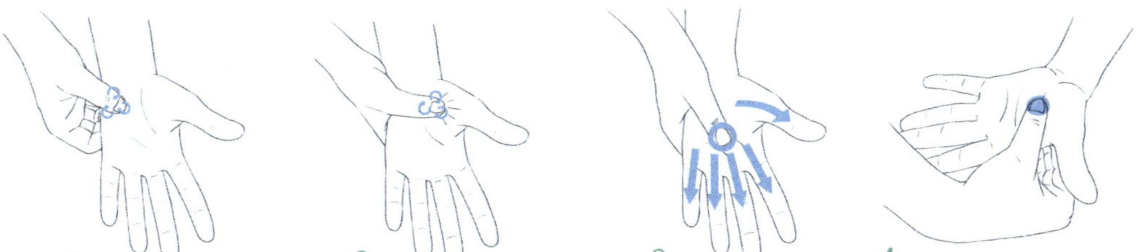

1. 2. 3. 4.

Zielsetzung

Die Hände sind der Spiegel der Seele, der Persönlichkeit. Auch wenn das Arbeiten mit den Händen heute selten geworden ist, agieren die Hände doch ständig an vorderster Front und haben deshalb eine Sonderbehandlung verdient.

Beschreibung

Suchen Sie zuerst die beiden Erhebungen der Innenhand: den Thenar unter dem Daumen und den Hypothenar unter dem kleinen Finger. Das sind die Muskeln, welche die jeweiligen Finger bewegen. Zuerst massieren Sie mit Daumen und Zeigefinger der anderen Hand diese Stellen, dann dehnen Sie die Massage allmählich auf die ganze Handinnenfläche aus. Gehen Sie dabei von der Handwurzel hinauf zu den Fingern. Streifen Sie jeden Finger einzeln mit Daumen und Zeigefinger der anderen Hand aus. Machen Sie dabei immer wieder kleine kreisförmige Bewegungen. Abschließend drücken Sie das Dreieck zwischen Daumen und Zeigefinger intensiv mit den Fingern der anderen Hand. Man nennt dies auch den »Biss des Tigers«. Sie können Ihre Hand auch mithilfe eines Massageballs massieren: Legen Sie Ihre Hand wie auf der Abbildung gezeigt zwischen Rücken und Wand auf einen Ball.

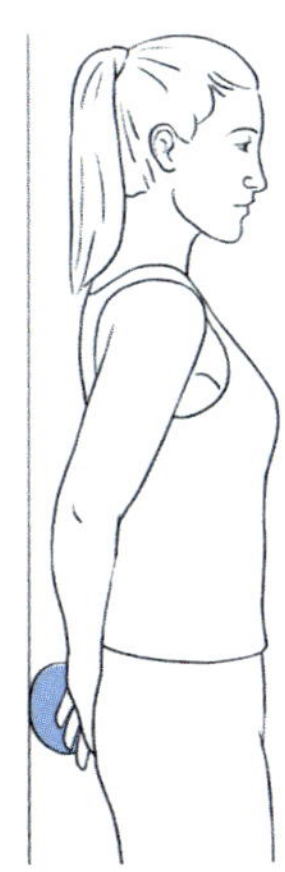

TIPP: Nehmen Sie sich genug Zeit für die ganze Folge von Massagegriffen, damit Sie alle Vorzüge genießen können.

Selbstmassage bei Stress und Erschöpfung

Lockern der Kiefermuskulatur

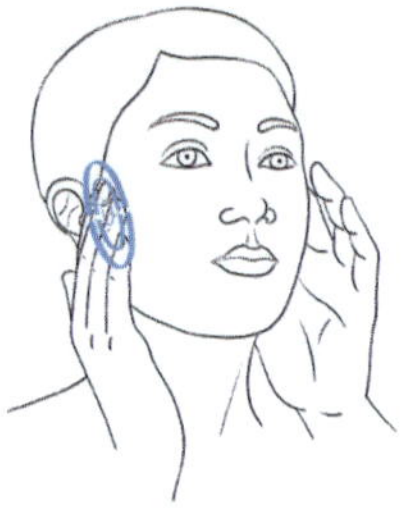

1.

Zielsetzung

»Die Zähne zusammenbeißen« – der Ausdruck verrät, welche Spannungen bei Stress oder Anstrengung auf diese Muskelregion einwirken, die anatomisch so wichtig ist – auch für unser nervliches Gleichgewicht. Darum ist es so wichtig, diesen Bereich beweglich zu halten.

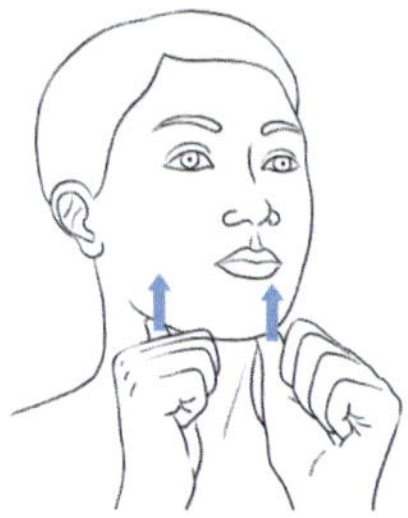

2.

Beschreibung

Lokalisieren Sie zuerst das Kiefergelenk. Legen Sie die Finger zu beiden Seiten des Kopfes vor die Ohrläppchen und machen Sie ein paarmal den Mund auf und zu. So spüren Sie, wo das Kiefergelenk sitzt, das Sie nun mit kleinen, kreisenden Bewegungen lockern – ganz langsam.

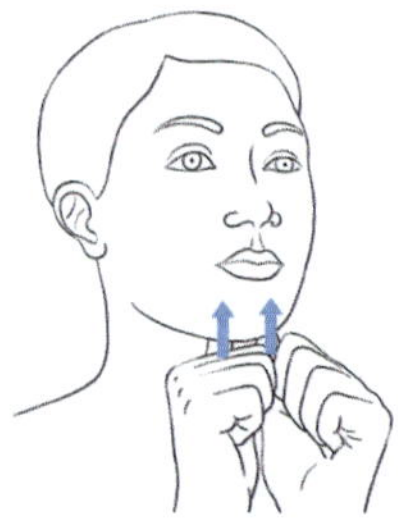

3.

Dann schieben Sie die Daumen seitlich unter den Unterkiefer und üben sachte Druck aus. Lassen Sie die Daumen dabei nach vorn wandern, bis zum Kinn. Wiederholen Sie die Bewegungen, bis Sie ein deutliches Gefühl der Entspannung verspüren.

TIPP: Stützen Sie bei dieser Technik die Ellbogen ab, um einen möglichst gleichmäßigen Druck halten zu können. Während des ersten Teils der Übung können Sie den Mund weiter öffnen, um Ihre Technik zu vervollkommnen.

Hilfe für müde Augen

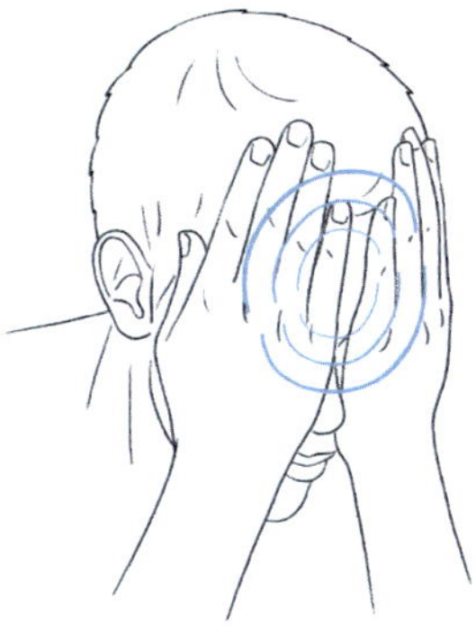

Zielsetzung

Nach einem ganzen Tag Bildschirmarbeit sind unsere Augen oft ermüdet. Das zeigt sich häufig durch ein Brennen in den Augen, aber auch durch ein unangenehmes Prickeln, das zu Kopfschmerzen und Migräne führen kann. In der Folge zeigen wir Ihnen, wie Sie dagegen angehen können.

Beschreibung

Stützen Sie die Ellbogen auf einem Tisch passender Höhe ab und legen Sie den Kopf so in die geöffneten Hände, dass Ihre Handteller die Augen bedecken. Beugen Sie sich vor, sodass das Gewicht des Kopfes in den Händen liegt. Entspannen Sie sich zwei Minuten lang. Im zweiten Schritt richten Sie den Oberkörper wieder auf und führen mit dem Finger kleine Kreisbewegungen in der Hinterhauptregion aus. Diese ist gegen Druck empfindlich, entspannt sich aber normalerweise schnell. Am Ende führen Sie noch eine Drainage der Augenregion aus: Sie legen Daumen und Zeigefinger unter den Augen (an der Nase) an und wandern dann beidseitig mit sanftem Druck zum äußeren Rand des Auges. Wiederholen Sie diese Bewegung fünf- bis sechsmal, wobei der Druck so gering ausfällt, dass er fast schon an eine Effleurage grenzt.

> **TIPP:** Nach dieser Übung ist meist die Sicht leicht verschwommen. Keine Panik, das geht vorüber.

Lockerung des Zwerchfells

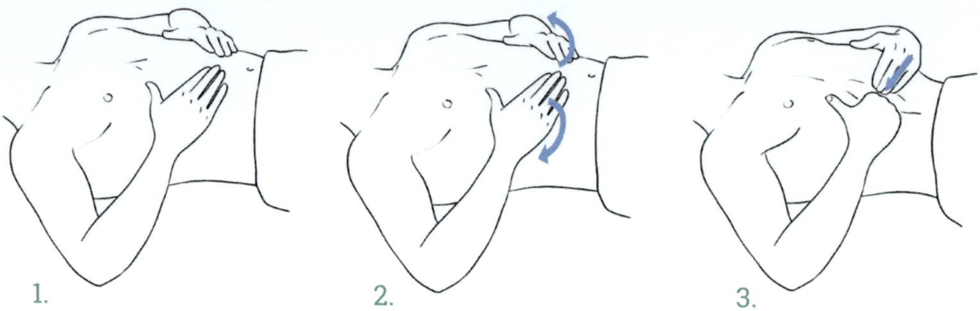

1. 2. 3.

Zielsetzung

Das Zwerchfell ist ein Muskel, der die Lunge vom Darmbereich abgrenzt. Da es direkt mit dem bekannten Nervengeflecht des Solarplexus zusammenhängt, leidet es häufig, vor allem bei Stress, unter zu hoher Anspannung. Wenn Sie Ihr Zwerchfell lockern, breitet sich die Entspannung über den ganzen Körper aus.

Beschreibung

Legen Sie beide Hände auf die untersten Rippen. Dann atmen Sie tief ein, bis Sie unter den Fingerkuppen einen Druck verspüren. Atmen Sie aus und versuchen Sie, Ihre Finger unter die Rippen zu schieben, als wollten Sie sie anheben. Wiederholen Sie diese Bewegung, bis Sie die Finger tatsächlich unter die Rippen bekommen. Das fühlt sich anfangs unangenehm an, aber wenn Sie dranbleiben, können Sie das entspannende Ergebnis genießen.

TIPP: Achten Sie darauf, dass Sie die Knie anziehen, wenn Sie sich auf den Rücken legen, sodass auch der untere Rücken direkt auf dem Boden oder Ihrer Unterlage abliegt.

Entspannung der Gesichtsmuskeln

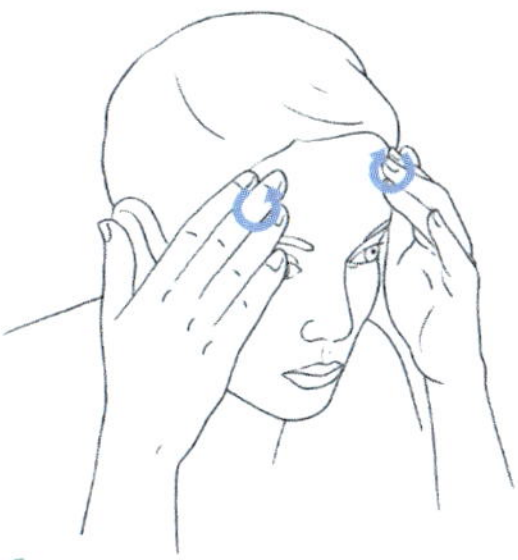
1.

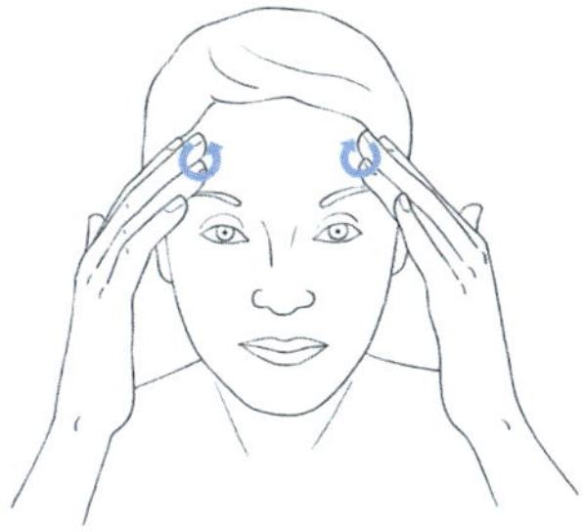
2.

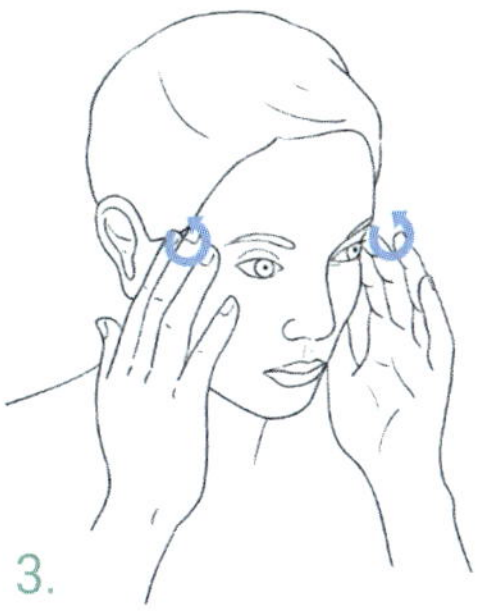
3.

Zielsetzung

Die Gesichtsmuskeln drücken unsere Gefühle aus. Spüren Sie, wie sehr deren Entspannung zu Ruhe und Gelassenheit führt. Diese Technik können Sie gar nicht genug üben!

Beschreibung

Legen Sie die Finger auf die Stirn und führen Sie kleine kreisende Bewegungen aus. Nach einigen Minuten lassen Sie die Finger über die Stirn nach außen wandern, als wollten Sie diese glatt streichen. Schließlich legen Sie die Finger auf die Schläfen und massieren auch dort sanft und kreisend. Wiederholen Sie die Bewegung fünf- bis sechsmal, um die maximale Wirkung zu genießen.

> **TIPP:** Drücken Sie nicht zu stark, die Bewegung sollte sanft und regelmäßig ausgeführt werden.

Mit der Atmung gegen den Stress

Zielsetzung

Wenn wir unter Druck stehen, neigen wir dazu, nicht voll ein- und auszuatmen. Diese Übung hilft Ihnen, das Zwerchfell zu entspannen, und das wirkt buchstäblich Wunder.

Beschreibung

Es gibt drei Formen der Atmung: die Hochatmung (oberer Brustraum), die Brustatmung (unterer Brustraum) und die Bauchatmung.

Legen Sie zuerst die Hände auf die oberen Rippen. Dann atmen Sie tief ein, sodass sich Ihre Rippen in die Hände wölben. Beim Ausatmen begleiten Sie Ihren Atem mit den Händen. Atmen Sie so lange wie möglich aus. Wiederholen Sie diese Bewegung vier- bis fünfmal.

Nun legen Sie Ihre Hände beidseitig auf die unteren Rippen. Atmen Sie tief ein und konzentrieren Sie sich darauf, dass Sie Ihre Hände so weit wie möglich nach außen drücken wollen. Beim Ausatmen gehen die Hände mit den Rippen wieder nach innen. Wiederholen Sie dies vier- bis fünfmal, bevor Sie sich der Bauchatmung zuwenden.

Legen Sie die Hände flach auf den Bauch, atmen Sie tief ein und spüren Sie, wie der Bauch sich unter Ihren Händen wölbt. Beim Ausatmen drücken die Hände die Bauchdecke wieder nach innen. Auch diese Bewegung führen Sie vier- bis fünfmal aus.

Nun lassen Sie den Atem harmonisch fließen, sodass Hoch-, Brust- und Bauchatmung ineinander übergehen.

TIPP: Nach dieser Übung ist vielen Menschen leicht schwindlig, weil sie so viel Sauerstoff aufgenommen haben. Bleiben Sie liegen, bis das Schwindelgefühl vergeht. Anders als man meinen könnte, ist das Ausatmen schwieriger als das Einatmen. Konzentrieren Sie sich also darauf, den Atem langsam ausströmen zu lassen.

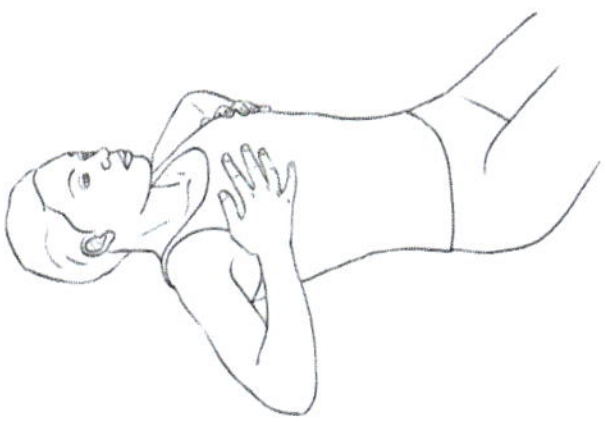
Hochatmung

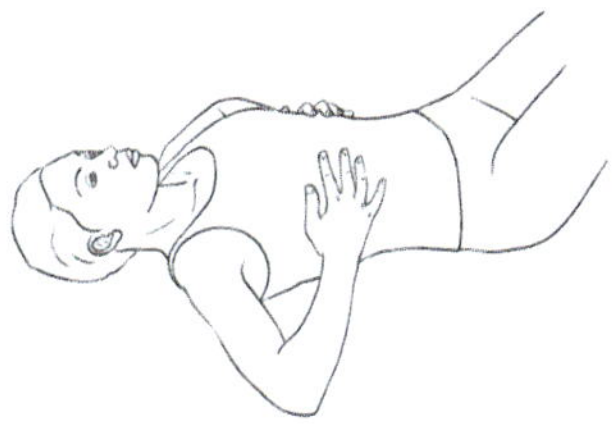
Brustatmung

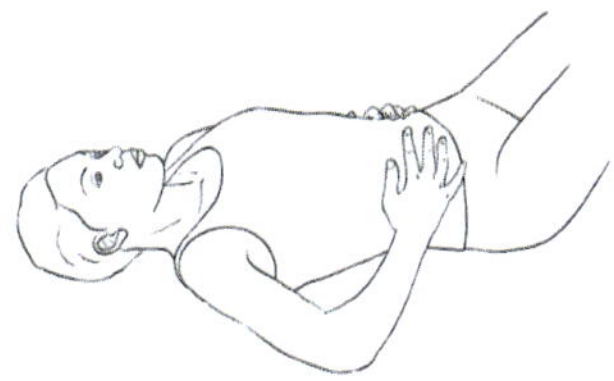
Bauchatmung

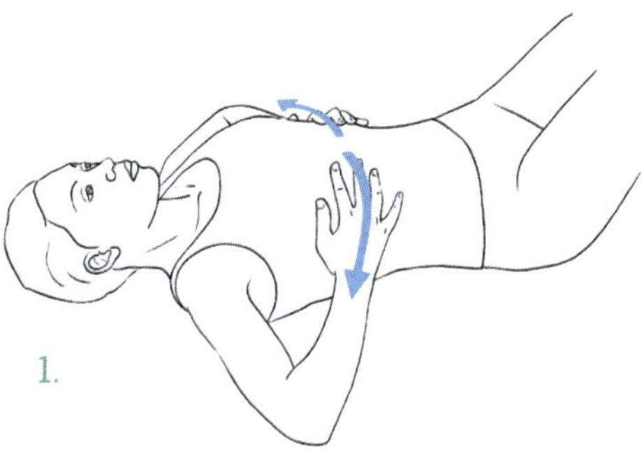
1.

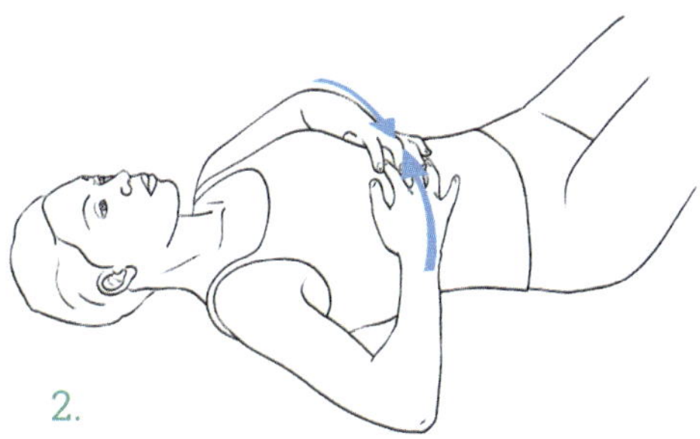
2.

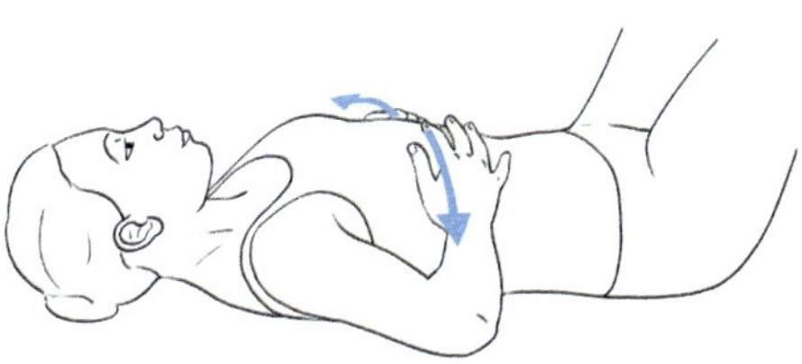
3.

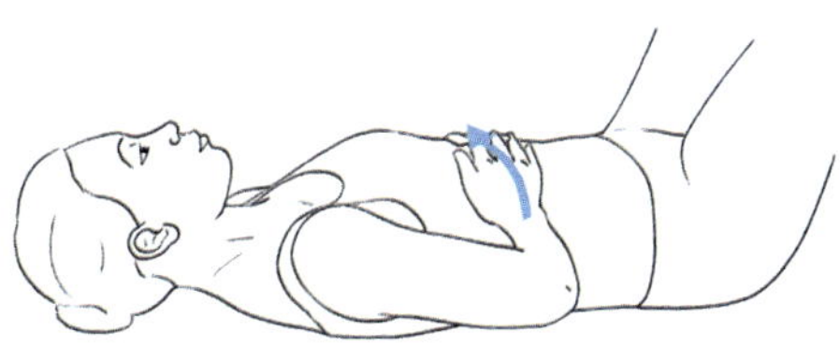
4.

Selbstmassage für die Schönheit

Der Anti-Hüftgold-Griff

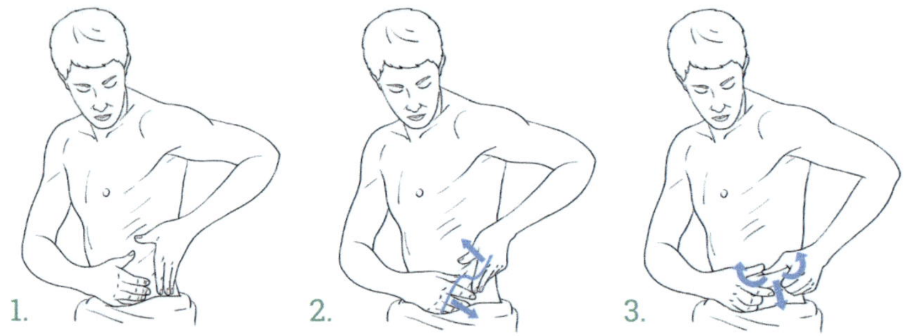

Zielsetzung

Ob als »Hüftgold« oder »Rettungsring« bezeichnet – mit der folgenden Technik können Sie der Entstehung von Speckröllchen an der Hüfte aktiv vorbeugen. Diese Methode lässt sich super unter der Dusche anwenden, aber Sie können sie natürlich auch sonst so häufig wie möglich einsetzen.

Beschreibung

Ergreifen Sie mit beiden Händen die Haut an der Taille und rollen Sie sie knetend, bis sich die einzelnen Hautschichten voneinander lösen. Führen Sie die Übung so lange aus, bis sich die Haut problemlos von den unteren Schichten lösen lässt.

> **TIPP:** Die Haut kann sich röten, die behandelte Stelle sollte aber nicht schmerzen. Wenn Sie gleichzeitig Diät halten, unterstützt diese Massage den Erfolg. Es ist erwiesen, dass sich Fettzellen durch die Stimulierung der Haut auflösen lassen, wenn diese korrekt ausgeführt wird.

Ein flacher Bauch

Zielsetzung

Das berühmte »Bauchgefühl« verbessert sich, wenn die Verdauung stimmt. Mit diesen Übungen stimulieren Sie auch noch die Bauchmuskulatur.

Beschreibung

Die Übung verläuft in drei Phasen: Verbesserung der Verdauung, Lockerung der Bauchregion und Drainage der Bauchregion.

Die Darmpassage verläuft im Uhrzeigersinn. Sie können sie also direkt mit den Fingern beeinflussen. Wenden Sie dazu eine sanfte kreisende Effleurage an, die dieser Richtung folgt – so lange, bis sich der Bauch weich anfühlt. Dann regen Sie durch eine leichte Druckmassage von oben nach unten den Bereich links vom Nabel an, bis Sie diesen winzigen Laut vernehmen, der die Leerung des Magens begleitet. Nun legen Sie erneut eine kreisförmige Effleurage ein, bevor Sie zur nächsten Phase übergehen.

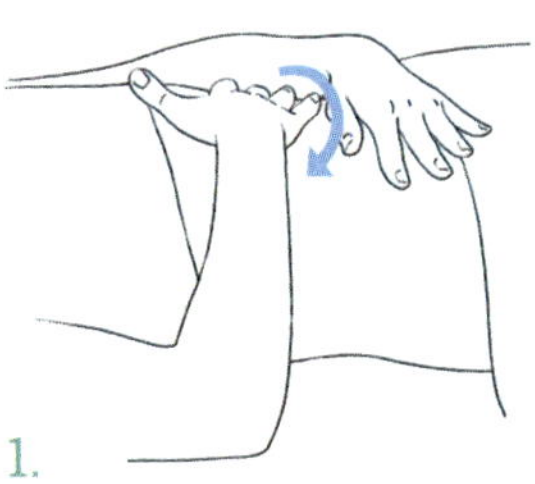

1.

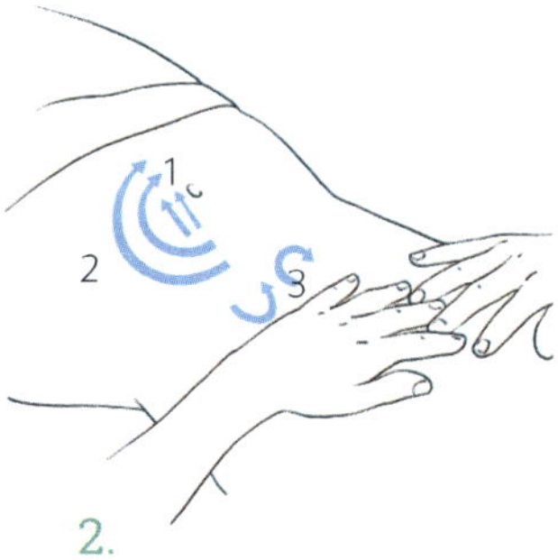

2.

1. Verdauung im Uhrzeigersinn
2. Reflexzone für die Verdauung
3. Zone zur Aktivierung des Solarplexus

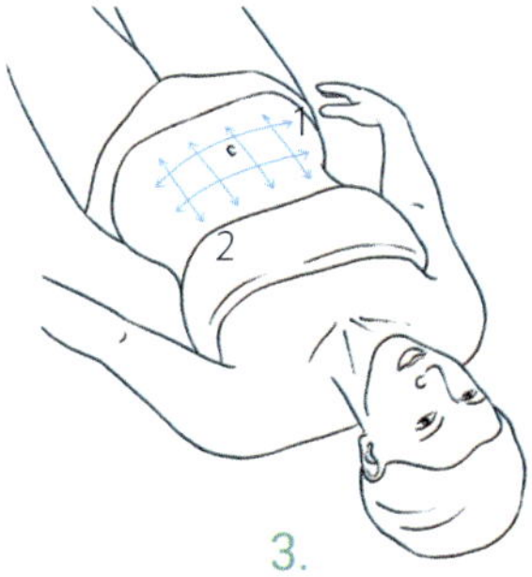

3.

1. Längslinien
2. Querlinien

TIPP: Die Verdauung wird zum Teil durch Druck auf den Solarplexus angeregt. Aktivieren Sie diese Region durch sanften kreisenden Druck.

Kampf gegen die Fettzellen durch Rolltechniken

Beim androiden Typ und beim Mischtyp (siehe Seite 132) setzt sich das Fett am Bauch fest. Auch hier funktionieren die Rolltechniken sehr gut. Zur Ausführung ist es hilfreich, die Bauchregion mit gedachten Längs- und Querlinien einzuteilen. Bearbeiten Sie nacheinander die in der Abbildung auf der vorigen Seite angegebenen Linien. In einem zweiten Schritt gehen Sie die tiefer liegenden Fette mit Knetungen an. Spannen Sie Ihre Bauchmuskeln an und greifen Sie mit beiden Händen die Fettmasse, um sie nach oben zu ziehen. Wiederholen Sie diese Bewegung dreimal.

TIPP: Auch hier rötet sich die Haut, doch das ist weiter nicht von Belang, solange Sie darauf achten, dass sich keine Schmerzen einstellen.

Kräftigung der Bauchmuskeln

- Die Bauchmuskeln sind die Muskeln, die Sie in Form halten. Sie sollten sie daher reaktivieren.
- Legen Sie sich auf den Rücken, ziehen Sie die Knie an, damit die LWS guten Kontakt zum Boden habt. Legen Sie beide Hände auf die Knie.
- Atmen Sie tief in den Bauch, beim Ausatmen ziehen Sie die Bauchdecke maximal ein. Gleichzeitig drücken Sie mit den Händen gegen die Knie. Achten Sie darauf, dass sich der Rücken nicht vom Boden hebt. Halten Sie den Druck sechs Sekunden lang, dann lassen Sie los.
- Wiederholen Sie die Übung fünf- bis zehnmal.
- Diese statische Übung aktiviert die schrägen Bauchmuskeln (Atemmuskulatur) ebenso wie die geraden (Sixpack). Und das ist außerdem die beste Übung für einen gesunden Rücken.

TIPP: Sie werden es nicht bereuen, diese Übung möglichst oft zu machen.

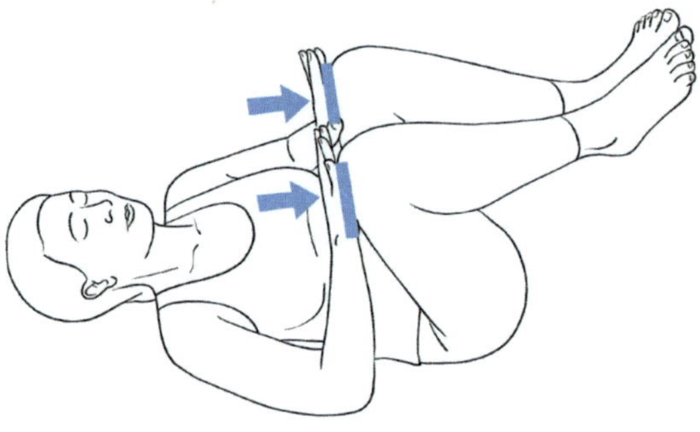

Anti-Cellulite-Massage

Die Cellulite, die Geißel des 20. Jahrhunderts, hat bedauerlicherweise den Jahrtausendwechsel überlebt. Wenn Sie sich in den vorangehenden Kapiteln über Ihre Körperform klar geworden sind, wissen Sie auch, wo Sie in puncto Cellulite stehen.

Geeignete Techniken

Es gibt heute alle möglichen Geräte, die gegen Cellulite wirken sollen. Doch gerade wenn sie helfen, sind sie nur maschinelle Anwendungen einer alten Massagetechnik, nämlich der Rolltechniken. Wie wir bei den Grundtechniken erklärt haben, geht es hier darum, die Fettzellen zu stimulieren und an der behandelten Stelle den Stoffwechsel anzuregen.

Bei den Oberschenkeln wird die ganze Hautfläche behandelt, wobei eine bestimmte Bewegungsrichtung eingehalten werden sollte. Stellen Sie sich vor, dass Ihr Oberschenkel durch Längs- und Querlinien in Quadrate eingeteilt ist. Folgen Sie mit der Rolltechnik diesen imaginären Linien, wobei Sie wie üblich sanft vorgehen. Zuerst bearbeiten Sie die Querlinien, dann die Längslinien. Wiederholen Sie die Übung dreimal, bevor Sie zum anderen Bein übergehen.

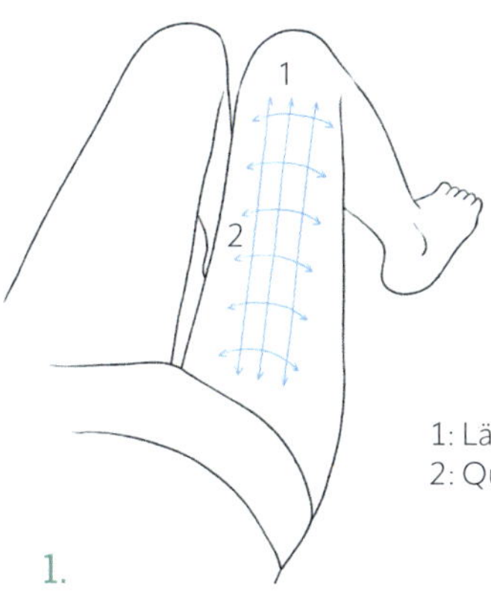

1.

1: Längslinien
2: Querlinien

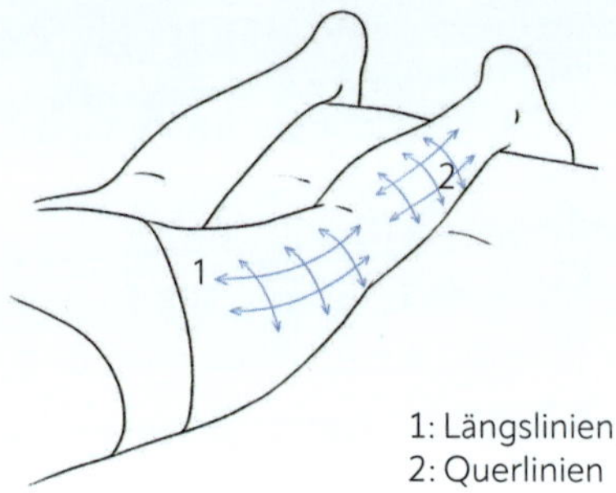

2.

Die rückwärtige Seite der Oberschenkel beziehungsweise die Waden werden genauso behandelt: auf dem Boden sitzend mit angewinkelten Beinen oder im Stehen. Beides ist besser als das Liegen auf dem Bauch.

Führen Sie diese Massage zweimal pro Woche für jeweils 20 Minuten durch, vielleicht, während Ihre Lieblingssendung im Fernsehen läuft. Nach etwa fünf Wochen werden Sie erstaunliche Ergebnisse feststellen, denn die Technik funktioniert.

> **TIPP:** Die ersten Sitzungen fühlen sich vielleicht nicht so toll an, weil die Haut noch eng mit den unteren Gewebeschichten verbunden ist. Aber das legt sich mit der Zeit, was auch zeigt, dass sich der Stoffwechsel verbessert hat.

In drei Schritten zum straffen Po

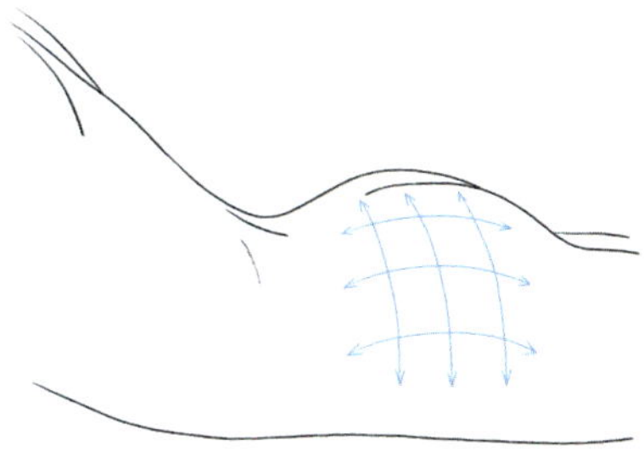

Die Cellulite zeigt sich gerne am Po und überall dort, wo es tief liegende Fettschichten gibt, egal ob diese nun hormonell bedingt sind oder durch Überernährung entstehen. Wie auch immer: Zeit, dagegen etwas zu unternehmen. Wir behalten die Technik der vorigen Übungen bei, was die Einteilung mit Längs- und Querlinien beziehungsweise die Rolltechniken angeht. Doch hier kommen auch gleitender Druck und Knetungen dazu. Machen Sie die Übung möglichst im Stehen.

- Beginnen Sie mit dem Rollen nach dem vorher geschilderten Muster: dreimal für jede Pobacke.
- Dann üben Sie mit geschlossener Faust nach dem gleichen Schema Druck aus, sodass Sie die unteren Muskelschichten erreichen. Gleichzeitig spannen Sie die Pomuskulatur an.
- Behalten Sie die Spannung bei und kneten Sie jede Pobacke mit beiden Händen durch.

Hören Sie auf, wenn das Gewebe geschmeidig geworden ist. Es kann zu Rötungen kommen, das ist normal. Schmerzen sollten Sie aber keine haben. Es nützt ja nichts, wenn Sie hinterher blaue Flecke bekommen.

TIPP: Wenn Sie im Beruf viel stehen oder an der Bushaltestelle warten, spannen Sie die Pomuskeln maximal an. Halten Sie die Spannung sechs Sekunden, dann lassen Sie los, um sie gleich wieder anzuspannen. Das macht einen straffen Po, stärkt den Abfluss venösen Blutes und verhindert Ödeme.

Selbstmassage am Schreibtisch

Stunden mausschubsend vor dem Computer zu sitzen ist – wie wir alle wissen – schlecht für den Organismus. Zum einen verlangsamt sich der Kreislauf, zum anderen werden die Muskeln von Schultern, Rücken und Unterarm übermäßig belastet. Wir stellen Ihnen hier einige Techniken vor, mit denen Sie dem Fluch eines sitzenden Lebensstils begegnen können.

Entspannung für Gesäß und Becken

Zielsetzung

Der *Musculus pyramidalis* liegt im Becken. Er zählt zu der Bauchmuskulatur, wird wirksam aber von hinten angesprochen. Leider verkrampft er sich häufig, wenn man viel sitzt. Ist er verhärtet, strahlt der Schmerz häufig bis in den Oberschenkel aus.

Beschreibung

Wir arbeiten mit einem Massageball, aber Sie können natürlich auch die geballte Faust einsetzen. Der Muskel sitzt etwa mittig in der Pobacke. Ist er verspannt, reagiert er auf Druck mit Schmerz. Dort, wo Sie den Schmerz spüren, ist der richtige Ort für den Ball. Lehnen Sie sich gegen die Wand oder den Türstock, um den Ball ein wenig hin- und herzuschieben. Im zweiten Schritt setzen Sie sich auf den Ball und rollen mit dem Becken darauf hin und her. Wechseln Sie zwischen starkem und schwachem Druck, bis sich der Muskel entspannt.

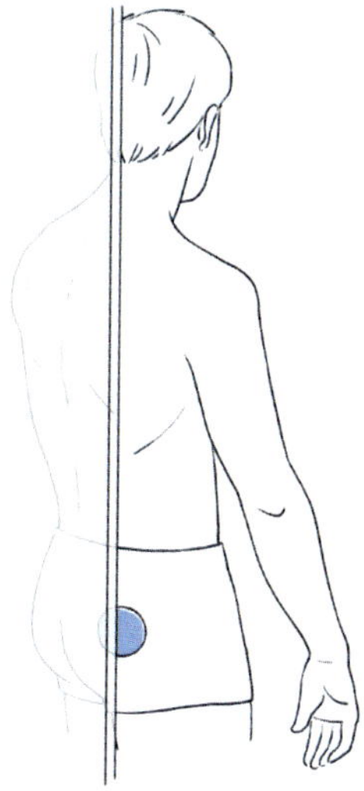

Massage mit dem Ball

Setzen Sie die Faust ein, ist die Technik eine andere: Setzen Sie sich auf Ihre Fäuste und bleiben Sie einfach sitzen, ohne den Druck zu verändern, bis sich die Stelle entspannt. Die Technik ist zugegebenermaßen unbequem. Vielleicht möchten Sie ja ein Kissen zwischen Fäuste und Ihren Allerwertesten schieben.

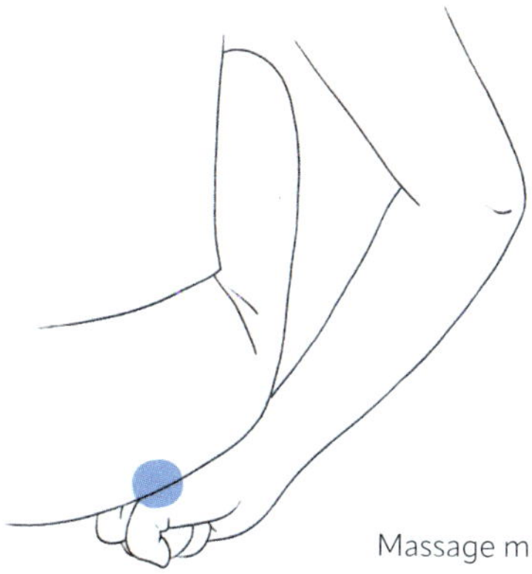

Massage mit der Faust

TIPP: Wenn Sie den Muskel richtig lokalisiert haben, ist die Technik sehr effektiv. Nehmen Sie sich genug Zeit, um den Erfolg sicherzustellen.

Entspannung der Unterarme

Zielsetzung

Der Unterarm beginnt am Ellbogen und reicht bis zum Handgelenk. Er umfasst viele Muskeln, die unsere Hände beweglich machen. Da die meisten Menschen am Computer mit einer Maus arbeiten, verhärten sich diese Muskeln durch die ständig wiederholte Bewegung, vor allem auf der Unterseite des Unterarmes. Diese Übung lockert Unterarm, Handgelenk und Hand.

1.

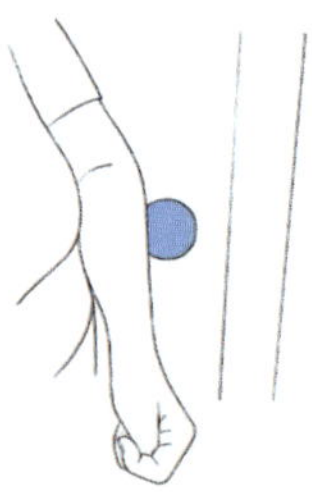

2.

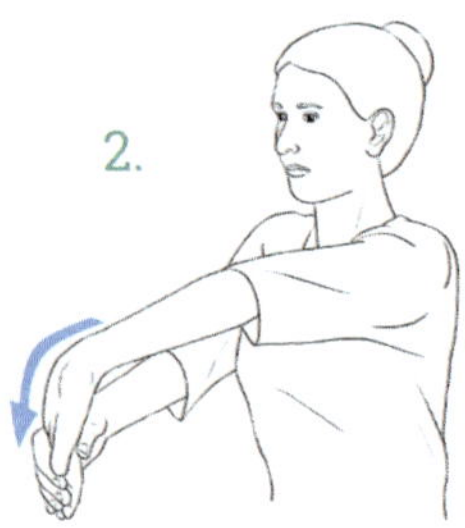

3.

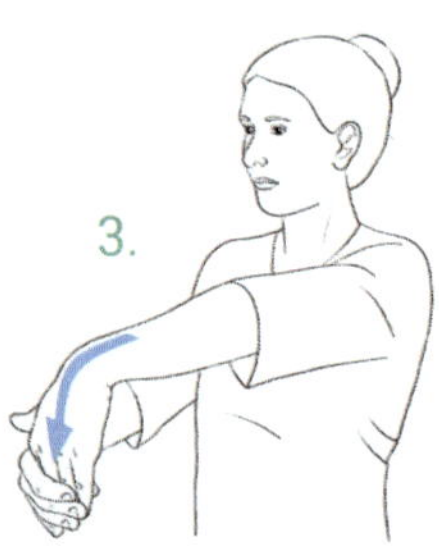

Beschreibung

Sie können diese Muskeln mit gleitendem Druck oder einer leichten Knetung selbst massieren. Aber auch der Ball kann hier von Nutzen sein. Halten Sie den Ball zwischen Unterarm und Wand oder Türstock und rollen Sie ihn ab, sodass der Muskel der ganzen Länge nach behandelt wird. Nach einigen Minuten merken Sie, wie er weicher wird und das Gefühl der Dichte im Unterarm nachlässt. Der Muskel ist auch weniger empfindlich, wenn Sie ihn anfassen.

Der zweite Schritt ist eine Dehnübung. Strecken Sie den Arm durch, die Handfläche zeigt zur Decke. Greifen Sie die Finger mit der anderen Hand und ziehen Sie diese leicht nach hinten. Halten Sie diese Stellung 15 Sekunden lang, dann drehen Sie den Arm, sodass die Handfläche zum Boden zeigt, und wiederholen Sie die Bewegung. In der Folge machen Sie die Übung am anderen Arm. Am Ende fügen Sie noch eine Torsion im Handgelenk an, zuerst in der einen, dann in der anderen Richtung. So erlangt auch die Hand ihre Beweglichkeit zurück.

TIPP: Diese Muskeln sind direkt mit den Fingern verbunden, daher kommt es häufig zu einem Kribbeln in den Fingerspitzen. Lockern Sie den Druck oder versuchen Sie es später noch einmal.

Lockern und Dehnen des oberen Trapezmuskels

Zielsetzung

Der Trapezmuskel ist der rautenförmige Muskel, der sich vom Kopf zur Schulter zieht. Da er meist stark verspannt ist, fühlt es sich angenehm an, wenn ein netter Mensch ihn durchknetet. Leider haben wir nicht immer jemanden zur Verfügung, der das übernimmt. Sie können den Muskel selbst entspannen durch gleitenden Druck oder Décordage, doch leichter geht es mit einem Ball.

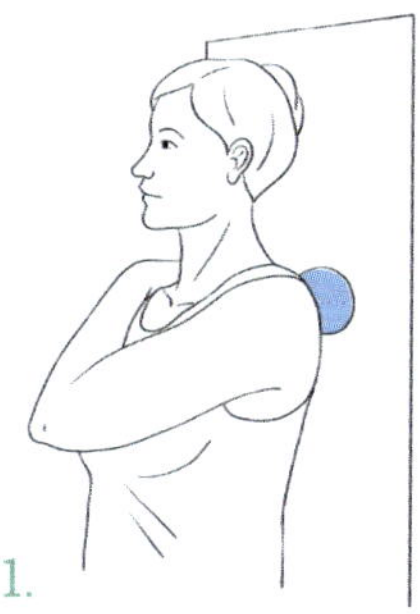

1.

Beschreibung

Ertasten Sie zuerst, wo die größte Spannung sitzt. Gewöhnlich ist das die Mitte des Muskels. Der Druckschmerz dort ist meist intensiv, aber das zeigt Ihnen, dass Sie auf dem richtigen Weg sind. Bearbeiten Sie die Stelle mit dem Ball und wechseln Sie den Druck zwischen stark und schwach und umgekehrt. So entspannt sich der Muskel immer mehr. Der Schmerz lässt nach und die Region erwärmt sich. Dann können Sie mit dem Dehnen anfangen. Neigen Sie den Kopf, bis Sie eine Spannung in den Halsmuskeln fühlen. Um die Spannung ein bisschen zu erhöhen, ziehen Sie mit der Hand den Kopf zu einer Seite und senken gleichzeitig die gegenüberliegende Schulter. Halten Sie diese Stellung 15 Sekunden lang, bevor Sie die Seite wechseln. Abschließend lassen Sie das Schultergelenk rotieren, zuerst nach vorn, dann nach hinten.

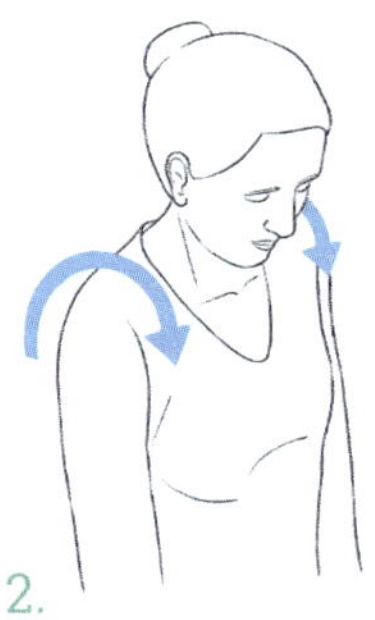

2.

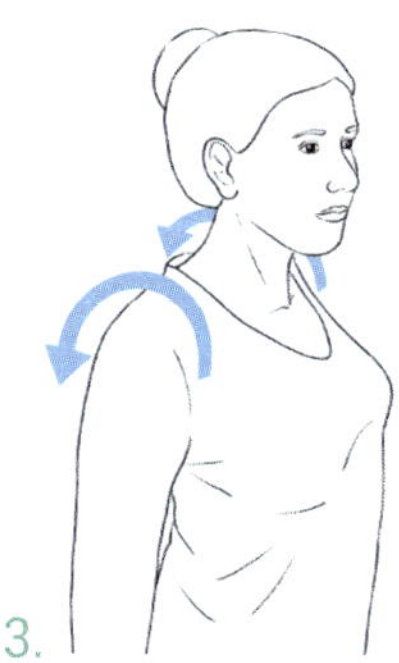

3.

TIPP: Gëorgia Knap betrachtete den Trapezmuskel als »Abfalleimer« des Körpers, der Giftstoffe speichert. Daher ist es wichtig, diese Region regelmäßig zu behandeln, auch um die Schultergelenke mobil zu halten. Und natürlich sollte diese Technik beidseitig ausgeführt werden.

Lockerung und Dehnung der Brustmuskeln

Zielsetzung

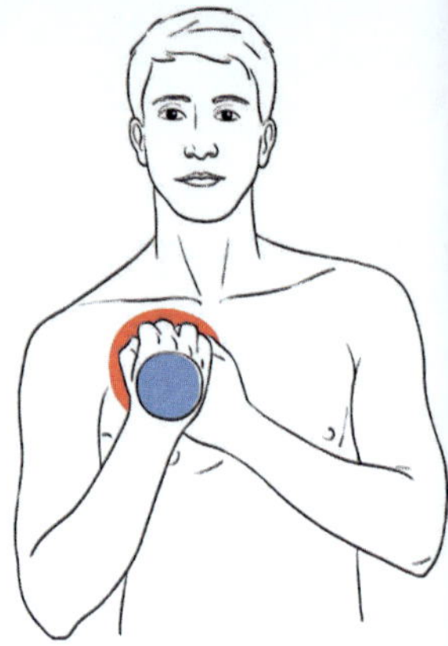

Die Brustmuskeln liegen oberhalb der Brust und vor den Schultern. Sie sind beteiligt an hängenden Schultern und dem zugehörigen Rundrücken. Des Weiteren beeinflussen sie die Anspannung in den Schultern, die durch mangelnde Öffnung verhärten. Das wirkt sich auch negativ auf das Atemvolumen aus und sorgt für schmerzende Schultern und steife Arme. Hier sind spezielle Massage- und Dehnübungen gefragt.

Beschreibung

Die Technik wird mit übereinandergelegten Händen (flache Hand über Faust) oder mit einem Massageball ausgeübt. Ertasten Sie zuerst das Areal, das sich empfindlich zeigt. Genau dort müssen Sie Druck ausüben. Mit den Händen pressen Sie den Brustmuskel so stark, wie Sie es aushalten. Nach sechs Sekunden lockern Sie den Druck. Wiederholen Sie dies fünf- bis sechsmal, um eine optimale Lockerung zu erzielen. Mit dem Ball üben Sie zuerst Druck aus, dann lassen Sie ihn sachte kleine Kreise ziehen, bis der Muskel locker lässt. Sie bleiben sitzen und verschränken die Hände hinter dem Rücken. Dehnen Sie die Brustmuskeln, indem Sie die Hände nach unten ziehen. Atmen Sie dabei tief ein und aus und halten Sie die Position 15 Sekunden lang. Beenden Sie die Übungsfolge durch kleine Rotationen im Schultergelenk.

TIPP: Gerade bei aktiven Menschen fallen die Schultern häufig nach vorn. Das wirkt zwar dynamisch, sorgt aber dafür, dass sich die Schulterregion verspannt, was auch die Blutgefäße und die Nervenbahnen beeinträchtigt. Als unsere Eltern uns einschärften, uns »gerade zu halten«, dachten sie vermutlich noch, das habe mit dem Rücken zu tun. Eigentlich aber sind damit die Schultern gemeint. Also öffnen Sie den Schulterbereich, atmen Sie tief ein und zeigen Sie sich der Welt.

Selbstmassage bei Schmerzen

Wie wir später im Kapitel über Reflexzonenmassage sehen werden, sind muskuläre Spannungen und die zugehörigen Punkte auf der Haut verantwortlich für die unterschiedlichsten Symptome. Schmerzen äußern sich häufig weit entfernt von ihrer eigentlichen Ursache. Mit den hier vorgestellten Techniken können Sie bei alltäglichen Problemen Abhilfe schaffen. Das funktioniert sowohl vorbeugend als auch im Akutfall. Also zögern Sie nicht und legen Sie Hand an sich.

Kopf- und Nackenschmerzen

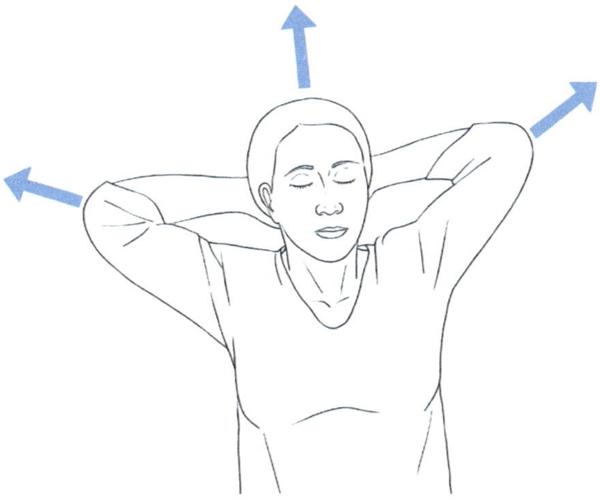

Zielsetzung

Stress, Müdigkeit, Ängste, aber auch zu helles Licht und Lärm belasten unseren Körper. Dabei stellen sich häufig Kopfschmerzen ein, aber auch der Nacken und die Halswirbelsäule leiden unter wiederkehrenden Schmerzen, die wir durch eine Massage lindern können.

Beschreibung

Legen Sie sich auf den Rücken, die Hände unter den Kopf. Lassen Sie den Kopf ganz in Ihre Hände sinken, bis Sie keinen Unterschied mehr zwischen dem Druck des Kopfes und dem der Hände spüren. Und nun hören Sie hin, was Kopf und Nacken Ihnen zu sagen haben. Verharren Sie in der Ruhe, ohne etwas zu tun. Sie werden winzige Bewegungen spüren, lassen Sie sie einfach geschehen. Die Muskeln entspannen sich, der Druck lässt nach. Nun atmen Sie ein. Sie wollen sich größer machen. Die Hände ziehen nach oben, die Arme nach außen. Verlängern Sie Ihren Nacken, als wollten Sie Ihren Körper größer machen. Halten Sie die Stellung einige Sekunden lang, dann atmen Sie aus. Wiederholen Sie das Ganze fünf- bis sechsmal. Dann setzen Sie sich auf, atmen fünf- bis sechsmal ein und öffnen die Schultern nach hinten und unten.

> **TIPP:** Hier ist Geduld gefragt. Nehmen Sie sich Zeit für das Hinhören und versuchen Sie nicht, etwas zu erzwingen. Die Technik wirkt intensiv, daher sollten Sie sie nicht vor wichtigen Ereignissen oder vor dem Autofahren üben.

Schmerzen in den Nebenhöhlen

Zielsetzung

Die Nebenhöhlen sind Hohlräume im Schädel, in denen sich Infektionen festsetzen können, die in die Hände des Arztes gehören. Manchmal aber sind sie einfach nur durch Umwelteinflüsse wie Verschmutzung, Pollen und Lufttrockenheit gereizt. Die Nebenhöhlen sollen die Atemluft erwärmen und feucht halten, was bedeutet, dass sie als Erste von schädlichen Umwelteinflüssen betroffen sind. Diese Reizung hat entsprechende Folgen: Kopfschmerzen, Zahnschmerzen, Druckschmerz im Gesicht und eine ständig laufende Nase. Aber unsere Finger können eine deutliche Erleichterung bringen, sodass verstopfte Nebenhöhlen wieder frei werden.

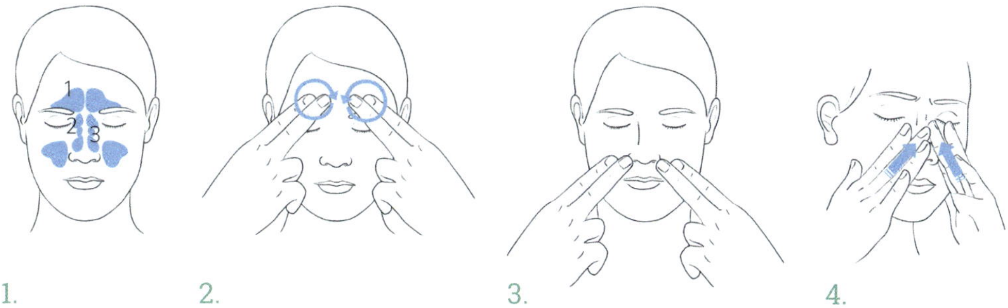

1. 2. 3. 4.

1: Stirnhöhlen
2: Keilbeinhöhlen
3: Kieferhöhlen

Beschreibung

Wir kennen drei Typen von Nebenhöhlen: Stirnhöhlen, Keilbeinhöhlen und Kieferhöhlen. Die Stirnhöhlen liegen etwa auf Höhe der Augenbrauen, die Keilbeinhöhlen rechts und links der Nasenflügel. Die Kieferhöhlen hingegen befinden sich unterhalb der Wangenknochen auf einer waagrechten Linie, die in Höhe der Nasenlöcher verläuft.

Zur Massage setzen Sie Zeige- und Mittelfinger beider Hände ein, denn die Nebenhöhlen sollten immer paarweise behandelt werden. Dass die Massage die Zone abschwellen soll, heißt hier, dass wir Flüssigkeit zum Ablaufen bringen. Zunächst einmal »pumpen« wir, indem wir auf die Nebenhöhlen rechts und links rhythmisch Druck mit den Fingern ausüben und wieder loslassen. Der Druck sollte spürbar, aber nicht schmerzhaft sein. Im zweiten Schritt üben Sie mit kreisenden Fingern sanft Druck auf die entsprechenden Punkte aus. Dabei wird spürbar, dass die Dichte des Gewebes nachlässt ebenso wie das Gefühl der Verstopfung. Nach der Massage sollte die Nase stärker laufen als sonst. Keine Grund zur Sorge, das zeigt nur, dass die Technik wirkt.

TIPP: Die Nebenhöhlen mithilfe eines Sprays frei zu machen, reizt diese auf Dauer. Versuchen Sie es lieber mit Dampfinhalationen, die schon unsere Vorfahren zu schätzen wussten.

Schulterschmerzen

Zielsetzung

Die Schultergelenke sind sehr beweglich. Sie können damit allerhand anfangen: schwimmen, Volleyball spielen, tanzen, etwas vom Regal holen oder von der Rückbank des Autos. Doch diese Mobilität hat ihren Preis. Sie macht das Gelenk instabil, sodass es von den Muskeln stabilisiert werden muss. Nur zu verständlich, dass wir diese Muskulatur fit halten müssen.

Beschreibung

Sie können diese Übung auch mit dem Daumen durchführen. Allerdings sind nicht alle Muskeln rund um die Schulter frei zugänglich, weshalb sich die Verwendung eines Massageballs empfiehlt. Wir üben hier Druck auf die verschiedenen Punkte rund um die Schulter aus, ähnlich wie bei der Triggerpunktmassage. Der »zweiköpfige« Muskel besteht aus zwei Teilen. Wir interessieren uns hier für den »langen Kopf«, den wir in der Vertiefung zwischen Schulter und Brust ansprechen.

Legen Sie den Daumen oder den Ball dorthin, wo Ihnen der Muskel am härtesten und empfindlichsten vorkommt. Beschreiben Sie kleine Kreise, bis der Muskel weich wird. Mit dieser Technik erreichen Sie auch den Obergrätenmuskel, der unter dem Schlüsselbein liegt.

Im nächsten Schritt kommt die Trapezmuskulatur dran, die wir bereits bei den Büromassagen beschrieben haben. Und schließlich folgt der breite Rückenmuskel unterhalb des Schulterblatts. Für die gesamte Massage bietet sich der Ball an, im unteren Bereich empfiehlt sich die Sockentechnik ganz besonders.

Die behandelten Punkte sind vermutlich sehr empfindlich. Ist Ihnen das zu viel, dann lockern Sie den Druck und versuchen Sie es später noch einmal.

TIPP: Die Schulter besteht im Grunde aus fünf verschiedenen Gelenken. Dass die zu behandelnden Punkte so weit auseinanderliegen, sollte Sie daher nicht erstaunen.

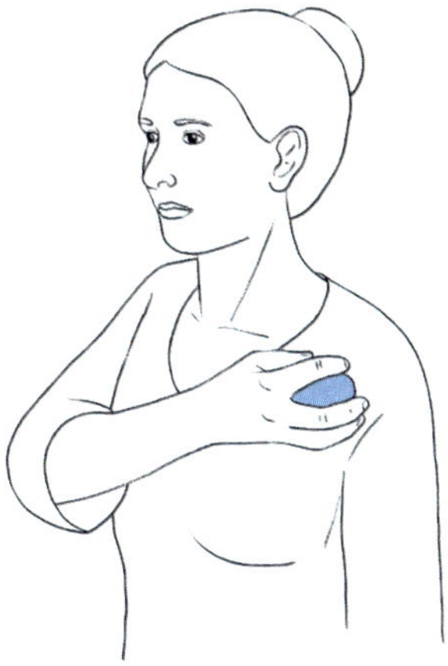

1. Vordere Schulter und Obergrätenmuskel

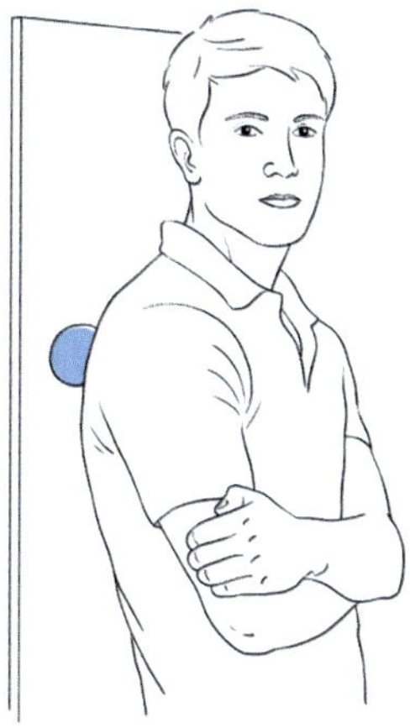

2. Oberer und mittlerer Trapezmuskel

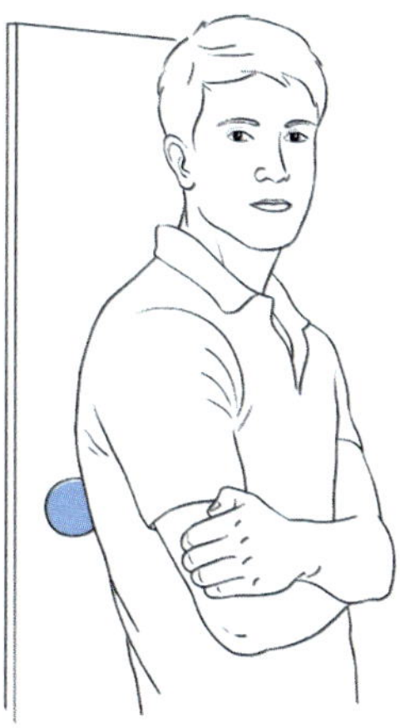

3. Unterer Trapezmuskel

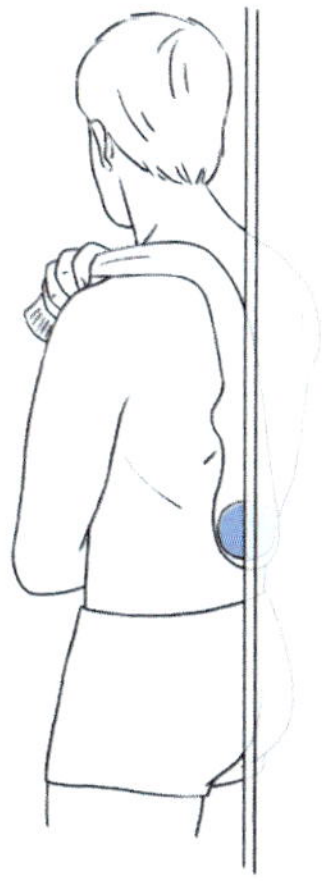

4. Breiter Rückenmuskel

Knieschmerzen

Zielsetzung

Das Kniegelenk ist großem Druck ausgesetzt. Es trägt unser Körpergewicht, aber es wirken beim Gehen oder Laufen auch Kräfte von unten her ein. Daher ergeben sich immer wieder Probleme mit den Knien: Verletzung der Bänder oder des Meniskus, Arthrose, Sehnenentzündungen und so weiter. Wir schlagen hier eine Lockerung der Muskulatur rund ums Knie vor, ein bisschen wie an der Schulter. Diese Muskulatur ist häufig verspannt.

Beschreibung

Hier geht es um kreisende Massagen mit wechselndem Druck, bis sich die entsprechende Region entspannt.

- Der Quadrizeps ist der fleischige Teil der Oberschenkelvorderseite. Er streckt das Knie. Auch dieser Muskel hat mehrere Köpfe, vier an der Zahl. Wir arbeiten an drei dieser Köpfe: am geraden Oberschenkelmuskel; am mittleren breiten Muskel, der innen oberhalb der Kniescheibe ansetzt; und am äußeren breiten Muskel, der sich an der Außenseite des Oberschenkels findet.
- Der Schneidermuskel, der uns den Schneidersitz erlaubt, zieht von der Hüfte auf die Innenseite des Knies. Stimuliert wird er ein wenig oberhalb des geraden Oberschenkelmuskels.
- Die Adduktoren sorgen dafür, dass wir die Beine zusammenführen können. Sie sprechen sie an auf der fleischigen Innenseite des Oberschenkels.
- Die Abduktoren erlauben uns, die Oberschenkel auseinanderzubewegen. Hier setzen Sie die Technik ein, die Sie bei der Behandlung des TFL (Seite 174) gelernt haben.
- Und schließlich können Sie noch die rückseitige Oberschenkelmuskulatur behandeln, die der Hüftstreckung und Kniebeugung dient. Und schon haben Sie die fürs Knie zuständigen Muskeln gelockert.

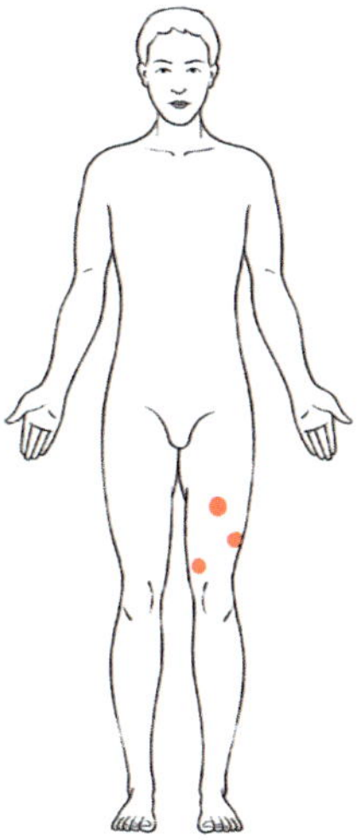

Quadrizeps-Punkte

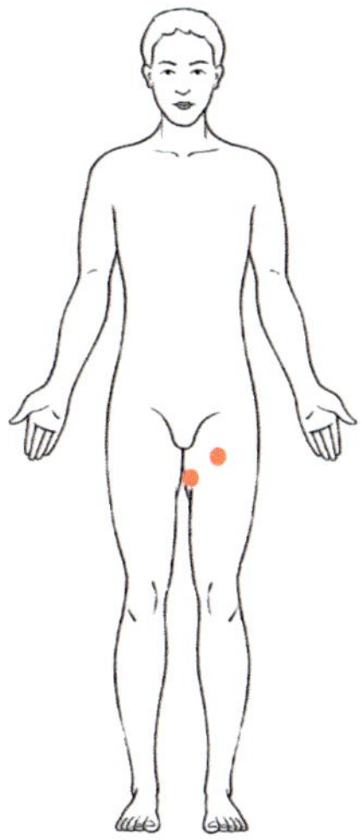

Punkte für den Schneidermuskel

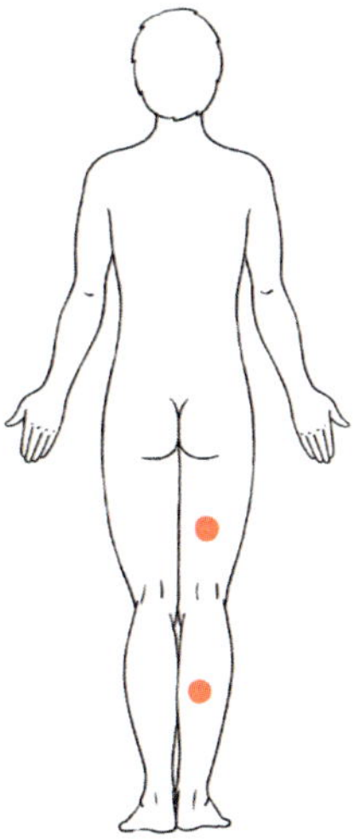

Punkte für die rückseitige Oberschenkelmuskulatur

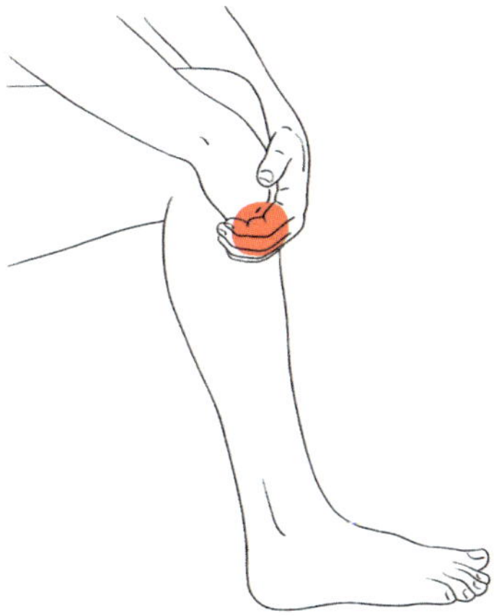

Selbstmassage der Kniescheibe

TIPP: Beim Druck auf das Knie spielt natürlich das Körpergewicht eine entscheidende Rolle. Ein Kilogramm mehr auf den Hüften bedeutet für die Knie drei Kilogramm mehr Druck. Wenn Sie nach längerer sportlicher Pause wieder aktiv werden wollen, sollten Sie Rad fahren, statt zu laufen, bis Sie Ihr Übergewicht los sind.

Lockerung und Dehnung des Unterschenkels

Zielsetzung

Der Unterschenkel wird stark beansprucht, weil er so gut wie alles abfedern muss, was der Fußsohle begegnet. Verhärtungen finden sich in der vorderen Schienbein- sowie in der Wadenmuskulatur, weil diese Muskeln sowohl beim Gehen als auch beim Laufen belastet werden. Die folgenden Techniken helfen in jedem Fall, ob Sie nun Sonntagsspaziergänger oder trainierte Läuferin sind.

Beschreibung

Schienbeinmuskulatur

Setzen Sie sich auf einen Stuhl und platzieren Sie Ihre Ferse auf dem zu massierenden Bein, auf die fleischige Stelle außen neben dem Schienbeinknochen. Üben Sie mit der Ferse Druck aus, der durchaus unangenehm sein kann. Führen Sie kleine, kreisende Bewegungen aus. Der Druck muss nicht stark sein, das Gewicht des Beins genügt. Führen Sie die Ferse mit kleinen Kreisbewegungen von unten nach oben über den Muskel. Wiederholen Sie die Bewegung an jedem Punkt vier- bis fünfmal.

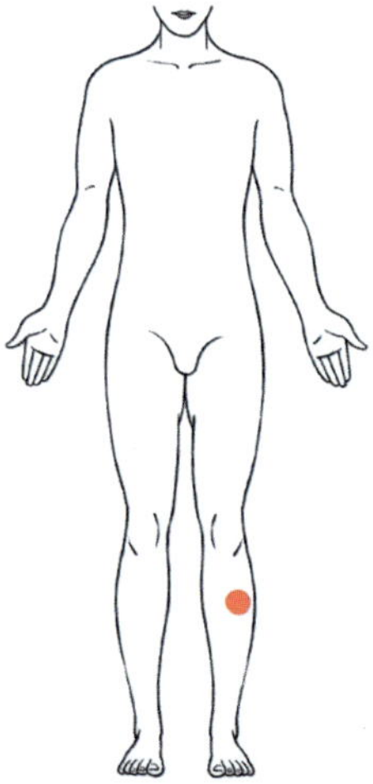

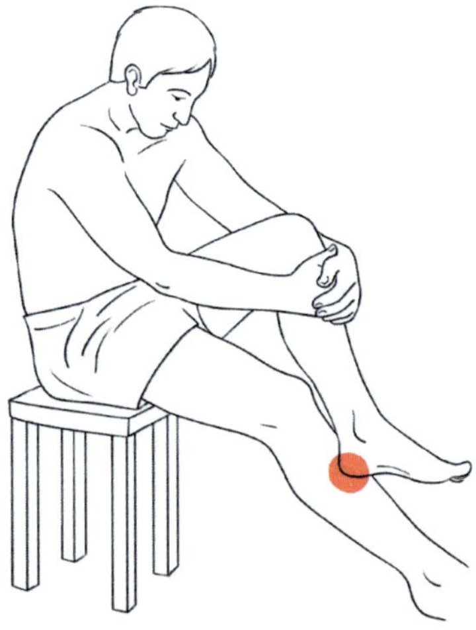

Wadenmuskulatur

Setzen Sie sich bequem hin und legen Sie die Wade über dem Knie des anderen Beins ab. Führen Sie kleine, kreisende Bewegungen aus, bis die Wadenmuskulatur weicher wird. Dann massieren Sie die Wadenmuskeln von oben nach unten ebenfalls mit Kreisbewegungen durch, bis Sie das Gefühl haben, dass der Muskel loslässt.

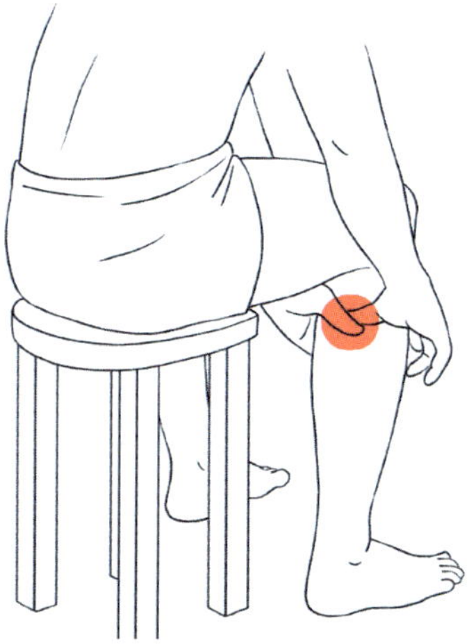

1.

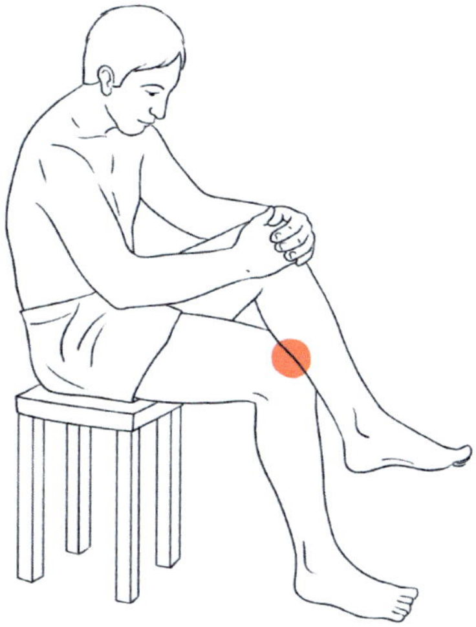

2.

TIPP: Es kann gut sein, dass sich mehrere Stellen der Muskulatur als empfindlich erweisen. Behandeln Sie jeden dieser Punkte extra, bevor Sie den Muskel über die gesamte Länge massieren.

Tennis- oder Golferellbogen

Zielsetzung

Diese Begriffe kennt jeder Golf- und Tennisspieler, aber sie sind keineswegs die Einzigen, die unter dieser Beeinträchtigung leiden. Auch Köche, Floristen, Friseurinnen und alle Menschen, die diese Muskeln zu sehr belasten, plagen sich damit herum. Wir haben uns ja schon bei der Behandlung von Schultern und Armen damit beschäftigt. Hier nun geht es nicht nur um den Ansatz des Muskels, sondern um den ganzen Muskelkörper. Sie werden feststellen, dass der Ansatz am Ellbogen sehr schmerzhaft ist, aber dazu kommt gewöhnlich noch eine Verhärtung im Muskel selbst.

Beschreibung

Tennisellbogen

Der Tennisellbogen betrifft den äußeren Teil des Ellbogens, wobei der Schmerz in den Unterarm zieht. Platzieren Sie einen Massageball zwischen Ihrem Unterarm und der Wand und rollen Sie diesen kreisend hin und her. Anfangs fühlt sich die Technik, die Ähnlichkeiten mit der Cyriax-Massage (ab Seite 260) hat, unangenehm an, aber der Schmerz legt sich schnell. Im zweiten Schritt schieben Sie den Ball dorthin, wo der Muskel am dicksten ist, und rollen ihn so lange auf und ab, bis er weich wird.

1.

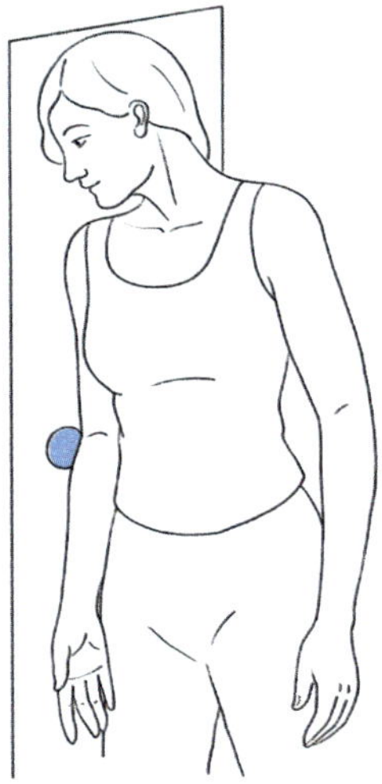

2.

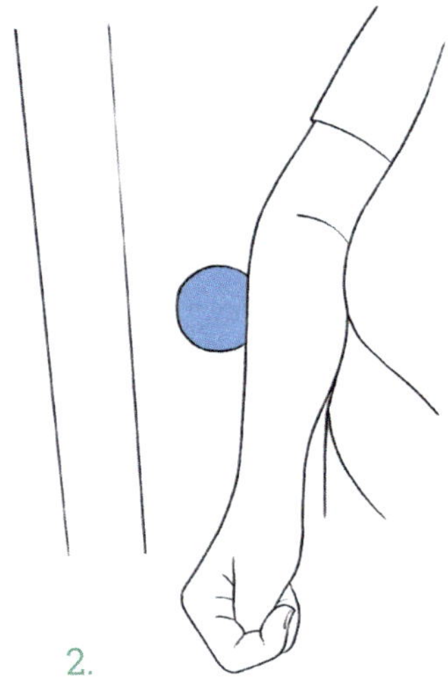

Golferellbogen

Der Golferellbogen betrifft die Innenseite des Ellbogens. Die Technik ist im Prinzip die gleiche wie beim Tennisarm, nur rollen Sie den Ball im Sitzen mit dem Unterarm auf dem Tisch hin und her.

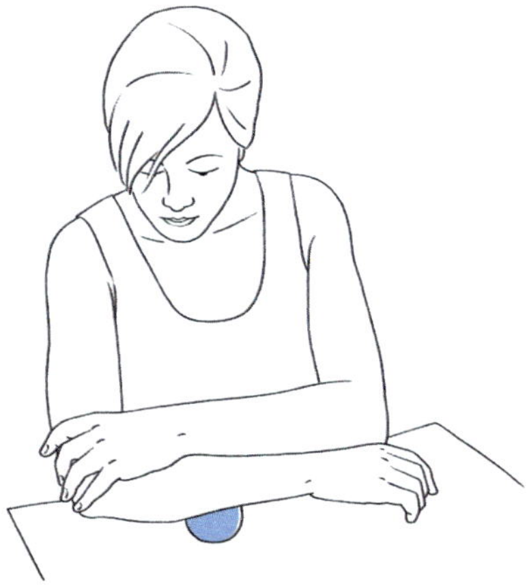

> **VORSICHT:** Sollte der Schmerz anhalten, suchen Sie lieber einen Spezialisten auf, denn die Ursache könnte auch ein Muskelfaserriss sein. Und bitte: Spielen Sie mit Ihren hier erworbenen Kenntnissen nicht den Zauberlehrling. Es ist eine Sache, die eigene Muskulatur zu lockern, eine ganz andere, jemanden mit starken Schmerzen zu massieren.

Menstruationsbeschwerden und große Bauchmassage

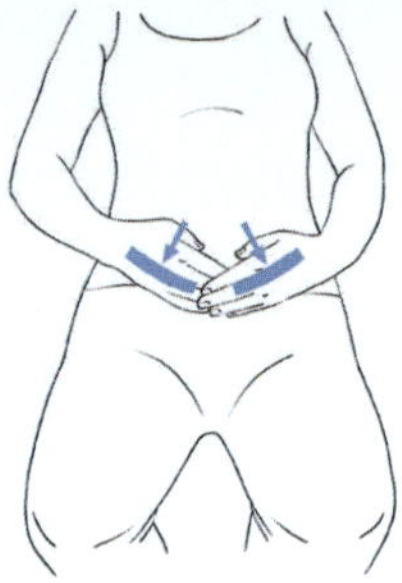

1. Legen Sie die Hände auf den Bauch.

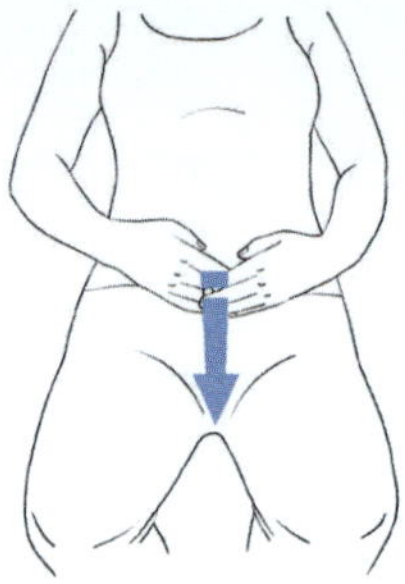

2. Atmen Sie tief ein, sodass sich der Bauch gegen Ihre Hände schiebt.

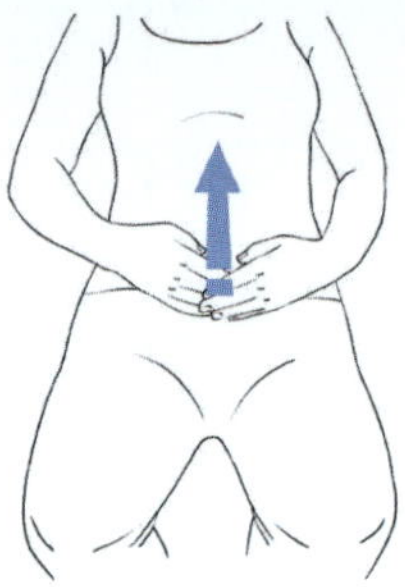

3. Atmen Sie aus und drücken Sie mit den Händen leicht nach oben.

Zielsetzung

Diese Technik hilft bei Menstruationsbeschwerden, weil sie sowohl die Blutzirkulation im kleinen Becken günstig beeinflusst als auch das Zwerchfell entspannt. Das ist sehr wohltuend, vor allem bei einer schmerzhaften Blutung.

Beschreibung

Legen Sie sich auf den Rücken und ziehen Sie die Knie an. Dann legen Sie Ihre Hände oberhalb des Schambeins um den Bauch. Atmen Sie zuerst tief ein, sodass sich die Bauchdecke wölbt und Ihre Hände nach unten schiebt. Im zweiten Schritt atmen Sie langsam aus und schieben mit den Händen den Bauch Richtung Zwerchfell (das direkt unter den Rippen liegt). Atmen Sie mit geöffnetem Mund so lange wie möglich aus, um alle Luft loszuwerden. Diesen Ablauf wiederholen Sie vier- bis fünfmal.

> **TIPP:** Es handelt sich um eine »große« Bauchmassage, weil Sie den maximalen Bewegungsumfang ausschöpfen. Vermeiden Sie eine Hyperventilation, die ein Schwindelgefühl erzeugen kann. In diesem Fall setzen Sie sich kurz auf.

5

DIE REFLEXZONEN-MASSAGE

Typen der Reflexzonenmassage

Reflexzonenmassagen sind ganzheitlicher Natur, das heißt, sie zielen auf die Gesamtheit der Körperfunktionen ab und auf die Verbindungen zwischen den Organen.

Man findet diese Technik in vielen Kulturen. Massagetechniken aus China, Thailand, Japan (Anma) belegen ihre Wirksamkeit, aber auch die westliche Knap-Punkte-Massage, die Reflextechniken von Elisabeth Dicke oder die Triggerpunktmassage in den angelsächsischen Ländern. All diese Methoden zeigen uns, dass Massage nicht nur an dem Punkt wirkt, wo behandelt wird.

Die früher rein empirisch belegten Techniken finden in jüngerer Zeit wissenschaftliche Bestätigung, weil unsere anatomischen Kenntnisse sich verbessert haben. Seitdem werden diese Techniken auch von der westlichen Medizin empfohlen. Der Arzt Henri Jarricot hat eine Karte der Dermalgiereflexe erstellt. Er geht davon aus, dass sich Dysfunktionen vor allem des Bauchraumes durch Behandlung bestimmter Hautregionen lindern lassen.

Was ist ein Reflex?

Ein Reflex ist zunächst einmal eine unwillkürliche, automatische Bewegung. Der Mechanismus ist evolutionär erworben: Wenn ich meine Hand ins Feuer halte, zuckt diese automatisch zurück. In der Medizin prüft man mit dem Gummihämmerchen, ob unsere Reflexe funktionieren. Klopft man auf eine bestimmte Stelle am Knie, schnellt automatisch der Fuß nach vorn. Dies passiert durch eine »kurzgeschlossene« Verbindung der Nervenbahnen, die ohne Umweg über das Gehirn eine Reaktion auslösen. Die Haut ihrerseits steckt voller Dermatome, die höchst sensibel für Stimulierung sind. Die Haut kann Wärme, Kälte, Zärtlichkeiten, Schläge und Schmerzen spüren, und zwar dank ihrer Sensoren, die auf diese Reize spezifisch geeicht sind. Dermatome sind, wie man heute weiß, mit ihrer unmittelbaren Umgebung verbunden.

Auf diese Weise kann ein bestimmter Hautbereich mit einem Organ in Verbindung stehen und reagieren, wenn es diesem nicht gut geht. Bestimmte medizinische Systeme wie die traditionelle chinesische Medizin gehen noch weiter und zeichnen am ganzen Körper jene Bereiche nach, die mit Organen, Krankheiten oder untereinander in Verbindung stehen. Man spricht hier auch von Meridianen, die man beispielsweise mit Akupunktur behandeln kann.

Lage

Die Wirbelsäule entlang gibt es gegliederte Informationsareale, die man *Metamere* nennt.

Jedes Metamer interagiert mit den Elementen, die sich in diesem Segment finden: Haut *(Dermatome)*, Muskeln *(Myotome)*, Gefäße *(Angiotome)*, Darm *(Viszerotome)*, Gelenke und Knochen *(Sklerotome)*. Alle Informationen, die in einem Metamer-Segment ankommen, wirken sich auf alle Elemente aus, die es umfasst.

Diese Erkenntnisse wurden durch die Arbeiten des englischen Neurologen Henry Head bestätigt, der die Sensibilität der Haut untersuchte, nicht zuletzt an sich selbst. Er entdeckte 1893, dass sich gewisse Organkrankheiten im Zustand bestimmter Hautbereiche niederschlagen, die dann plötzlich hochsensibel werden, wie in der Abbildung zu sehen ist.

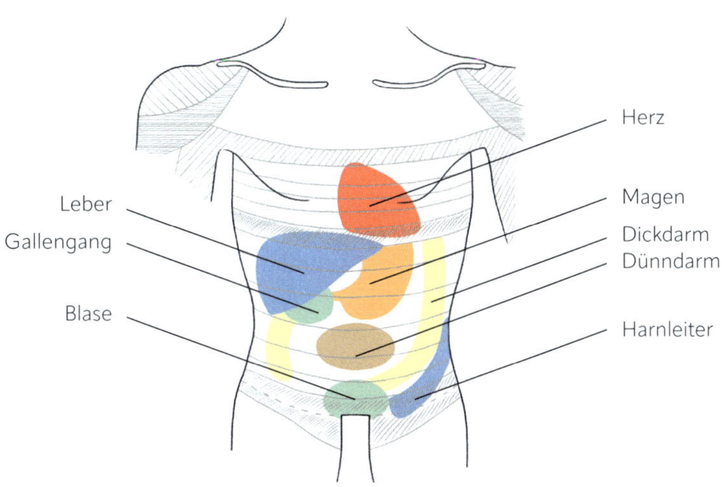

Doktor Jarricot schien der gleichen Meinung zu sein. Er erstellte eine Karte der Reflexzonen der Haut, welche die Reflexzonenmassage und ihre Wirkung auf den Bauchraum auf eine wissenschaftliche Grundlage stellt.

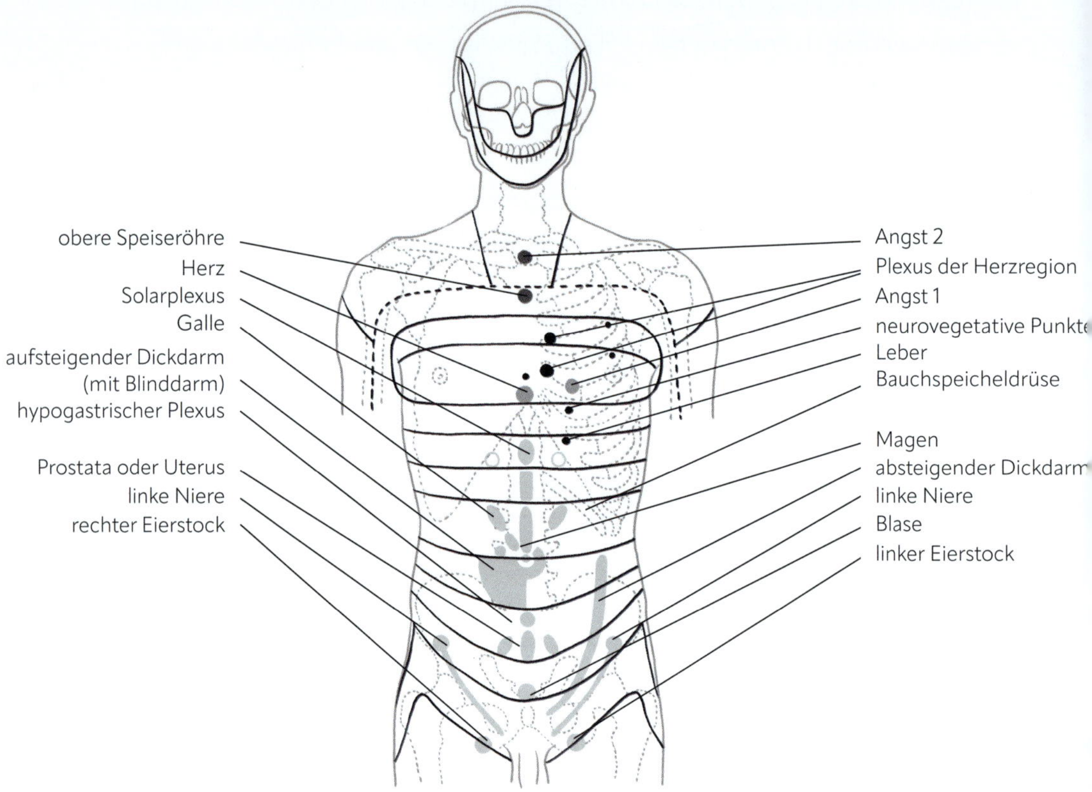

Dermalgiereflexzonen am Rumpf nach Henri Jarricot

Neurovegetatives System und Reflexmassage

Hier möchten wir Ihnen eine kurze Einführung ins neurovegetative System geben, damit Sie die möglichen Effekte von Massagen besser verstehen.

Das neurovegetative System ist ebenso komplex wie spannend. Stellen Sie sich nur mal vor, Sie müssten alle Funktionen Ihres Körpers ständig bewusst steuern, und das auch noch gleichzeitig: die Herzfrequenz an die Belastung anpassen, zur richtigen Zeit verdauen, schwitzen, wenn es zu heiß wird, und die Augen ständig befeuchten. All das würde nicht passieren, gäbe es das neurovegetative System nicht. Es kümmert sich um diese Aufgaben und ist eines der ältesten Systeme der Menschheitsentwicklung, sozusagen ein Rohdiamant, unser Hirnstamm.

Und es ist gar nicht so einfach, auf dieses System willentlich einzuwirken. Wir können die Sekretion unserer Organe nicht steuern oder unsere Schlafqualität beeinflussen oder unsere Stresshormone direkt reduzieren. Doch es gibt Methoden der indirekten Beeinflussung, und die Haut ist dafür ein guter Ausgangspunkt. Sie kann äußere Reize weitergeben und so direkt mit dem neurovegetativen System kommunizieren. Einfache Botschaften lösen komplexe Reaktionen aus.

Das Schwitzen ist dafür ein gutes Beispiel: Die Sonne brennt herunter. Die Rezeptoren der Haut melden unserem autonomen Nervensystem, dass uns heiß ist. Dieses setzt eine Folge von Reaktionen in Gang, die dazu führen, dass die Körpertemperatur gesenkt wird.

Da Massage auf die Haut einwirkt, übermittelt sie ihre Botschaften direkt an das autonome Kommandozentrum. Dieses wiederum nimmt diese Reize auf und kann schnell geeignete Reaktionen auslösen.

Die Knap-Punkte

Gëorgia Knap war ein Pionier der ganzheitlichen Medizin. Doch die Ideen des avantgardistischen Biologen fanden kaum Gehör, da die damalige medizinische Welt Nicht-Mediziner nicht besonders ernst nahm. Tatsächlich war man 1920 der Ansicht, der tägliche Konsum von Fleisch und großer Mengen Rotwein seien gut für die Gesundheit. Ein Bauarbeiter, der schwere körperliche Arbeit verrichtete, durfte bis zu fünf Liter Wein täglich konsumieren. Neben seinen Ernährungsempfehlungen und der täglichen Gymnastik entwickelte Knap eine Methode, die sich vor allem bei rheumatischen Erkrankungen als hilfreich erwies. Bestimmte Punkte auf der Haut werden dazu mit dem Daumen stimuliert, der mit Druck kreisende Bewegungen ausführt. Knap zufolge lassen sich damit Verdauungsprobleme ebenso beseitigen wie ein steifer Hals, alltägliche Schmerzen oder Kreislaufprobleme und Rückenschmerzen. Das dahinterstehende Prinzip ist simpel: Durch den Druck werden Giftstoffe ausgeschieden, die sich an diesen Stellen angesammelt haben. Die Entleerung dieser »Abfalleimer« des Organismus, die Harnsäure enthalten sollen, wirkt sich reflexhaft auf den restlichen Körper aus. Knap erstellte eine Karte des menschlichen Körpers mit 18 großen und 15 kleineren solcher Punkte sowie der körperlichen Wechselwirkungen, die sie bei Stimulierung entfalten.

Die Technik

Der Druck wird entweder mit den Daumen ausgeübt oder mit einem Massageinstrument (vor allem bei Selbstmassage). Beides darf die Haut des Behandelten nicht verletzen.

Die Knap-Punkte müssen in der korrekten Reihenfolge massiert werden (von K1 bis K18), was aber nur eine Körperhälfte behandelt. Für einen optimalen Behandlungserfolg müssen 36 Punkte stimuliert werden.

Die Massage ist einfach auszuführen, für jeden erlernbar und kann auch als Selbstmassage angewandt werden.

Man lokalisiert die Punkte mithilfe von Knaps Tafel. Ein Punkt ist »exquisit«, wie Knap das nannte: Das heißt, er erweist sich als sensibel gegenüber dem Druck.

Was die behandelnde Person spürt

Die Punkte sind leicht zu finden. Tatsächlich ist dort meist die größte Dichte unter den Fingern fühlbar – wie eine kleine Kugel, die sich unter den Fingerkuppen bewegen lässt.

Wenn Sie 30 bis 40 Sekunden lang daraufdrücken, verschwindet der Punkt und zeigt sich bei Berührung weniger schmerzhaft. Dann können Sie zum nächsten Punkt weitergehen.

Nicht angezeigt ist diese Technik bei:

- muskulären Verletzungen,
- Problemen mit Sehnen oder Bändern,
- Venenentzündungen.

Gëorgia Knap schreibt in seinen Büchern immer wieder, dass seine Technik vom passenden Lebensstil begleitet sein muss, wozu körperliche Bewegung ebenso gehört wie gesunde Ernährung.

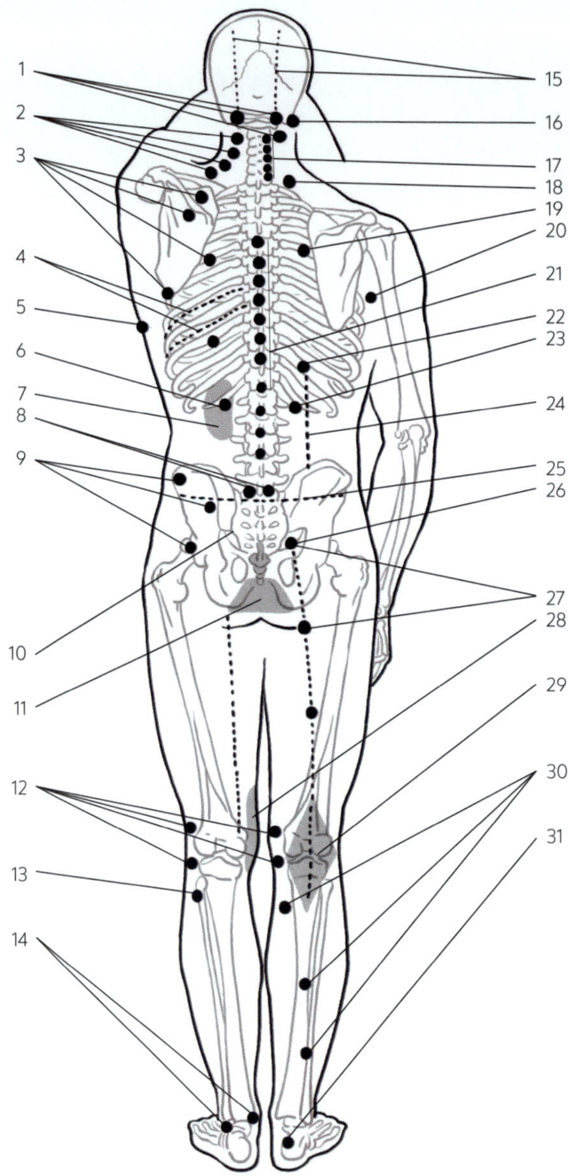

1: Spannungskopfschmerz (Arnold-Punkt)
2: steifer Hals
3: Rheuma in der Schulter
4: ringförmiger Schmerz, Absenkung der Wirbel
5: Rippenfellentzündung
6: D9 – Lungenprobleme
7: Niere
8: L5 S1: Blockade der Lendenwirbel
9: Arthritis in der Hüfte
10: Schmerzen im Iliosakralgelenk
11: Beckenboden, Gebärmuttervorfall
12: Arthritis im Knie
13: Wadenbein
14: Verstauchungen
15: Ausstrahlen von Nackenschmerzen
16: Mittelohrentzündung, Entzündung im Schläfenbein
17: Arthrose der Halswirbel (Unfälle, Stürze)
18: wichtigster Punkt für Hals, Leber, Magen, Angst und Rheuma
19: D5: Probleme mit der Lunge, Bronchitis, Asthma
20: Probleme mit dem Achselnerv
21: DeSambucy-Zone, Depressionen, sitzende Berufe, Entmineralisierung
22: Leber, Blase
23: Knap-Punkt Nr. 1: Rückenschmerzen, Lebensmittelvergiftung, Atemprobleme, Herzprobleme
24: sakrolumbaler Übergang, müder Rücken
25: Gebärmutterstreifen
26: wichtigster Punkt des Ischiasnervs (Austritt)
27: Valleix-Punkte
28: schmerzhafte cellulitische Zone
29: Cellulitischer Bereich in der Kniekehle (Kreislauf)
30: Ischiasbereich der Wade
31: neuralgischer Punkt (Druck der Schuhe)

Triggerpunkte

Auch in Amerika wurde eine Reflexzonentherapie entwickelt. Beschrieben wurde sie erstmals 1983 von Prof. Janet G. Travell (der Ärztin von John F. Kennedy) und Dr. David G. Simons (der Arzt und einer der ersten Astronauten war) in ihrem Buch *Handbuch der Muskel-Triggerpunkte* (Originaltitel *Myofascial Pain and Dysfunction: Trigger Point Manual*).

Triggerpunkte sind verhärtete Stellen im Muskel, die sich nicht mehr entspannen können. Beim Abtasten entdeckt man kleine Knoten, die den Muskel verdicken und verfestigte Streifen (sogenannte *Taut Bands*) bilden. Diese chronischen Verhärtungen führen dazu, dass der Muskel nicht mehr ausreichend durchblutet wird und daher zu wenig Sauerstoff ins Muskelgewebe gelangt.

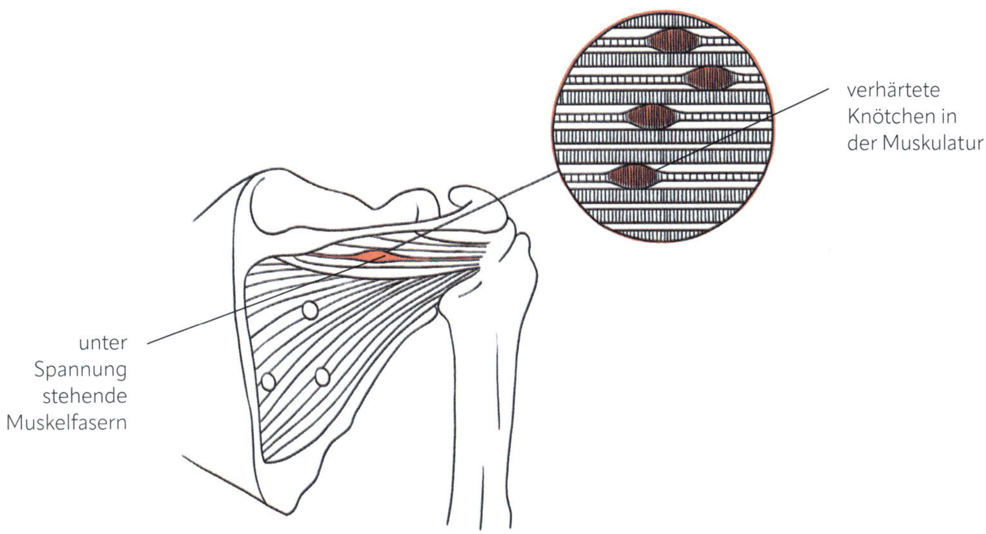

Der Schmerz, der sich an diesen Punkten einstellt, kann in andere Körperbereiche ausstrahlen, die weit weg von dem Punkt liegen, auf den Sie Druck ausüben. Meist betreffen sie jene Areale, die der Patient als Problemzone beschreibt. So kann eine schmerzende Stelle im Gesicht auf Verspannungen der Halswirbel zurückgehen.

Die Technik

Die Triggerpunkte eignen sich sehr gut für die Selbstmassage, auch wenn ein Profi solche Stellen besser behandeln kann, sodass der lokale Stoffwechsel wieder angekurbelt und der Muskel wieder fit wird.

Sie können hier auf unterschiedliche Weise vorgehen: mit gleitendem Druck, Ausstreichen, Daumendruck, Kneten und Décordage.

Für weniger zugängliche Stellen wie zum Beispiel am Rücken sollten Sie einen Gummiball benutzen, den Sie zwischen Rücken und Wand kreisend bewegen. Arbeiten Sie langsam und mit gleichmäßigem Druck, sodass Sie in die Tiefe gehen können. Aber Vorsicht: Der Schmerz kann intensiv sein. Sollte dieser Fall eintreten, massieren Sie lieber kurz, aber regelmäßig. Üben Sie für fünf Sekunden Druck aus, dann reduzieren Sie diesen auf etwa die Hälfte. Wiederholen Sie diese Abfolge fünf- bis sechsmal. Sie können diese kurze Punktmassage mit anderen Techniken kombinieren, die den ganzen Körper einbeziehen.

Die Triggerpunkte sind zu zahlreich, um sie hier einzeln aufzuzählen. Sie finden Sie in diversen Büchern oder auf Postern, die im Internet erhältlich sind. Im Kapitel zur Selbstmassage (ab Seite 171) werden verschiedene Möglichkeiten vorgestellt, alltägliche Beschwerden zu lindern.

Bindegewebsmassage nach Elisabeth Dicke

Elisabeth Dicke war eine deutsche Krankengymnastin, die an schweren Durchblutungsstörungen litt. Während ihrer Krankheit massierte sie sich selbst und erzielte einschneidende Verbesserungen. Daraus entwickelte sie eine bestimmte Massagetechnik: die Bindegewebsmassage. Sie testete ihre Theorie in einer klinischen Studie an der Universität Freiburg und veröffentlichte, zusammen mit einer Kollegin, die Ergebnisse 1944 im Buch *Massage reflektorischer Zonen im Bindegewebe bei rheumatischen und inneren Erkrankungen*.

Bei der Technik nach Dicke wird das Bindegewebe, entsprechend in etwa der obersten Hautschicht, massiert. Das Ziel ist, den Zustand der behandelten Körperbereiche zu verbessern. Das Besondere an dieser Methode ist, dass man die schmerzende Stelle, die man zuvor durch Abtasten gefunden hat, nicht sofort direkt behandelt. Das ist die Phase der »Desensibilisierung«. Erst im zweiten Schritt werden die eigentlichen Spannungen angegangen, die als »Maxima« bezeichnet werden.

Die Technik

Sie werden hier »Striche ziehen«, um die entsprechenden Körperbereiche zu mobilisieren. Gehen Sie dabei langsam und sachte vor. Die Technik wird drei- bis viermal wiederholt.

Zielsetzung

Druck wird nach einer vorgegebenen Abfolge angewendet. Zuerst erfolgt der »kleine Aufbau« am Becken, dann der »große Aufbau« am Rücken und am Bauch.

Aktion und Reaktion

Die Technik ist hochwirksam, weil sie auf das neurovegetative System einwirkt. Die Reaktionen fallen teilweise heftig aus. Der Patient sollte sich nach der Behandlung Erholung gönnen. Mit dieser Massagetechnik können Sie Stress beseitigen, die Mikrozirkulation des Ober- und Unterhautgewebes anregen, chronische Schmerzen lindern und Atmung beziehungsweise Urinausscheidung verbessern.

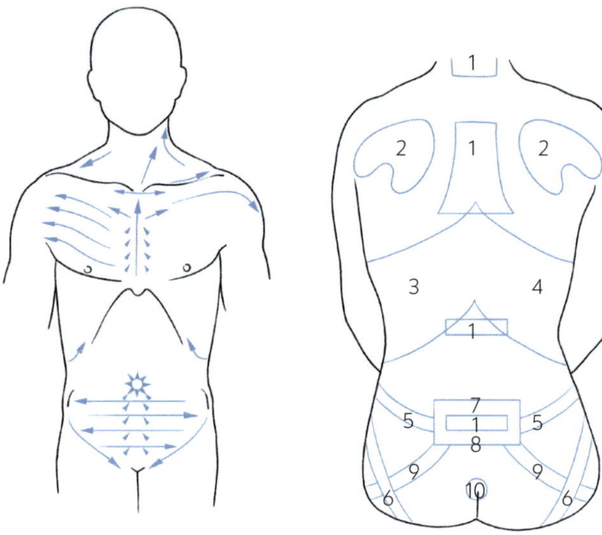

1: Kopf
2: Arme
3: Herz
4: Leber
5: lymphatische Venen
6: Beinarterien
7: Menstruation
8: Genitalien
9: Verstopfung
10: Blase

Reflexzonen des Fußes

Die Reflexzonenmassage ist ein wichtiger Teil der traditionellen chinesischen Medizin. In China gilt die Fußsohle als »Wächter und Sprecher der körperlichen und geistigen Gesundheit«. Dieses Wissen konnte aber nicht verhindern, dass man ab dem 17. Jahrhundert Mädchen die Füße so eng bandagierte, dass daraus ein winziger Fuß hervorging. Mit diesen Füßen, die nicht länger als 10 Zentimeter waren, konnten sich die Frauen nicht mehr selbstständig außerhalb des Hauses bewegen. Diese barbarische Technik wurde bis ins 20. Jahrhundert beibehalten.

In China gilt der Fuß als Wurzel des Baumes. Die Wurzeln müssen Wasser aus der Erde holen. Qi, die Lebensenergie, zirkuliert im ganzen Körper. Wenn sie jedoch gestört ist, zieht sie sich in die Füße zurück und macht bestimmte Bereiche sehr empfindlich. Durch Massage wird der Energiefluss wiederhergestellt. Die behandelnde Person spürt unter ihren Fingern gewisse Schwellungen oder »Sandkörner«, welche die Energie blockieren. An diesen »Reflexpunkten« setzt man mit Druck oder anderen Formen der Stimulierung an.

Die Punkte entsprechen bestimmten Organen (siehe Seite 224). Sie sind quasi eine Art »Fernbedienung«. Die Zuordnung der Punkte zu den Organen folgt einem Klassiker der chinesischen Medizin: *Huangdi neijing* (»Buch des Gelben Kaisers zu Inneren Medizin«), dessen Ursprünge bis weit vor unsere Zeitrechnung zurückreichen.

Es geht darin, wie in allen Werken der chinesischen Medizin, um das Zusammenspiel der Kräfte Yin und Yang. Der Energiefluss im Körper darf nicht behindert werden. Die Reflexzonentherapie sorgt dafür, dass das Gleichgewicht von Yin und Yang erhalten bleibt. Auf diese Weise wird Krankheiten vorgebeugt beziehungsweise werden bereits entstandene geheilt. Eine Sitzung dauert etwa 45 Minuten, wobei verschiedene Techniken wie Knetung, Reibung oder Abtasten zur Anwendung kommen. Diese Technik unterstützt die Behandlungen der westlichen Medizin.

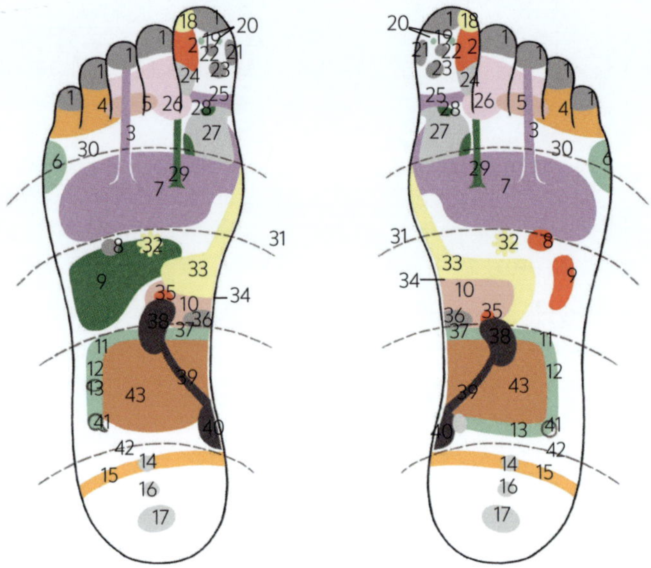

rechte Fußsohle **linke Fußsohle**

1: Stirnhöhlen
2: Trigeminusnerv
3: Bronchien
4: Ohr und Hörnerven
5: Eustachi-Röhre
6: Schulter
7: Lunge
8: Galle/Herz
9: Leber/Milz
10: Bauchspeicheldrüse, Pankreaskopf und -schwanz
11: rechte Kolonflexur, linke Kolonflexur
12: aufsteigender Dickdarm
13: Sigmaschlinge
14: Plexus hypogastricus
15: Ischiasnerv
16: Schlafpunkt
17: Eierstock/Hoden
18: Schläfe
19: Gehirn
20: Migräneknoten
21: Hypothalamus
22: Zirbeldrüse
23: Hypophyse
24: Kleinhirn
25: Kehle
26: Auge und Sehnerv
27: Schilddrüse
28: Nebenschilddrüse
29: Speiseröhre
30: Schultergürtel
31: Zwerchfelllinie
32: Solarplexus
33: Magen
34: Wirbelsäule
35: Nebennieren
36: Zwölffingerdarm
37: Querdarm
38: Niere
39: Harnleiter
40: Blase
41: Blinddarm
42: Fersenlinie
43: Dünndarm

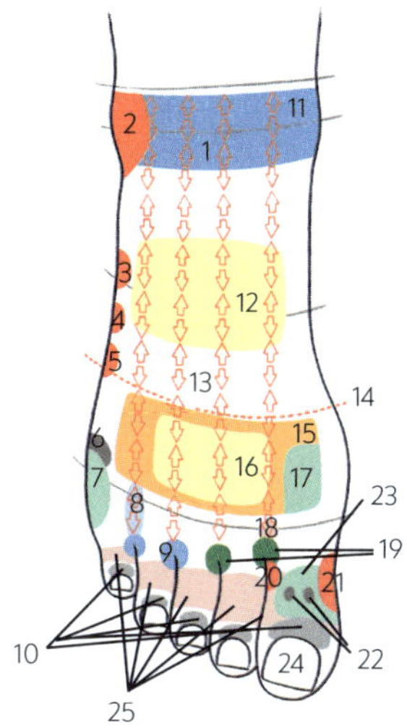

Oberseite des rechten Fußes

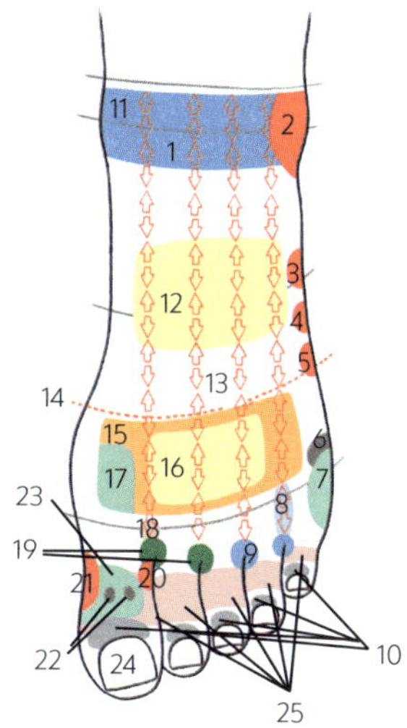

Oberseite des linken Fußes

1: Eileiter/Samenleiter
2: Hüfte
3: Knie
4: Ellbogen
5: Arm
6: Lymphknoten Achsel
7: Schulter
8: Innenohr (Gleichgewichtszentrum)
9: rechtes Ohr/linkes Ohr
10: Zähne
11: Lymphknoten Leiste
12: Rückenmitte
13: Lymphatisches System/Blutkreislauf
14: Zwerchfell
15: Brustkorb
16: Brust
17: Brustbein
18: Stimmbänder
19: rechtes Auge/linkes Auge
20: Stressknoten
21: Zunge
22: Amygdala
23: Kiefer und Zahnfleisch
24: Haare
25: Schädel

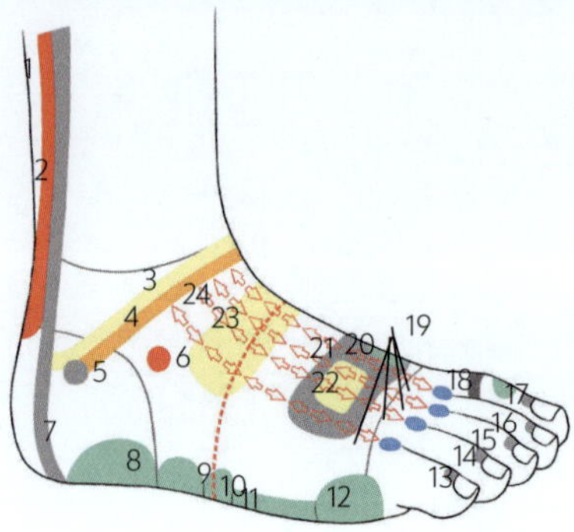

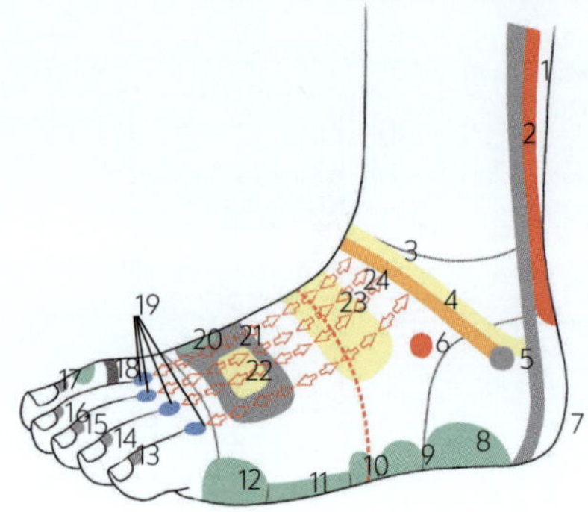

Außenseite des rechten Fußes

Außenseite des linken Fußes

1: chronische Probleme der Fortpflanzungsorgane
2: Ischiasnerv
3: Lymphknoten Leiste
4: Eileiter/Samenleiter
5: Eierstock/Hoden
6: Iliosakralgelenk
7: Beckenbodenmuskeln
8: Hüfte
9: Knie
10: Ellbogen
11: Arm
12: Schulter
13. Weisheitszahn
14: Backenzähne
15: vordere Backenzähne
16: Schneidezähne/Eckzähne
17: Kiefer und Zahnfleisch
18: Hals
19: obere Lymphknoten
20: Brustbein
21: Brustkorb
22: Brust
23: Rückenmitte
24: Lymphsystem/Blutkreislauf

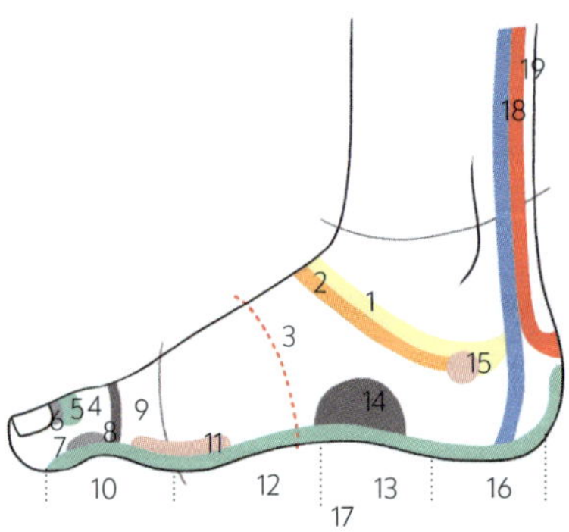

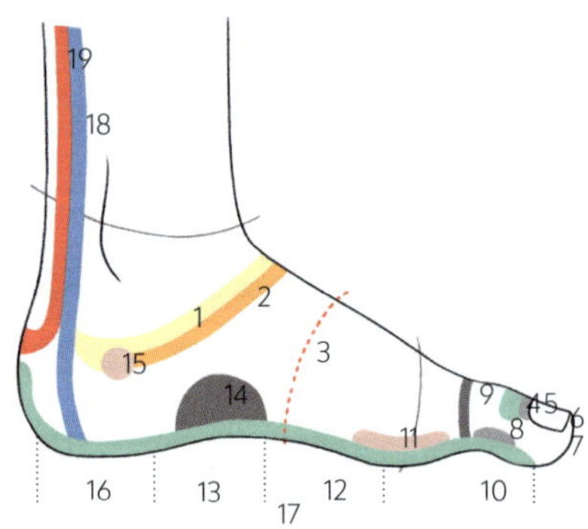

Innenseite des rechten Fußes

Innenseite des linken Fußes

1: Lymphknoten Leiste
2: Eileiter/Samenleiter
3: Zwerchfell
4: Kiefer/Zahnfleisch
5: Zähne
6: Haare
7: Synchondrosis sphenobasilaris (SSB)
8: Nase
9: Hals
10: Halswirbel
11: Thymusdrüse
12: Rückenwirbel
13: Lendenwirbel
14: Blase
15: Gebärmutter/Prostata
16: Steißbein/Kreuzbein
17: Wirbelsäule
18: Ischiasnerv
19: chronische Probleme der Fortpflanzungsorgane

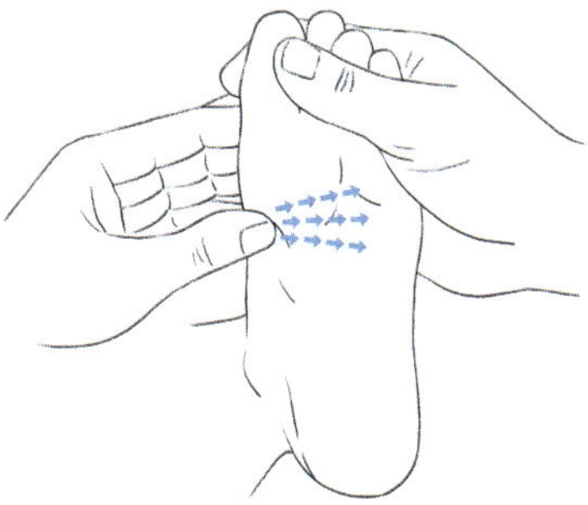

1. Streichen Sie mit dem Daumen fest von der Fußinnen- zur Außenseite.

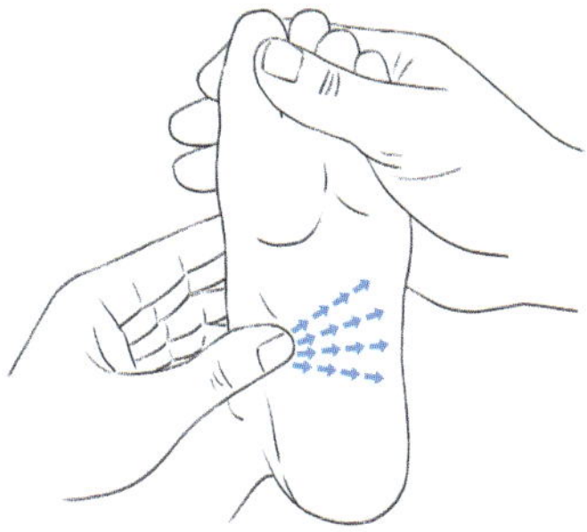

2. Führen Sie die gleiche Bewegung einige Zentimeter weiter unten durch, von innen nach außen.

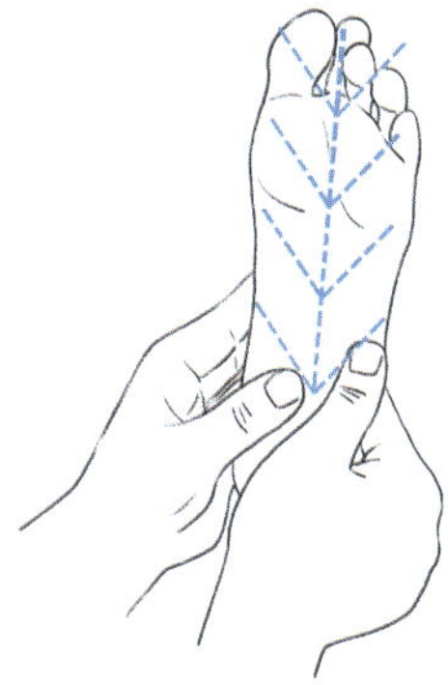

3. Streichen Sie mit beiden Daumen aus der Mitte der Fußsohle jeweils schräg nach oben. Setzen Sie dabei immer eine Daumenbreite weiter oben an.

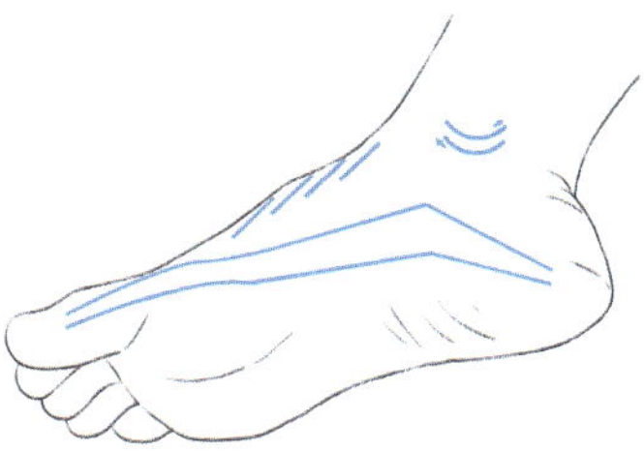

4. Üben Sie mit dem Daumen spürbaren Druck an der Innenseite aus, von der Ferse nach vorn.

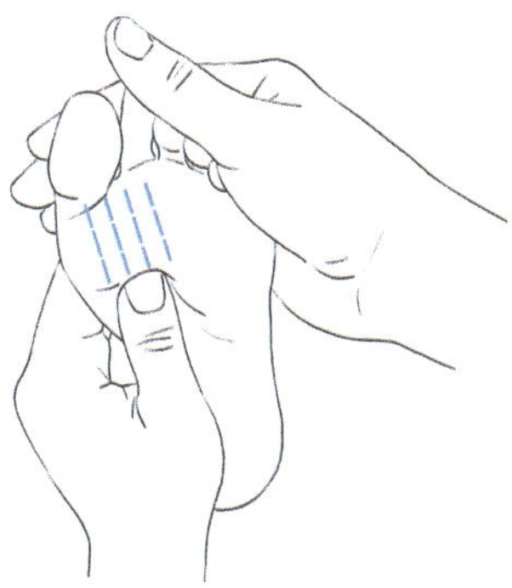

5. Setzen Sie mit dem Daumen unterhalb des Großzehenballens an und streichen Sie nach oben Richtung Zehen.

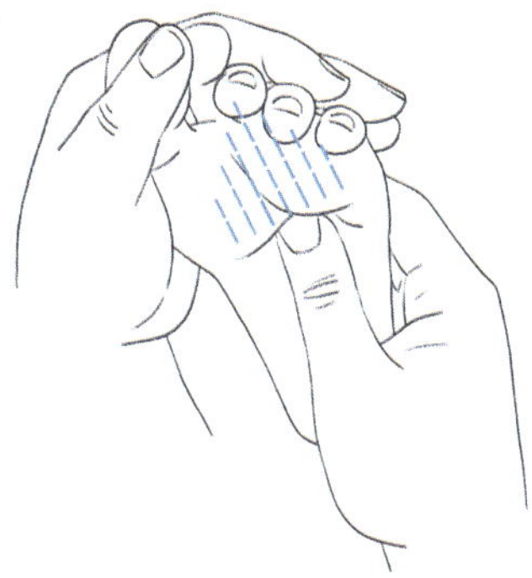

6. Die gleiche Bewegung führen Sie auch unterhalb der anderen Zehenballen aus.

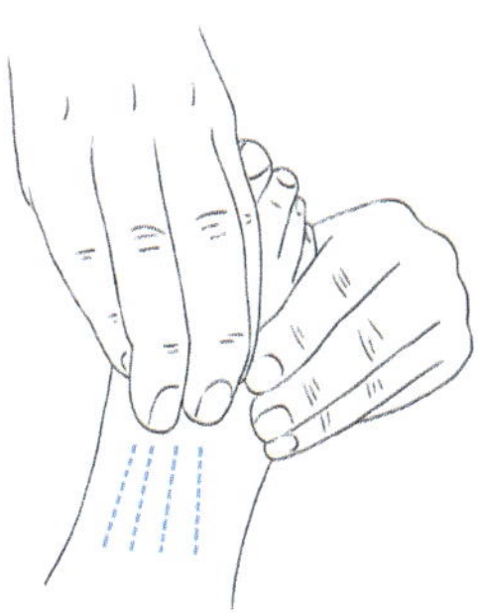

7. Setzen Sie beide Daumen unter dem Zehenballen auf und streichen Sie mit gleichmäßigem Druck auf dem Fußrücken mit den Fingern vom Mittelfuß zu den Zehen.

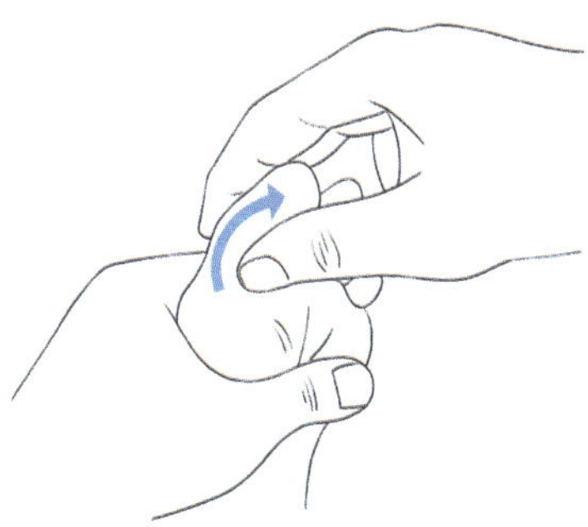

8. Ziehen Sie mit Daumen und Zeigefinger am großen Zeh und bewegen Sie ihn vorsichtig nach links und rechts.

Wiederholen Sie jede der Bewegungen zehnmal.

Aurikulotherapie

Die Aurikulotherapie nutzt wie die traditionelle chinesische Medizin die Reflexpunkte am Ohr. Entdeckt wurde die Aurikulotherapie allerdings erst in den 1950er-Jahren von dem Arzt und Medizintechniker Paul Nogier. Dabei werden Reflexpunkte stimuliert, die Nogier am Ohr ausgemacht hat, dessen Form einem Embryo gleicht (siehe Skizze). Die Behandlung erfolgt mit Akupunkturnadeln, Massage oder einem dünnen Stab. Dieses somatotopische Prinzip geht davon aus, dass bestimmte Stellen am Ohr bestimmten Organen beziehungsweise Bereichen des Körpers entsprechen.

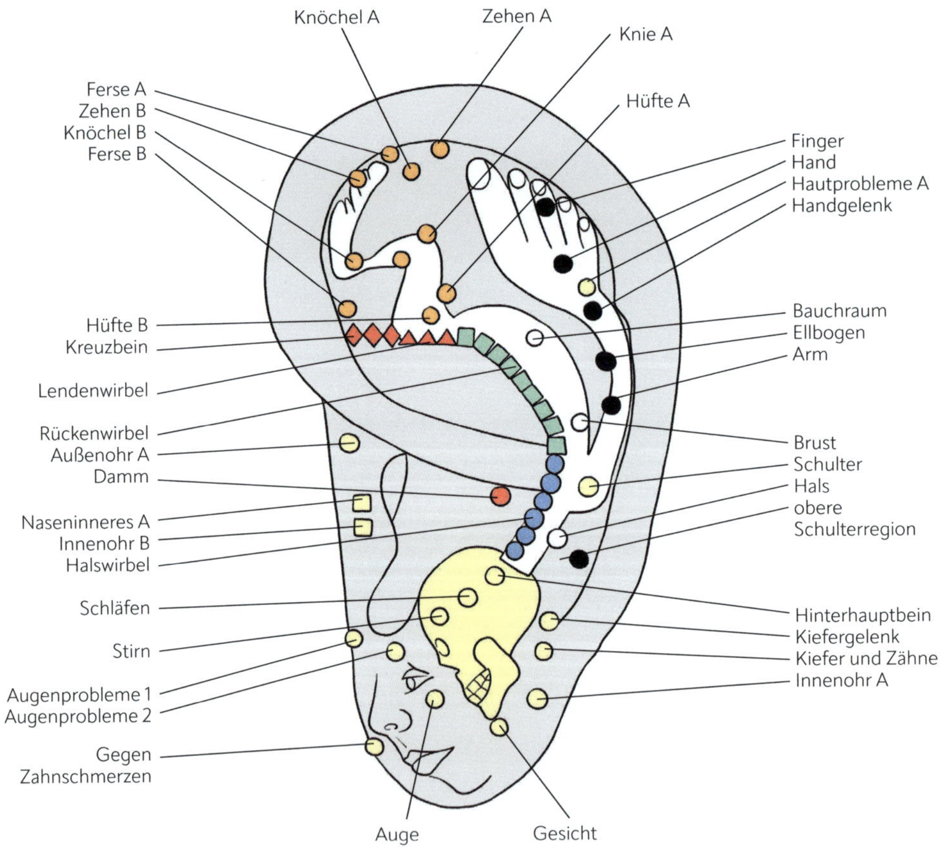

Einen wissenschaftlichen Beleg gibt es dafür nicht. Aber auch, wenn die Ohrakupunktur oder -akupressur originär nicht aus der traditionellen chinesischen Medizin kommt, wird sie mittlerweile doch in die gängige TCM-Praxis mit eingebunden, insbesondere in Form von Ohrmassagen, die dem Gehirn Sauerstoff zuführen sollen. Auch in der ayurvedischen Medizin spielt das Ohr eine wichtige Rolle. Seine Behandlung lindert Stress, Nikotinsucht und die Folgen einer Fehlernährung.

Die folgenden Massagekniffe können Sie nach Belieben auswählen und kombinieren. Wiederholen Sie jede Bewegung zehnmal und achten Sie immer auf gleichmäßigen Druck (beachten Sie auch die nächste Seite).

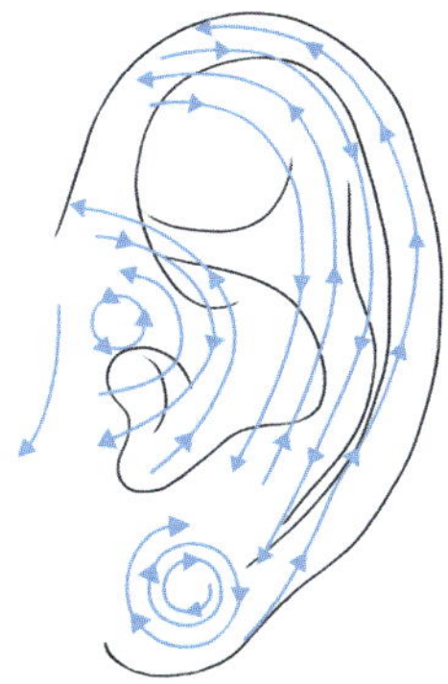

Ziehen Sie mit dem Finger Striche in Pfeilrichtung. Gleichmäßiger Druck.

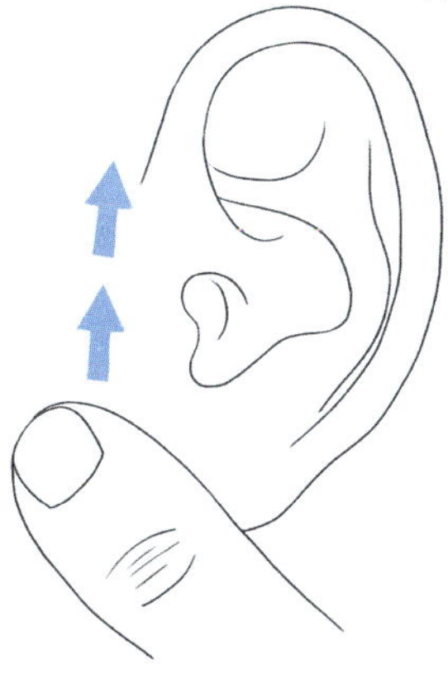

1. Legen Sie den Finger an den unteren Ansatz des Ohrs und schieben sie ihn mit gleichmäßigem Druck nach oben.

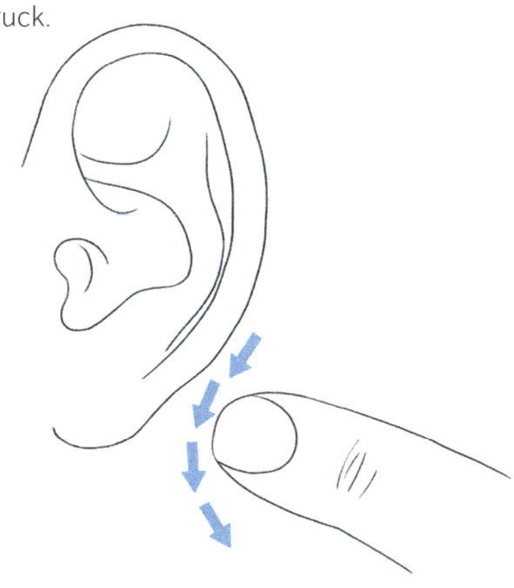

2. Setzen Sie nun den Finger hinter dem Ohr, etwas oberhalb des Ohrläppchens, an und streichen Sie im Halbkreis nach unten Richtung Hals.

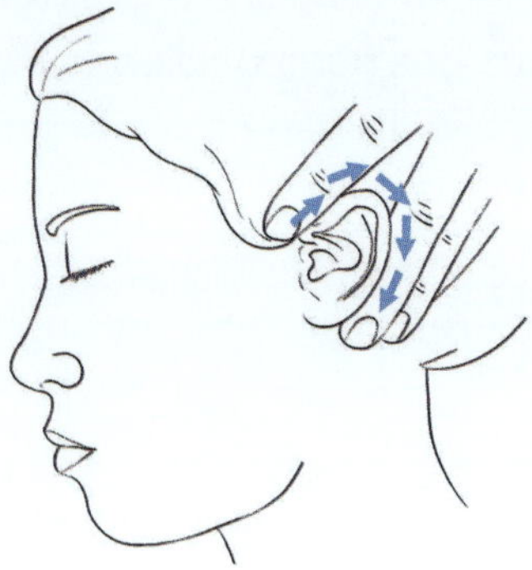

1. Legen Sie Zeige- und Mittelfinger um die Ohrmuschel und führen Sie eine drehende Bewegung durch, sodass sich der Mittelfinger zum Ohrläppchen bewegt.

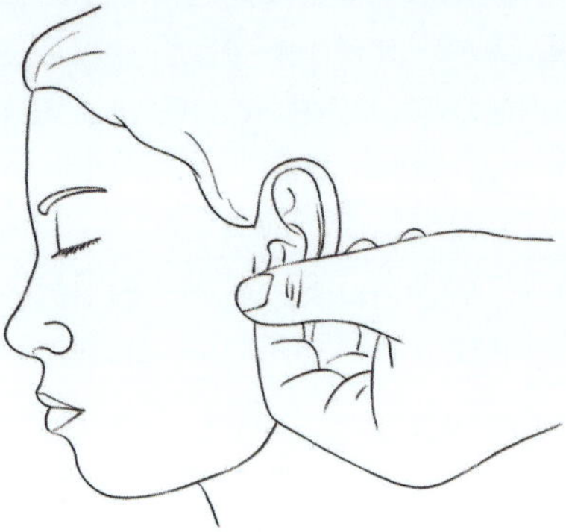

2. Massieren Sie mit Daumen und Zeigefinger das Ohrläppchen.

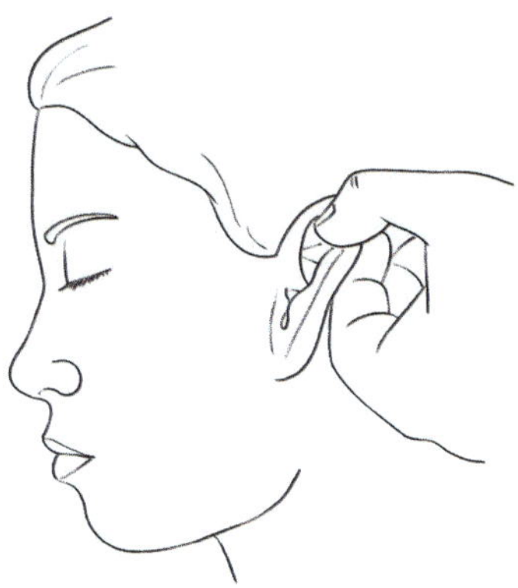

3. Massieren Sie mit Daumen und Zeigefinger den oberen Teil der Ohrmuschel.

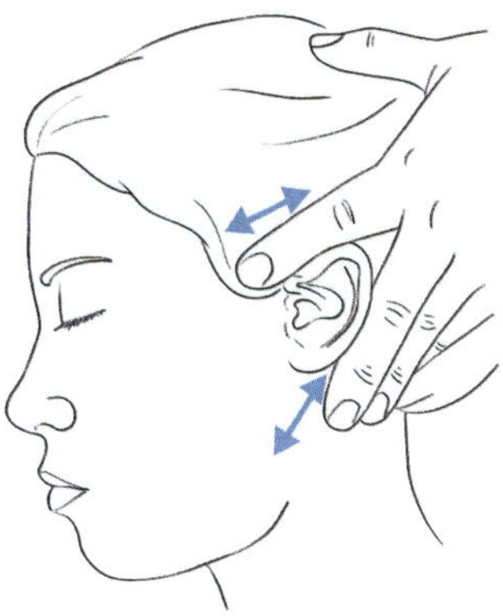

4. Massieren Sie den Bereich um das Ohr, indem Sie Zeige- und Mittelfinger in Pfeilrichtung vor- und zurückbewegen.

6

MASSAGEN AUS ALLER WELT

Unterschiedliche Methoden – gleiches Ziel

Schon Michel de Montaigne meinte, dass Leben nichts anderes sei als Bewegung. Und es ist tatsächlich erstaunlich, wie sehr Medizin und Philosophie sich im Laufe der Jahrhunderte gegenseitig inspiriert haben. In alter Zeit studierte man die Bewegung der Planeten und leitete daraus die Vorstellung ab, dass alles in Bewegung sei. Von den Theorien der griechischen Atomisten bis zu den Zyklen von Nacht und Tag gingen alle Zivilisationen von einem zyklischen »Fluss« im menschlichen Körper aus.

Die Massagen aus anderen Teilen der Welt haben diesen Punkt gemeinsam: Es gilt, diese innere Bewegung nicht zu behindern. Die Flüssigkeiten im Körper tragen das Leben, daher müssen sie frei fließen können. Der Masseur oder die Masseurin behandelt also nicht ein einzelnes Organ, sondern den gesamten Körper. Das nennt man »ganzheitlich«. Die Massage fördert ebendiesen freien Fluss.

Von China über Indien bis hin zum Mittleren Osten nimmt die Massage einen wichtigen Platz in der Pflege des Körpers und der Gesundheit ein. Wir möchten Ihnen hier vor allem den »Geist« dieser Methoden nahebringen.

Reiki

Reiki ist eine manuelle Therapie japanischen Ursprungs, bei der meist einfach nur die Hände aufgelegt werden – ohne weitere Bewegung.

Es heißt, diese Therapie sei im 19. Jahrhundert entstanden. Mikao Usui, ein christlicher Mönch, ließ sich von den Wunderheilungen Jesu inspirieren und stellte Nachforschungen an, die ihn schließlich in ein Kloster bei Kyoto führten. Dort stieß der Mönch auf heilende Symbole, die der Buddha (5. vorchristliches Jahrhundert) hinterlassen haben soll. Andere Quellen erblicken den Ursprung des Reiki im Shintoismus (religiöse Glaubensform Japans) und im Zen-Buddhismus japanischer Prägung. Der Begriff selbst setzt sich aus zwei Schriftzeichen zusammen: *rei* für ein höheres Bewusstsein, das unser Leben steuert, und *ki* für die Lebensenergie des Körpers (im Chinesischen *qi* geschrieben). Beides zusammen steht für ein Bewusstsein, das die Energie unseres Körpers ausbalanciert.

Reiki ist eine natürliche Heilmethode, die ein Gleichgewicht zwischen Starrheit (im Sinn von Blockade, Stagnation, Rückfluss von Energien) und Flexibilität (im Sinn von Geschmeidigkeit des Körpers) schafft. Diese Suche nach Gleichgewicht stützt sich auf das Bewusstsein für die verschiedenen Signale unserer Organe.

Das Reiki kennt auch die Chakren – *Chakra* ist ein Sanskritbegriff, der wörtlich »Rad« bedeutet. Hierbei handelt es sich um Zentren, in denen ein lebhafter Energieaustausch stattfindet. Die hinduistische Tradition kennt sieben Hauptchakren, die miteinander in Einklang stehen.

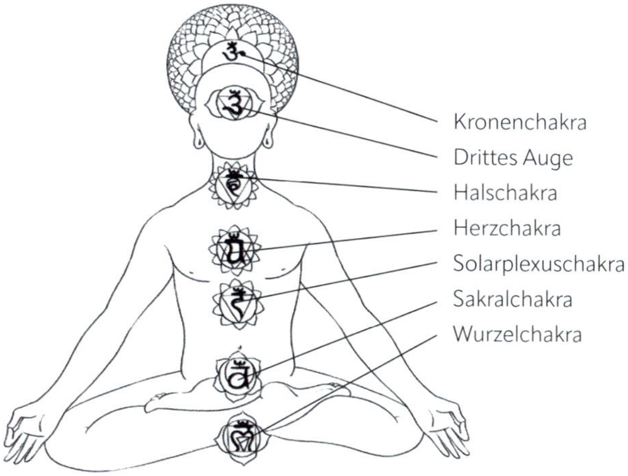

Im Reiki werden diese Zentren ausbalanciert, indem man die Hand auf sie legt.

Die Technik

Das Ausüben von Reiki setzt eine Ausbildung voraus, die sich nicht aus Büchern lernen lässt. Eine Reiki-Sitzung findet in vollkommener Stille statt. Die behandelte Person bleibt angezogen und nimmt eine bequeme Körperhaltung ein, gewöhnlich in Bauch- oder Rückenlage.

Wer Reiki gibt, legt beide Hände flach auf den Körper der behandelten Person, ohne Druck auszuüben. Diese Stellung wird mindestens drei Minuten beibehalten. Wird die Auflagestelle gewechselt, so geschieht dies erst mit der einen, dann mit der anderen Hand. Der Kontakt mit der behandelten Person reißt also nie ab. Von dort strahlt die Energie in den gesamten Körper hinein. Die behandelnde Person ist nur Kanal für die Energie des Lebens.

Bevor Sie die Hände auflegen, beginnen Sie ganz ohne Körperkontakt den Energiefluss anzuregen. Dabei halten Sie Ihre Hände in etwa 15 Zentimetern Abstand über dem Körper der behandelten Person.

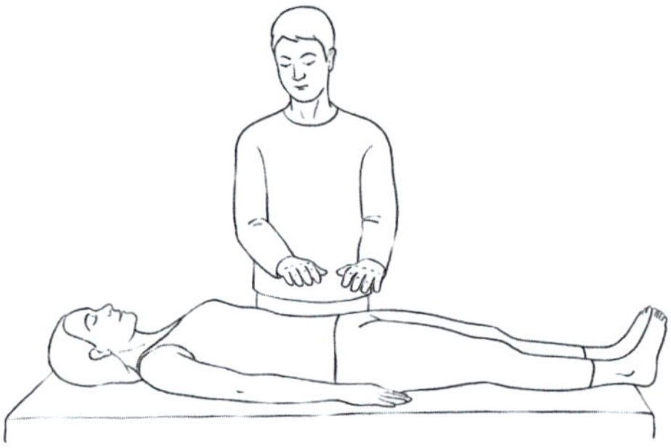

1. Halten Sie die Hände über den Bauchraum.

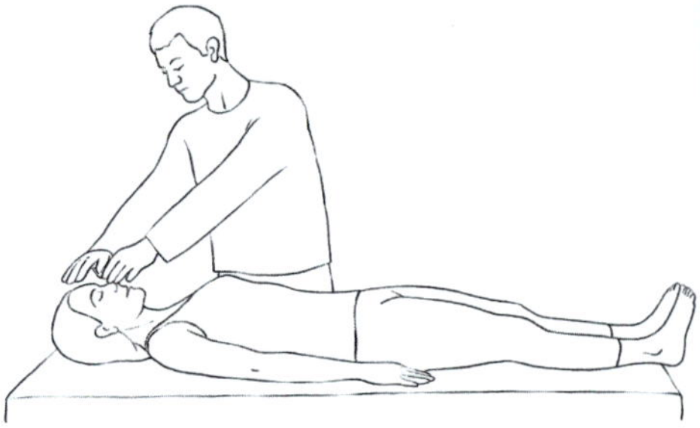

2. Bewegen Sie sie dann über den Kopf.

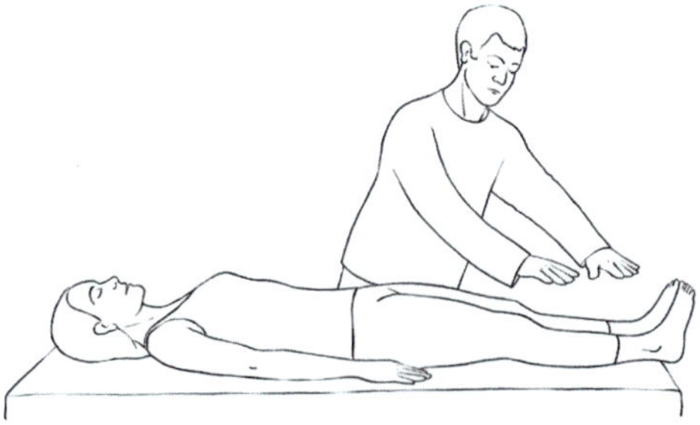

3. Schließlich halten Sie die Hände über die Füße der behandelten Person.

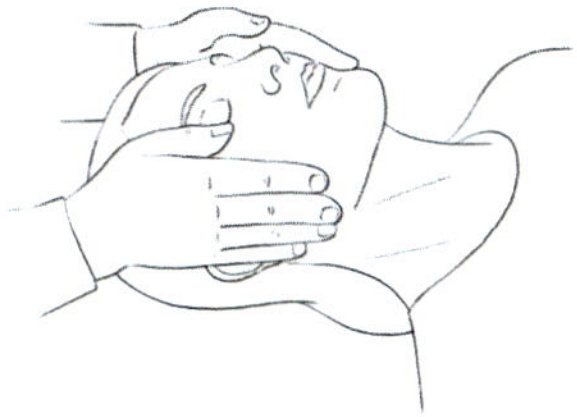

1. Legen Sie die Hände auf die Schläfen der behandelten Person.

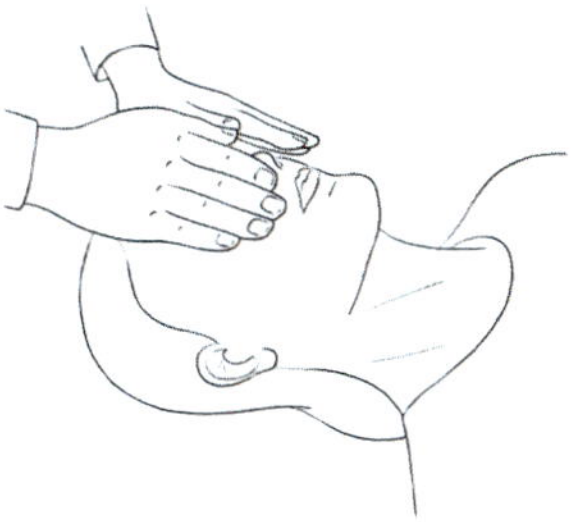

2. Und auf die Augen.

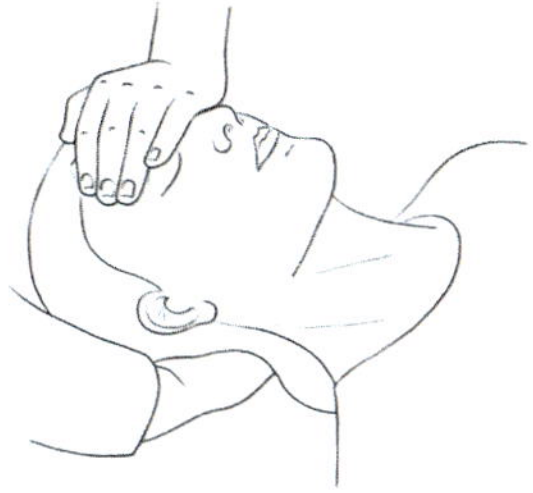

3. Legen Sie eine Hand in den Nacken der behandelten Person, die andere auf die Stirn.

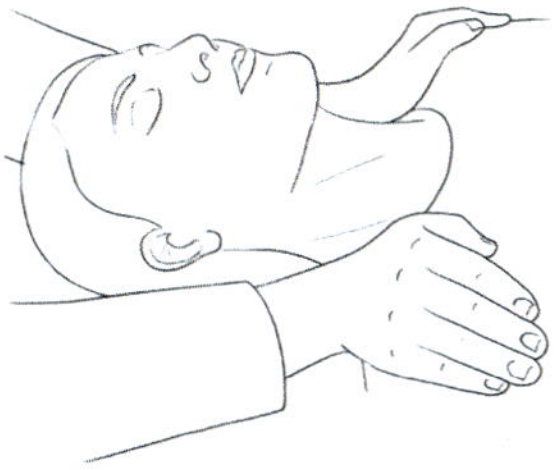

4. Platzieren Sie beide Hände auf den Schultern der behandelten Person.

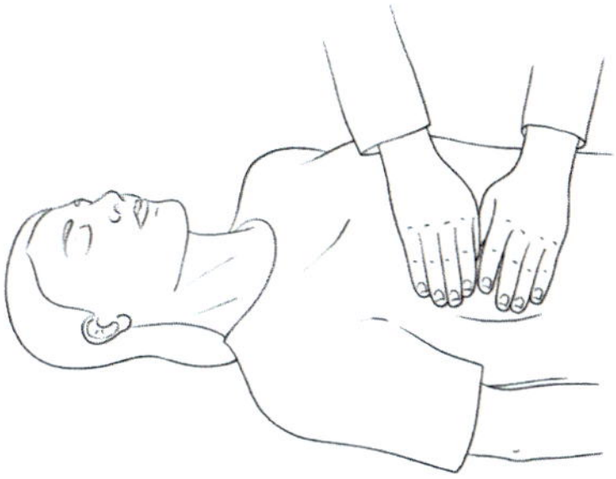

5. Legen Sie die Hände etwa in Höhe der Leber auf (rechter Oberbauch).

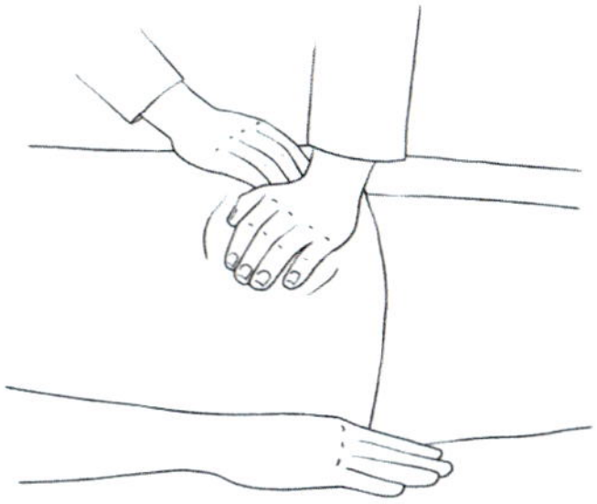

6. Und auf den Bauch.

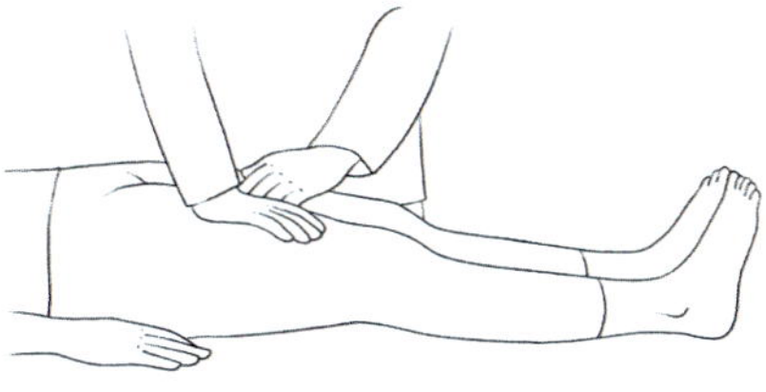

7. Schließlich legen Sie je eine Hand auf die Oberschenkel.

Selbstbehandlung

Mit dieser einfachen Übung können Sie Tag für Tag Ihren Energiefluss ausbalancieren. Sie legen dazu die Hände auf fünf der sieben Chakren auf.

Positionieren Sie die Hände wie in den Abbildungen gezeigt. Halten Sie jede Position etwa drei Minuten. Die ganze Sitzung dauert ungefähr 20 Minuten.

Es kann die Behandlung unterstützen, wenn Sie sich selbst positive Gedanken schicken. Wiederholen Sie im Geist einen einfachen Satz, der keinerlei Verneinung enthalten soll, weil dies unser Unbewusstes nicht versteht. Zum Beispiel: »Mir geht es gut.«

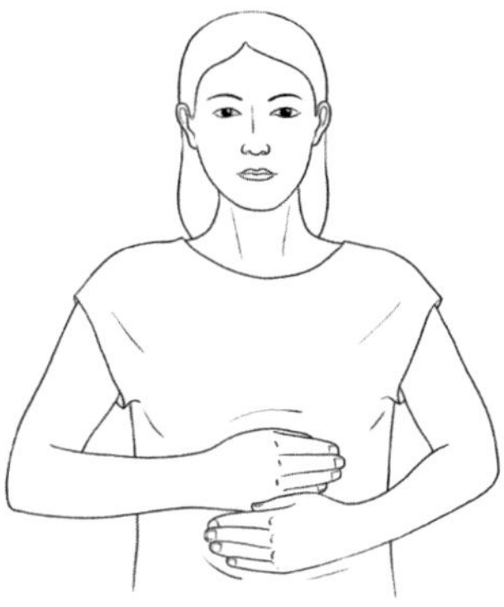

1. Legen Sie sich die Hände auf den Bauch.

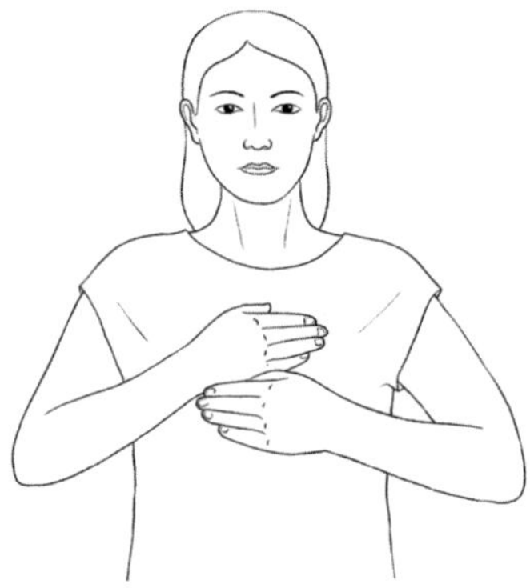

2. Dann positionieren Sie Ihre Hände auf Brusthöhe.

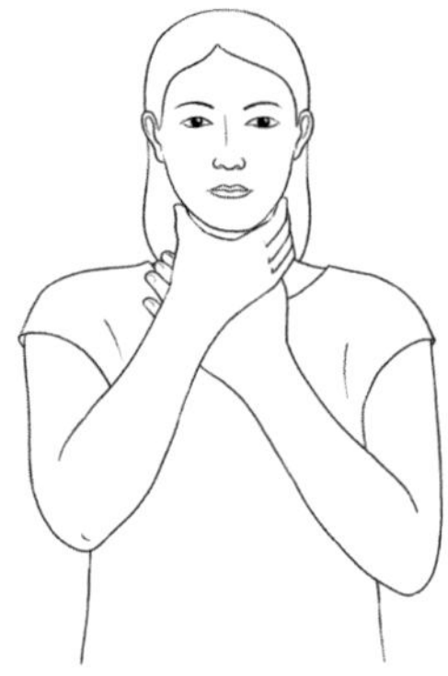

3. Und dann am Hals.

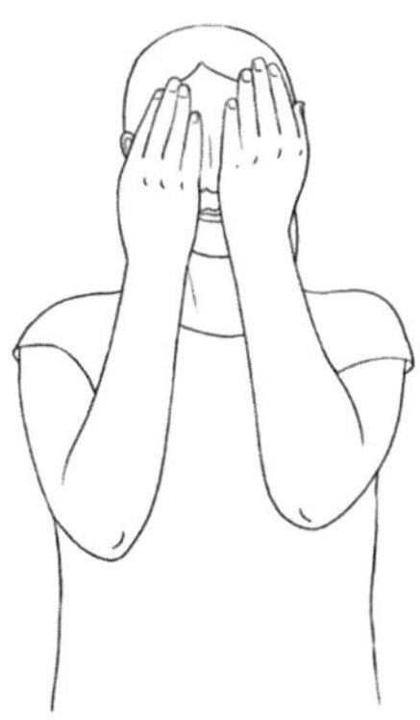

4. Bedecken Sie die Augen.

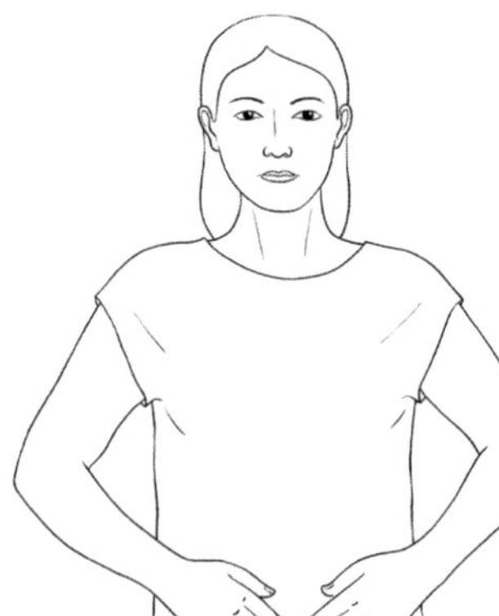

5. Legen Sie die Hände auf den Unterleib.

Ayurveda

Der Sanskritbegriff *ayur* meint »Leben« oder »Lebenskraft«, *veda* heißt »Wissen«. Das System soll vor gut 5000 Jahren im Industal entstanden sein und ist auch heute noch sehr präsent. Es wird an Universitäten in Indien und Großbritannien gelehrt, weil es eine vollständige medizinische Disziplin darstellt mit Allgemeinmedizin, Chirurgie und Kinderheilkunde. Die Methode beruht auf der Vorstellung von den fünf Energien: Äther (Kosmos), Luft, Feuer, Wasser und Erde. Die Kombination dieser Elemente bringt alles hervor, was ist, auch den menschlichen Körper.

Die Chakren sind Energiezentren, die sich über den ganzen Körper verteilen und mit unseren Drüsen zu tun haben. Unsere körperliche und seelische Gesundheit hängt vom Gleichgewicht dieser Energien ab.

Im Ayurveda legt man großen Wert auf richtige Ernährung, den Lebensstil, die Art zu denken und eine ausgeglichene Gestaltung des Alltags. Dementsprechend werden als heilkräftig eingesetzt: Ernährung, Bäder, Schlaf, Meditation, Yoga, Atmung, Waschungen und Massagen. Dabei kommt der Massage eine entscheidende Rolle zu. Zum einen geht es darum, die Flüssigkeiten im Körper wieder in Bewegung zu bringen. Dies gilt vor allem für den Rücken und den Liquor, die Rückenmarksflüssigkeit, die zwischen Schädel und Kreuzbein zirkuliert.

Die Massagen bringen den Körper wieder ins Gleichgewicht und sorgen für:

- Entspannung und Wohlbefinden sowie Stressabbau,
- verbesserten Blutkreislauf,
- Energie,
- Verbesserung des Hautbildes,
- gestärkten Muskeltonus,
- freie Gelenke,
- Unterstützung der Verdauung,
- Unterstützung des Immunsystems,
- Selbstsicherheit und -wertschätzung.

Im Ayurveda geht es darum, Krankheiten zu verhindern, indem man Stagnation beseitigt und Giftstoffe ausleitet, welche die Verdauung im Körper hinterlässt. Und natürlich geht es um den Ausgleich der Chakren, der Energiezentren.

Dies wird durch die berühmte Ölmassage (Abhyanga) erreicht, die nach einer ersten Einschätzung der individuellen Konstitution verordnet wird. Diese hängt vom Gleichgewicht der Kräfte im Moment Ihrer Geburt ab.

- **Sie sind ein Vata-Typ (Luft):** Die Massage ist langsam und wärmt. Man massiert mit nährenden und entspannenden Ölen, damit Sie sich besser verwurzeln können.
- **Sie sind ein Pitta-Typ (Feuer):** Ihre Massage wird schneller ausgeführt und wärmt weniger.
- **Sie sind ein Kapha-Typ (Wasser):** Die Massage wird trocken ausgeführt und wirkt stimulierend, um Blut- und Lymphkreislauf anzuregen.

Die Techniken

Es werden viele Techniken eingesetzt, die wir als »Grundtechniken« (ab Seite 33) kennengelernt haben: Abtasten, Effleurage, gleitender Druck, Zug, Dehnung, Reibung, Knetung und Klopfen. Massiert wird der ganze Körper. Es gibt allerdings auch nur lokal angewendete Techniken wie das *shiro abhyanga*, das sich auf Kopf und Schultern beschränkt, oder das *kansu*, die Massage der Fußsohle.

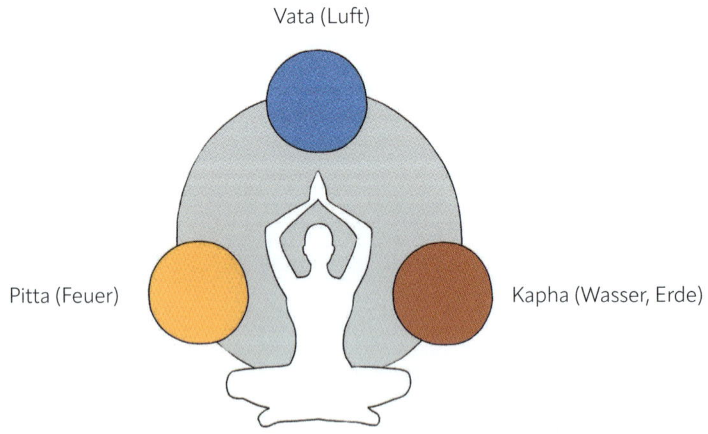

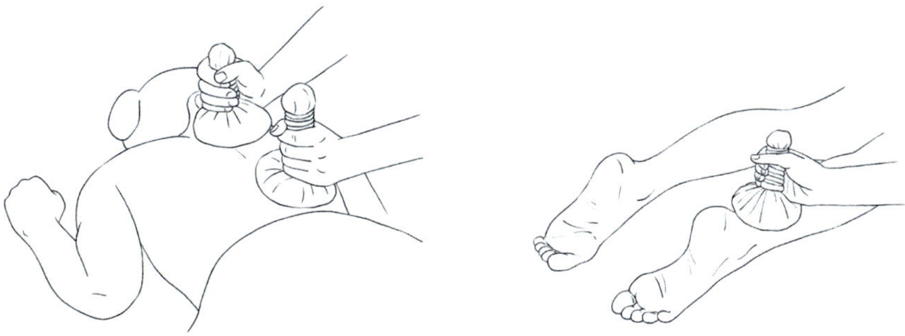

Anwendung von warmem Öl mithilfe von Stempeln

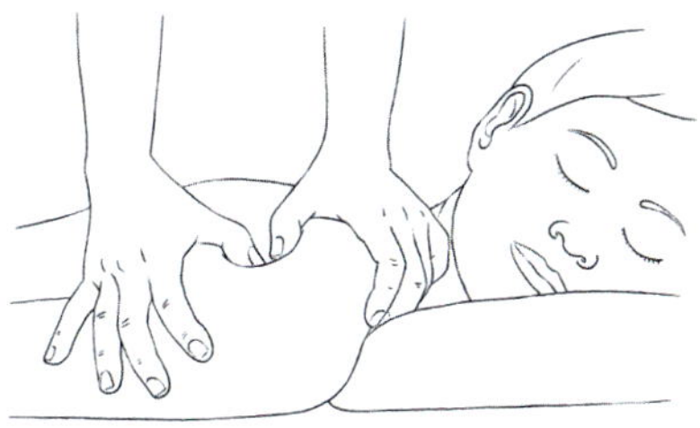

Tiefer Druck mit den Fingern

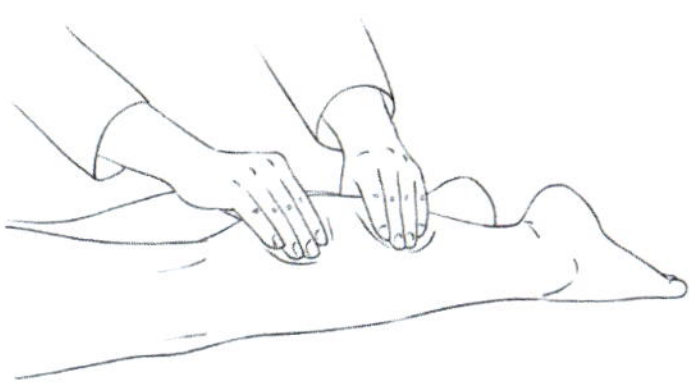

Décordage der Wade

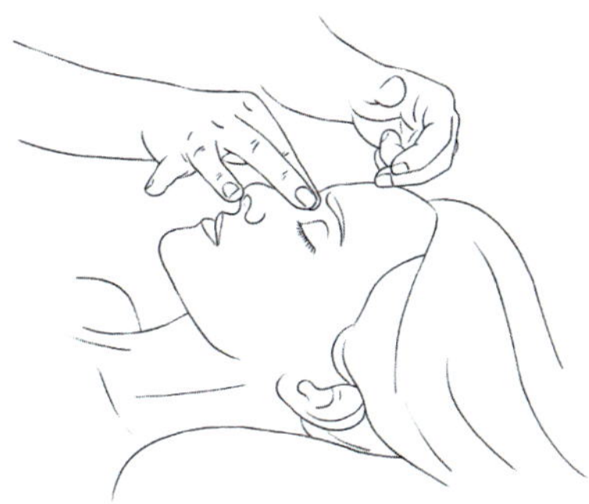

Ausgleichende Technik

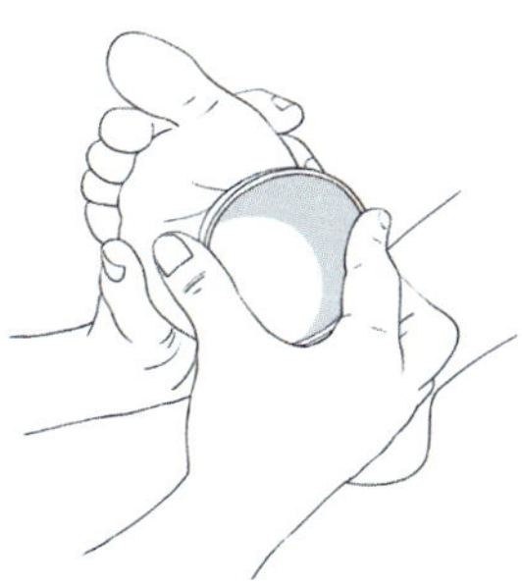

Massage mit einem Gefäß

Shiatsu

Das japanische Schriftzeichen *shi* bedeutet »Finger« und *tsu* heißt »Druck«. Es geht dabei um eine manuelle Therapie, die auf Massagen und Mobilisierung beruht. Shiatsu ist inspiriert von der chinesischen Medizin, die buddhistische Mönche im 6. Jahrhundert aus China mitbrachten. Es stammt vom *Tuina* ab und stellt »die Kunst, Energien im Körper zu lenken« dar. Es gleicht die Kräfte von *yin* (Erde) und *yang* (Himmel) aus, um ein Gleichgewicht zu erzielen. »Volle« Organe wie Lungen, Herz, Leber, Milz und Nieren gehören zu den Yang-Meridianen, die Energien verteilen. Die »hohlen« Organe wie der Darm, der Magen und die Blase sind Teil der Yin-Meridiane. Idealerweise stehen Yin und Yang im Gleichgewicht. Shahine Ismail, Shiatsu-Spezialistin, meint dazu: »Durch seine aufrechte Haltung verbindet der Mensch die Erde, aus der er über die Füße seine Energie zieht wie ein Baum mit seinen Wurzeln, mit dem Himmel – durch die Luft, die er atmet, und durch seine Spiritualität. Für die Asiaten ist das Hara (der Körperschwerpunkt) im Bauch das zweite Gehirn. Praktisch sorgt die Shiatsu-Massage dafür, dass die Energie von einem Ende des Körpers zum anderen fließt, was unter anderem durch die Rückenmarksflüssigkeit geschieht. Normalerweise ist unsere Energie im Kopf blockiert. In der westlichen Gesellschaft spielt der Puritanismus eine bedeutende Rolle. Die Fleischlichkeit ist für Christen tabu, auf den eigenen Körper zu hören ein Zeichen von Schwäche. Im Osten ist das anders. In Japan wird Shiatsu häufig in der Familie praktiziert, ohne jeden Hintergedanken.«

Tatsächlich wird Shiatsu oft mit Meditation und Atemtechniken kombiniert. Die massierte Person sollte bei guter Gesundheit sein und sich vor der Massage entspannen oder Qigong üben. Traditionell wird Shiatsu auf einem Futon am Boden gegeben (hierbei sitzt die massierende Person). So hat die ausübende Person viel Platz, um den Körper der Patientin oder des Patienten zu umrunden. Die Massage beginnt am Kopf und endet bei den Zehen.

Die gezeigten Kniffe und Massagen der unterschiedlichen Körperpartien können Sie nach Belieben kombinieren.

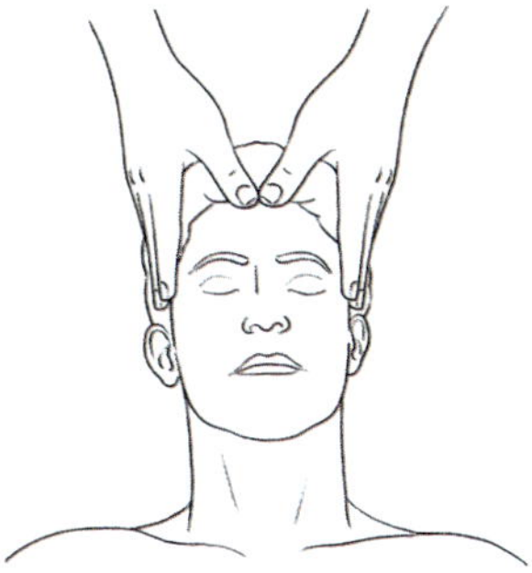

1. Legen Sie die Daumen in der Mitte des Kopfes am Haaransatz an. Üben Sie langsam Druck aus, den Sie allmählich steigern – ohne Bewegung.

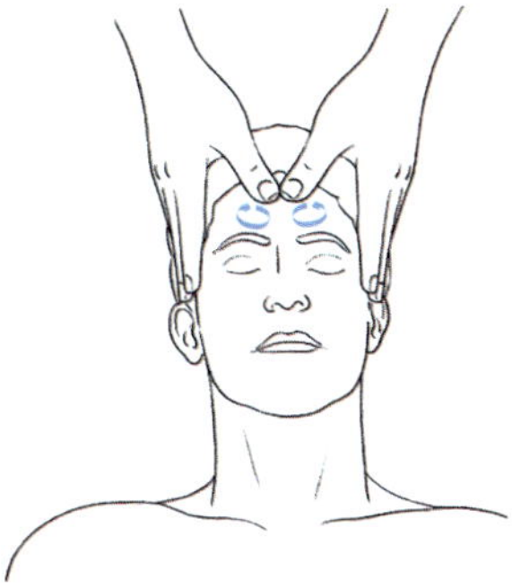

2. Nun führen Sie mit sanftem Druck kreisende Bewegungen aus.

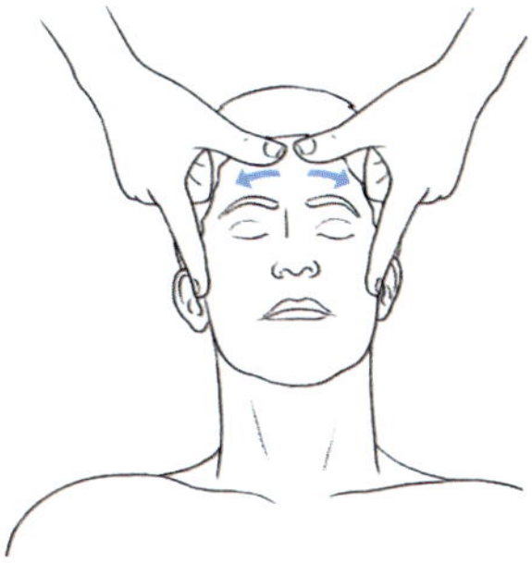

3. Sie legen die Daumen wieder in der Mitte an und streichen die Stirn zur Schläfe hin mit leichtem Druck aus.

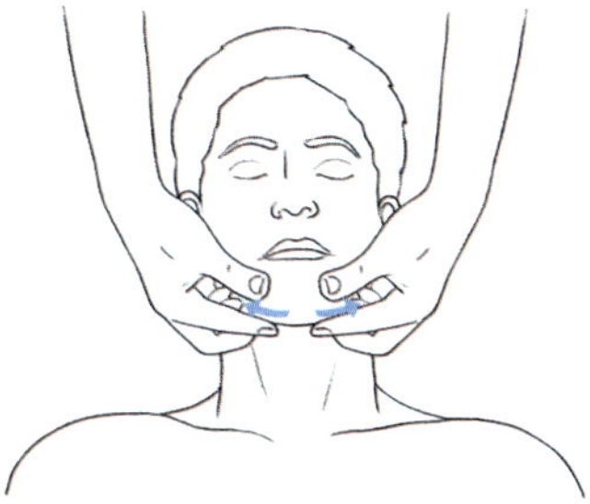

4. Nehmen Sie mit Daumen und Zeigefinger sachte die Haut in der Mitte des Kinns auf. Gehen Sie in kleinen Schritten zu den Wangen über.

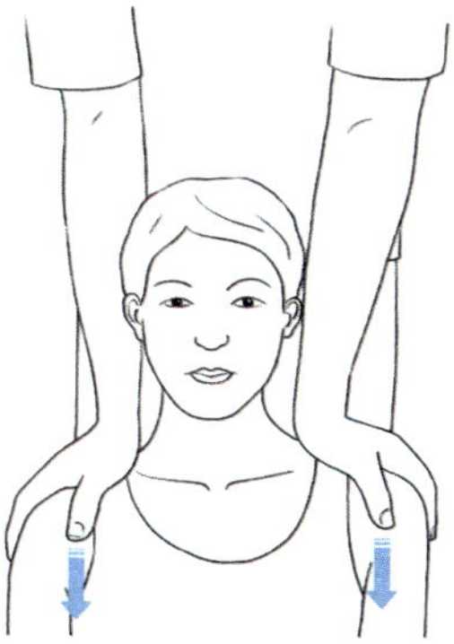

1. Legen Sie die Hände auf die Schultern und drücken Sie diese gleichzeitig nach unten. Der Griff sollte fest sein und sich allmählich verstärken.

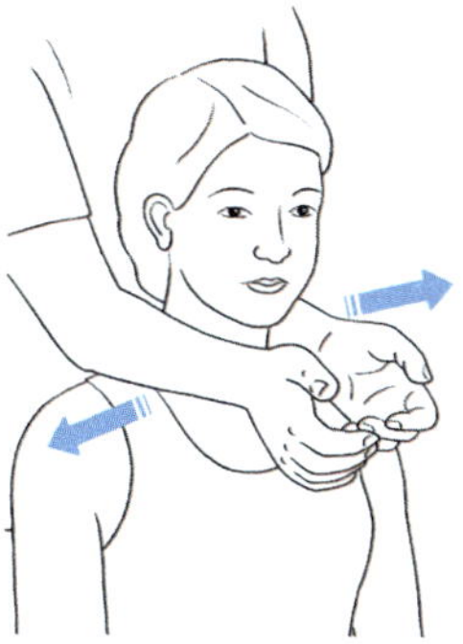

2. Legen Sie die Unterarme seitlich am Halsansatz auf und streichen Sie mit festem Druck Richtung Schultern.

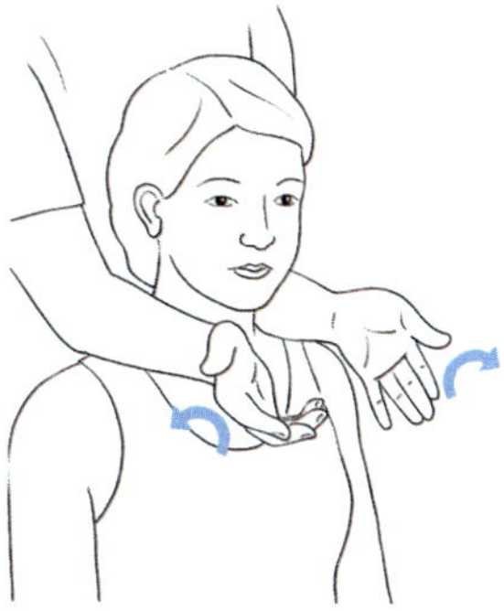

3. Legen Sie die Unterarme wieder seitlich am Halsansatz an und üben Sie festen Druck aus. Nun drehen Sie die Handflächen nach außen.

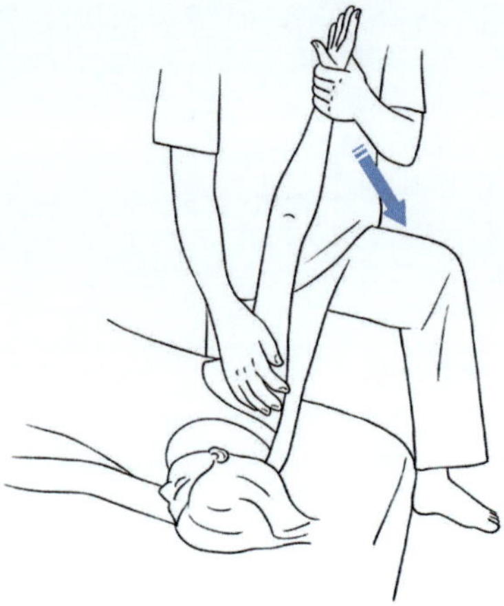

1. Legen Sie eine Hand auf die Schulter, mit der anderen greifen Sie das Handgelenk und heben den Arm senkrecht nach oben an.

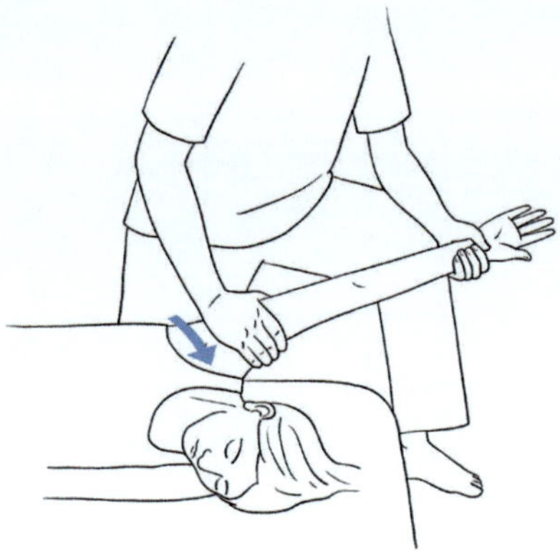

2. Senken Sie den angehobenen Arm in Richtung Kopf der behandelten Person ab. Die Hand am Schultergelenk übt leichten Druck aus.

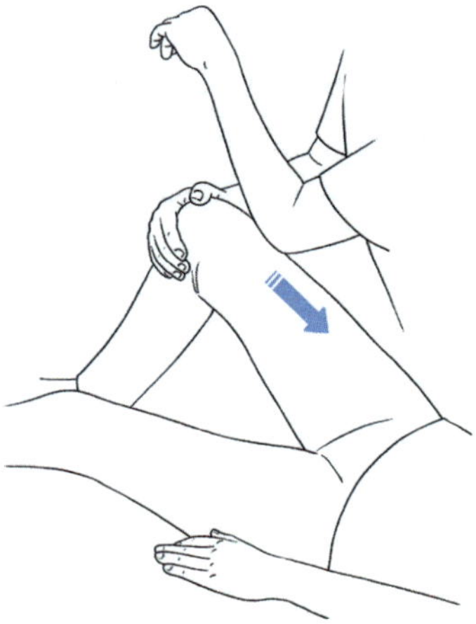

Heben Sie das Knie der behandelten Person an. Streichen Sie mit dem Ellbogen unter festem Druck vom Knie bis zur Leiste.

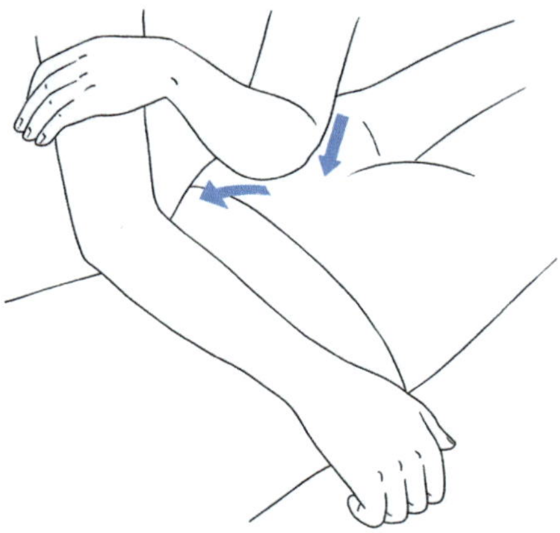

Setzen Sie den Ellbogen auf der Pobacke auf und üben Sie langsam festen Druck aus.

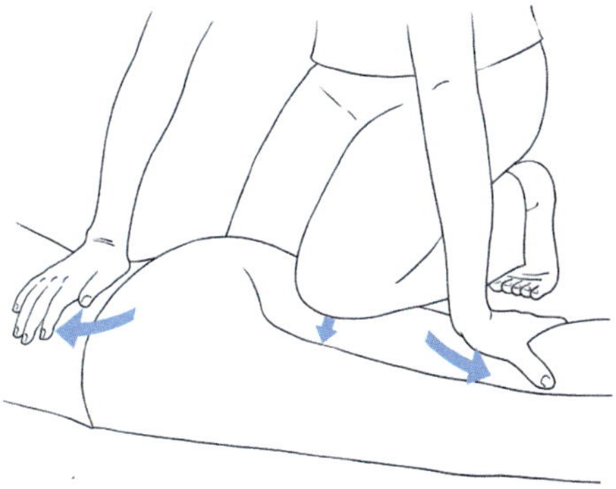

Legen Sie eine Hand flach am Rücken an, die andere am Knie. Setzen Sie Ihr Knie auf den Oberschenkel und führen Sie die Hände auseinander, während Sie mit dem Knie Druck ausüben.

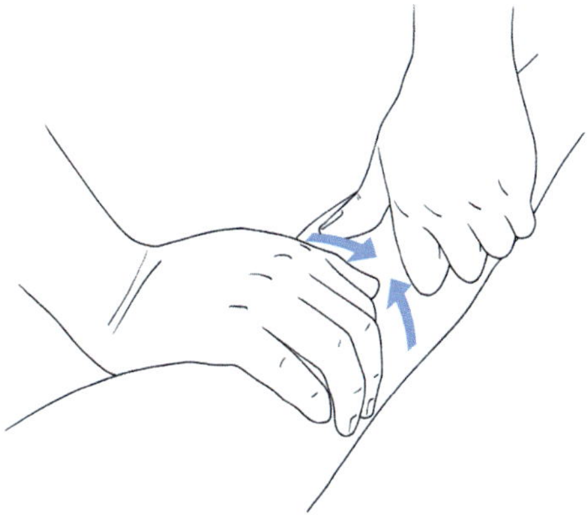

Beugen Sie die Finger im mittleren Gelenk. Setzen Sie diese und den Daumen jeweils an den Außenseiten der Kniekehle an (die andere Hand hält über dem Knie dagegen). Nun pressen Sie Daumen und übrige Finger langsam fest zusammen, wobei Sie von außen zur Mitte gehen.

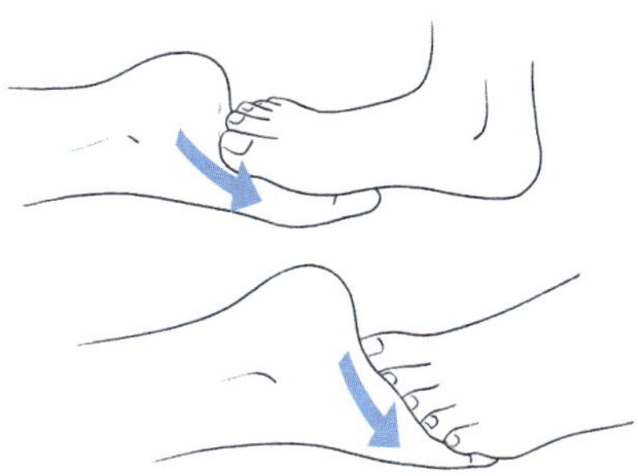

Massieren Sie mit Ihren beiden Füßen die Fußsohlen der behandelten Person von der Ferse bis zu den Zehen.

Thai-Massage

Die Thai-Massage hat ihre Wurzeln im Ayurveda, im Yoga und in der chinesischen Massage. Sie soll vor 2500 Jahren von Kumar Bhaccha, einem Zeitgenossen des Buddhas und Leibarzt des Bimbisara, König von Magadha, begründet worden sein.

Kumar Bhaccha war auch der Arzt einer Gemeinschaft buddhistischer Mönche. Sein Wissen wurde mündlich überliefert und dann in den üblichen Palmblattbüchern aufgezeichnet. Leider gingen diese 1767 beim großen, von den Burmesen verursachten Brand in der Stadt Ayutthaya verloren. Die wenigen Fragmente, die der Zerstörung entgingen, dienten als Vorlage für die Malereien, die noch heute an den Wänden des Wat-Pho-Tempels in Bangkok zu sehen sind.

Simon de La Loubère, französischer Botschafter am thailändischen Königshof, war der Erste, der die Thai-Massage als Therapiemaßnahme erwähnte. 1690 schrieb er: »Wenn man in Siam krank wird, überlässt man sich einer ausgebildeten Person, die den Körper behandelt. Diese bearbeitet den ganzen Leib, sogar mit den Füßen.«

Die geografische Lage Thailands zwischen Indien und China sowie seine Rolle als Warenumschlagplatz für die ganze Welt erklären die verschiedenen Einflüsse, die sich in dieser Methode niederschlugen. In ihr vereinen sich die üblichen Massagetechniken, Mobilisationsübungen für die Gelenke und die Arbeit mit dem eigenen Körpergewicht am Patienten, die den Nicht-Eingeweihten mitunter merkwürdig vorkommen. Da die Patienten meist angekleidet sind, wird weniger mit gleitendem Druck und mehr mit direkten Drucktechniken gearbeitet. Darüber hinaus ist die Thai-Massage eine ganzheitliche Technik, die unter anderem auf das chinesische Meridiansystem setzt. In der Thai-Massage gilt die Energie, die durch den Körper fließt, als »Wind«. In manchen Bereichen wird er blockiert, zum Beispiel in den Gelenken, in anderen kann er frei »wehen«. Es geht also immer darum, die Pforten für den Wind zu öffnen. Da der Buddhismus in Thailand sehr präsent ist, finden sich Elemente buddhistischer Meditation auch in der Massage.

So zum Beispiel das ständige Entwickeln positiver Absichten, wie sie in der Metta-Meditation – der Meditation über liebende Güte, Gleichmut und Mitgefühl – üblich sind. Manche Techniken der Thai-Massage sind für Europäer eher belastend. Wer Probleme mit Knochen und Gelenken hat, sollte diese Massageform lieber meiden.

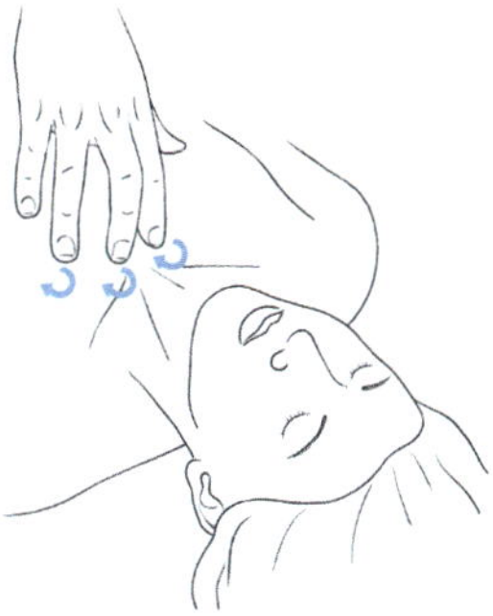

Legen Sie die Fingerkuppen auf den Brustkorb unterhalb des Schlüsselbeins. Führen Sie mit allen Fingern kleine Kreisbewegungen aus.

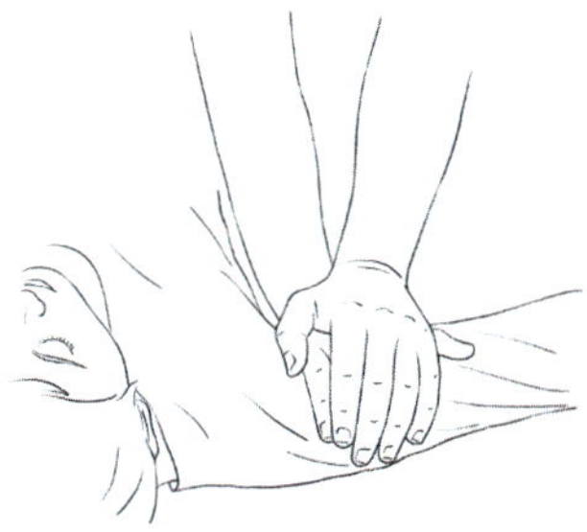

Mobilisierung: Legen Sie die Hände übereinander auf die Schulter und rollen Sie das Gelenk von vorn nach hinten.

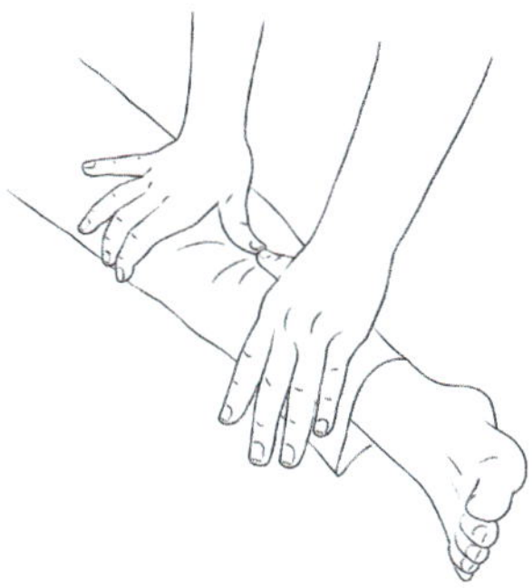

Legen Sie beide Daumen aneinander auf die Wade und drücken Sie langsam und fest. Danach loslassen.

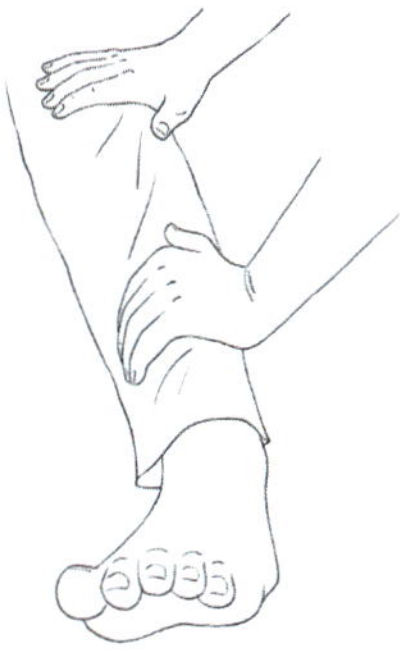

Mobilisierung: Rollen Sie das Bein des Patienten mit Ihren Händen vor und zurück, ähnlich wie beim Kneten von Teig.

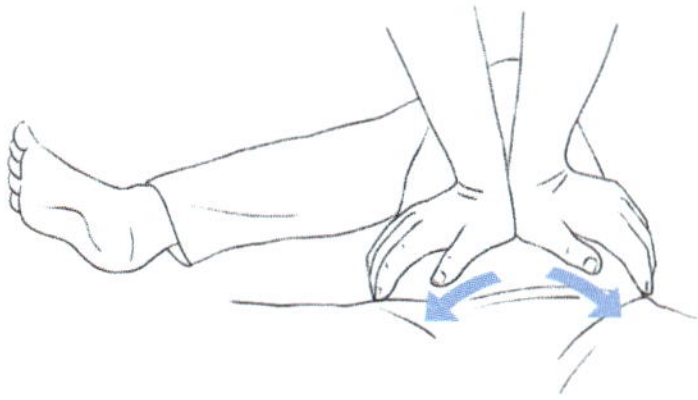

Der Patient zieht den Oberschenkel an. Sie drücken mit beiden Händen auf die Innenseite und lassen die Hände dabei nach außen gleiten.

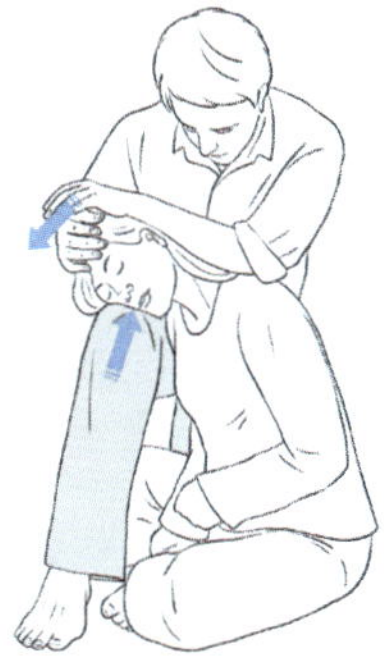

Legen Sie den Kopf der massierten Person auf Ihr Knie. Üben Sie mit dem Unterarm langsam Druck auf die Schläfe der massierten Person aus, während Sie mit dem Knie sanft das Kinn anheben.

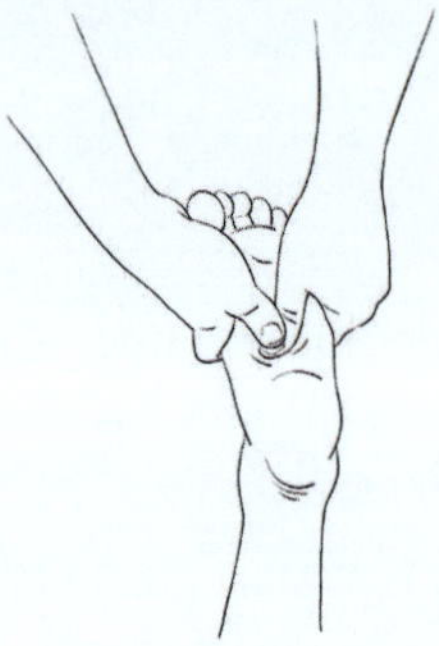

Legen Sie die Daumen übereinander und üben Sie unterhalb des Zehenballens festen Druck auf die Fußsohle aus.

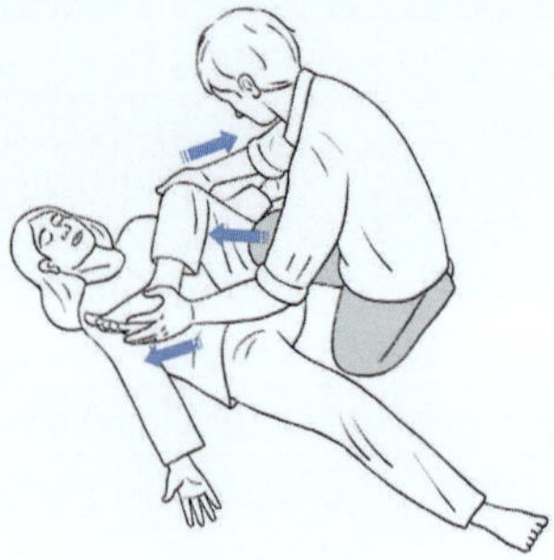

Heben Sie das Bein der behandelten Person an und setzen Sie Ihr Knie gegen die Rückseite ihres Oberschenkels. Drücken Sie mit dem Knie, während Sie das Bein nach rechts und links bewegen.

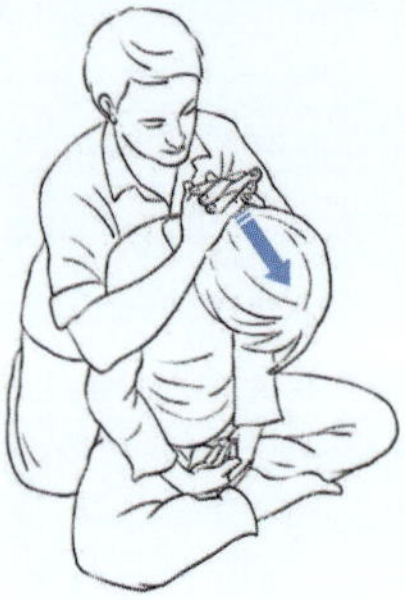

Verschränken Sie die Hände im Nacken der massierten Person, während Sie mit Ihren Ellbogen gegen ihre Schultern drücken und den Kopf nach unten bewegen.

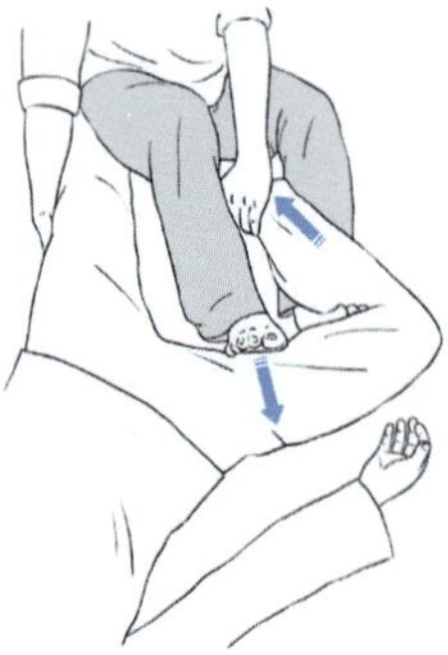

Mobilisierung: Setzen Sie Ihren Fuß auf den Oberschenkel der massierten Person. Fassen Sie dann mit einer Hand fest den Fuß der Person, mit der anderen ihren Schenkel. Üben Sie dann mit dem Fuß Druck gegen den Oberschenkel der massierten Person aus und ziehen Sie gleichzeitig an ihrem Fuß.

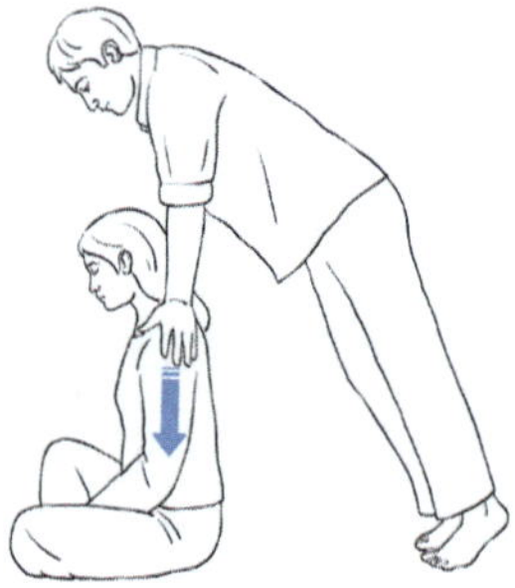

Mobilisierung: Stellen Sie sich hinter die massierte Person und drücken Sie mit den Händen auf ihre Schultern. Den Druck allmählich steigern.

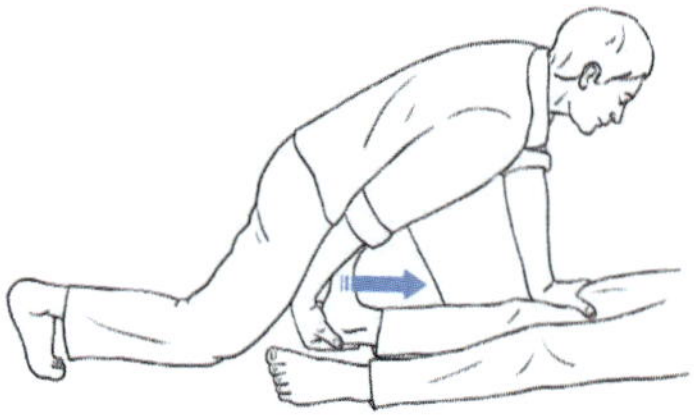

Mobilisierung: Nehmen Sie die Ferse der massierten Person in die Hand, sodass ihre Zehen auf Ihrem Unterarm liegen. Schieben Sie die Fußsohle nach vorn, während Sie sich mit der anderen Hand auf dem Oberschenkel abstützen.

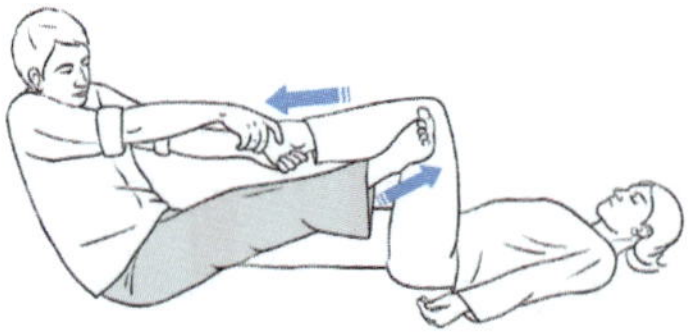

Mobilisierung: Drücken Sie mit dem Fuß gegen den Oberschenkel, während Sie gleichzeitig langsam am Fuß ziehen.

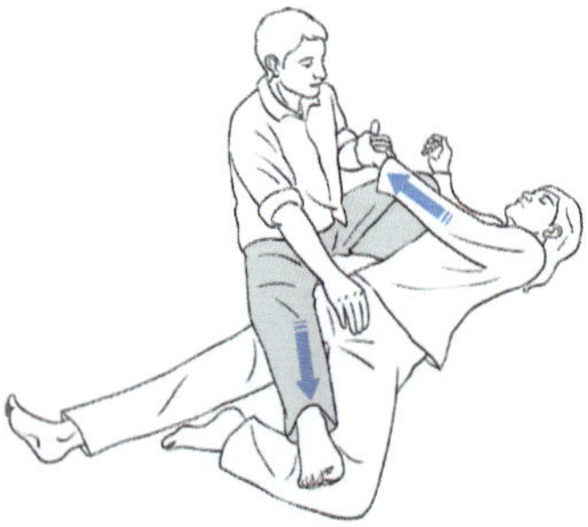

Mobilisierung: Drücken Sie mit dem Fuß gegen die Wade, während Sie gleichzeitig am Arm ziehen.

Orientalische Massage

Die Tradition der orientalischen Massage ist eng mit dem Islam verbunden. Tatsächlich gehen die Hammam genannten Badehäuser in der Nähe von Moscheen auf eine Empfehlung des Propheten Mohammed (circa 570 bis 632) zurück. Inspiriert von den alten Griechen, die Dampfbäder mit Massagen kombinierten, ließ der Prophet sich von dieser Hygienepraxis überzeugen. Die Massage und die Bäder dienen der »Sühne«, der Reinigung von Körper und Geist. Diese ganzheitliche Praxis findet sich auch im indischen Ayurveda und in der chinesischen Medizin.

Einige Jahrhunderte später entwickelte der persische Arzt Avicenna (980 bis 1037) die Prinzipien der »manuellen Therapie« in einem ausführlichen Handbuch weiter, das auch in der modernen Thalassotherapie Verwendung findet. Die Massage, so Avicenna, diene dazu, »schädliche Substanzen aus dem Muskel auszutreiben, die durch körperliche Bewegung allein nicht verschwinden«. Die Berührung sei »eine Kraft, die in den Nerven der Haut und des ganzen Körpers liegt«. Ebendiese Berührung ist es, die dem Christentum jede Massage suspekt erscheinen ließ. Erst die von Louis Pasteur entwickelten Vorstellungen zur Hygiene führten dazu, dass auch im Westen wieder Heilbäder entstanden.

Der orientalischen Massage geht gewöhnlich eine 20-minütige Sitzung im Hammam voraus. In der feuchten Hitze entspannen sich die Gewebeschichten und die Poren der Haut öffnen sich. So werden Stoffwechselschlacken besser abgebaut, der Stress verfliegt und die Muskulatur entspannt sich. Nach dem Dampfbad frottiert man den Körper intensiv mit einem etwas rauen Gewebe, um tote Hautzellen zu entfernen (Peeling). Nach einigen Minuten der Ruhe wird auf der nackten Haut massiert, wobei man häufig warmes Arganöl als Gleitmittel verwendet. Die orientalische Massage ist eine Ganzkörpertechnik, die sich gleichzeitig auf besonders empfindliche Bereiche wie Rücken, Nacken und Bauch konzentriert. Knetungen werden mit Streichungen, Klopfen und Schütteltechniken kombiniert. Zusätzlich werden die Gelenke intensiv gelockert. Charlie Chaplin hat die muskelstarken Massagen in türkischen Bädern in einem Film karikiert. Diese können einen westlichen Touristen schon überraschen, wenn er sich vor Ort den Händen eines Masseurs überlässt. Nach der Massage folgt eine kurze Entspannung, bei der man Pfefferminztee trinkt.

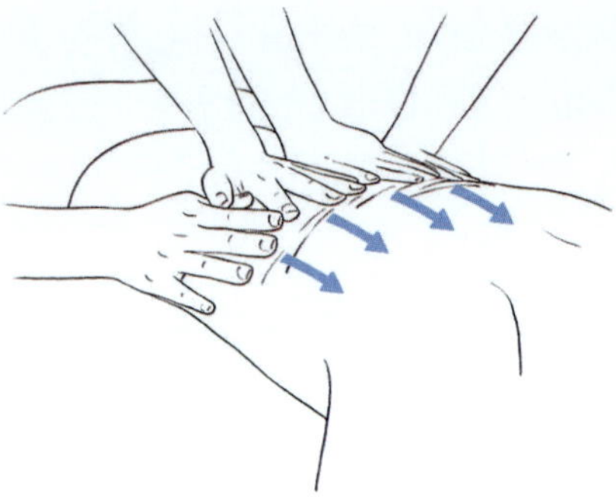

Vierhändige Massage: Die Hände werden flach aufgelegt und streichen mit intensivem Druck nach vorn.

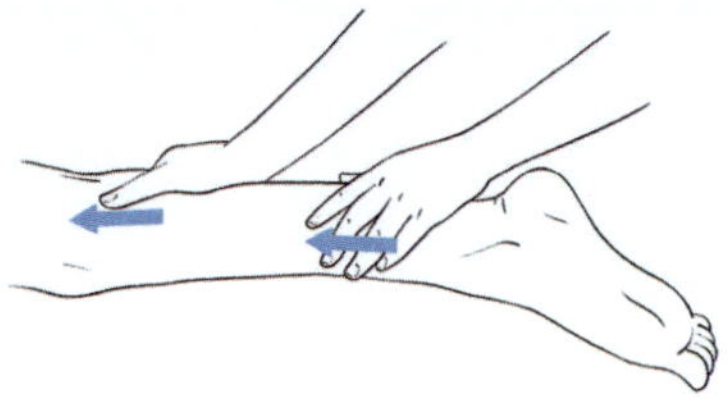

Streichen Sie abwechselnd mit der linken, dann mit der rechten Hand vom Knöchel zum Knie.

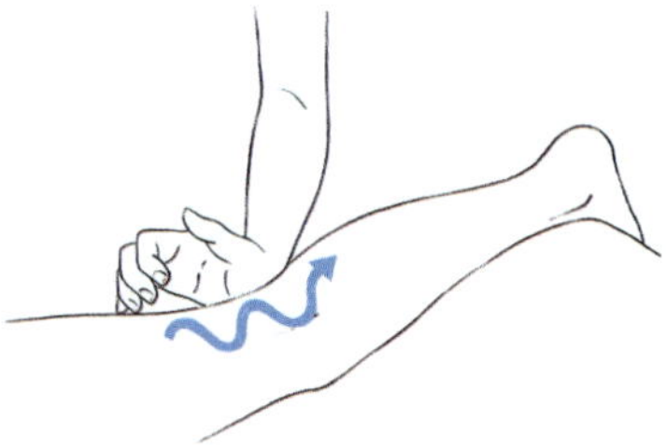

Drücken Sie mit dem Handballen auf der Rückseite des Beins von oben nach unten, wobei Sie eine Schlangenlinie ziehen.

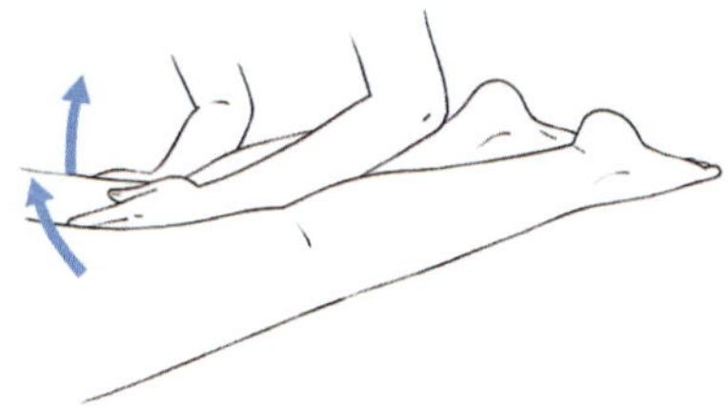

Legen Sie die Hände flach auf den Seiten des Oberschenkels auf und streichen Sie mit festem Druck nach oben.

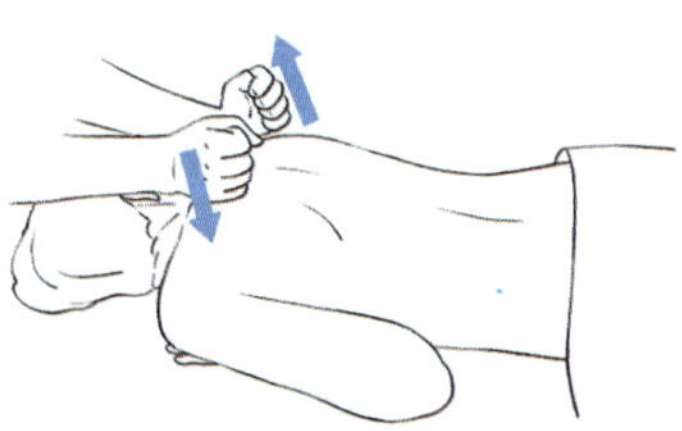

Klopfen Sie mit geschlossenen Fäusten auf die Muskeln an der Schulter.

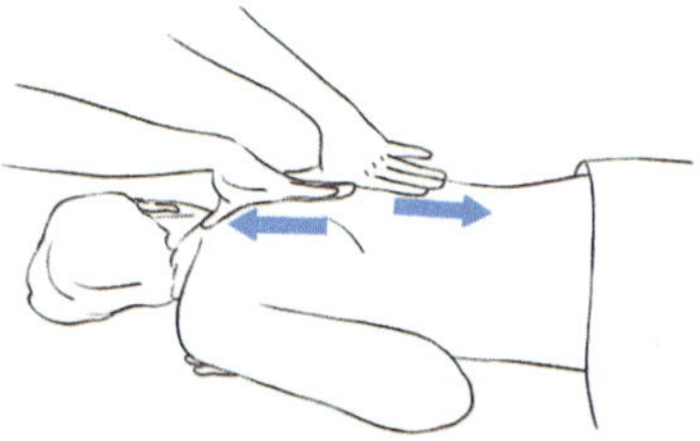

Setzen Sie die Hände mit ausgestrecktem Daumen flach auf und streichen Sie mit festem Druck in die jeweils entgegengesetzte Richtung.

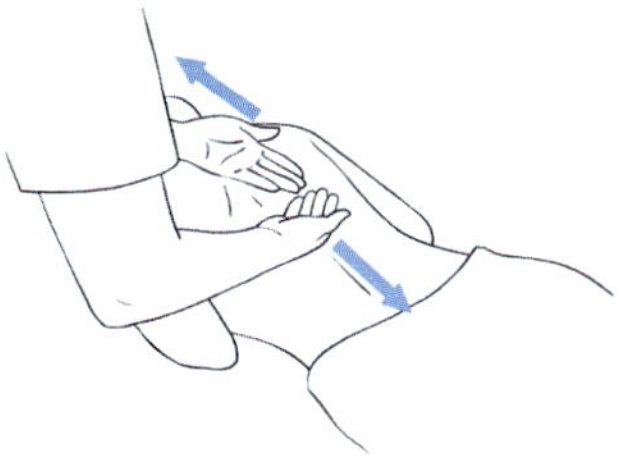

Legen Sie die Hände mit den Knöcheln auf den Rücken der massierten Person und streichen Sie sachte in die jeweils entgegengesetzte Richtung.

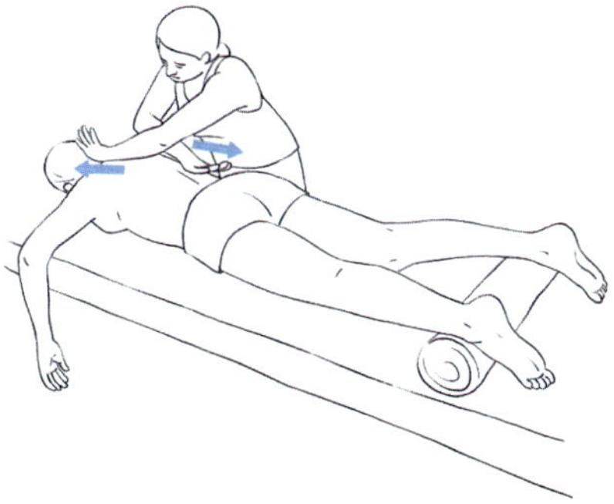

Legen Sie die Hände flach auf den Rücken und streichen Sie mit der einen Hand von unten nach oben, mit der anderen in die umgekehrte Richtung. Gleichmäßiger fester Druck.

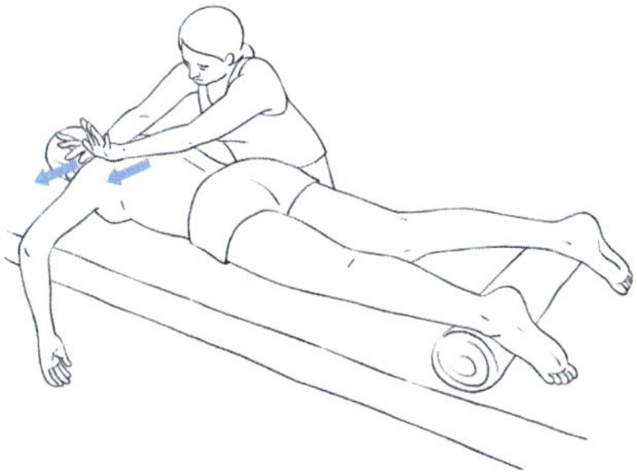

Verschieben Sie mit den Handballen die Muskelmasse an den Schultern. Fester Druck.

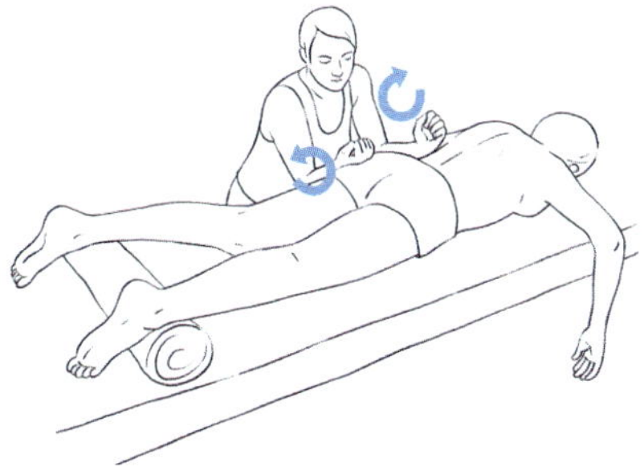

Rollen Sie Ihre Unterarme in jeweils verschiedener Richtung. Fester Druck.

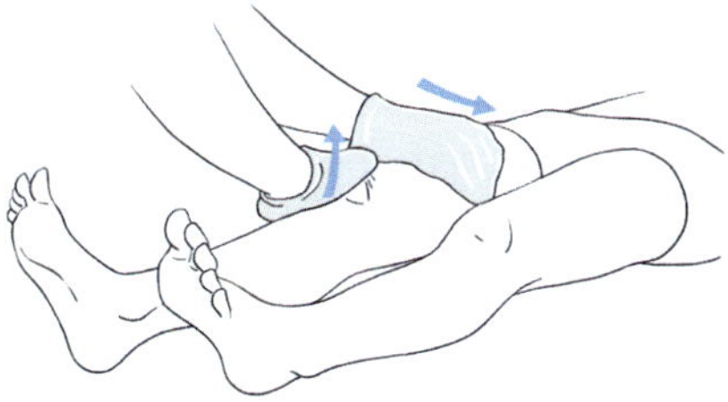

Das Peeling: Gehen Sie mit rauen Massagehandschuhen reibend über die Haut. Ihre Hände bilden dabei ein V.

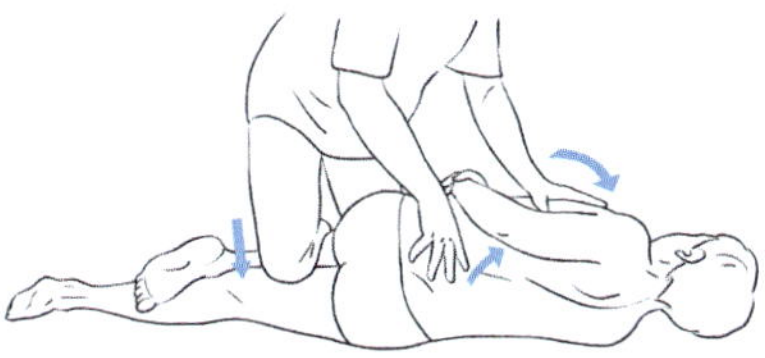

Mobilisierung: Legen Sie Hände und Knie auf wie in der Abbildung gezeigt. Drücken und ziehen Sie vorsichtig.

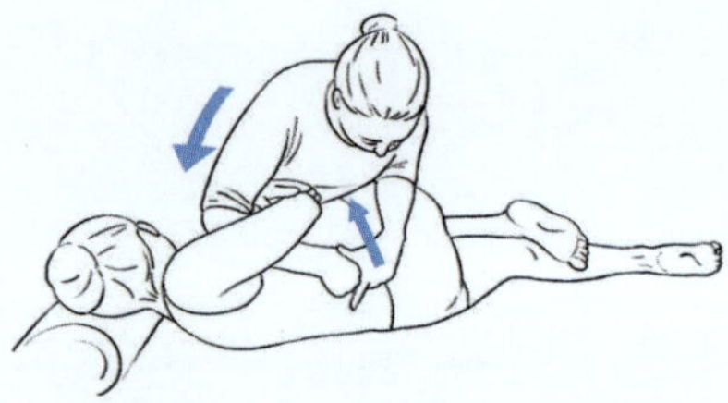

Mobilisierung: Legen Sie Ellbogen und Hände auf wie gezeigt. Üben Sie vorsichtig Druck aus. Dann die Seite wechseln.

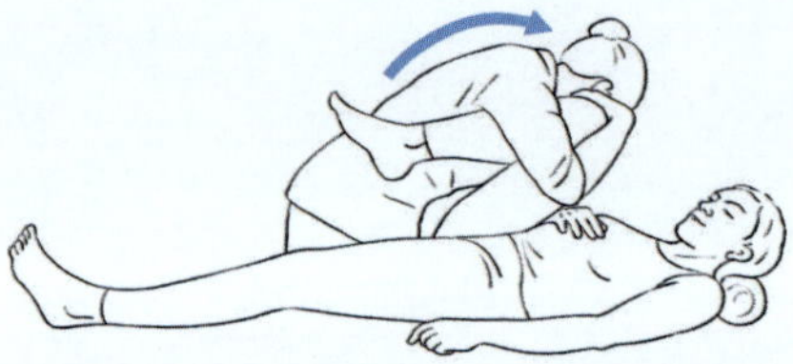

Mobilisierung: Heben Sie das Bein an wie gezeigt und drücken Sie mit Ihrem Körper vorsichtig dagegen. Dann die Seite wechseln.

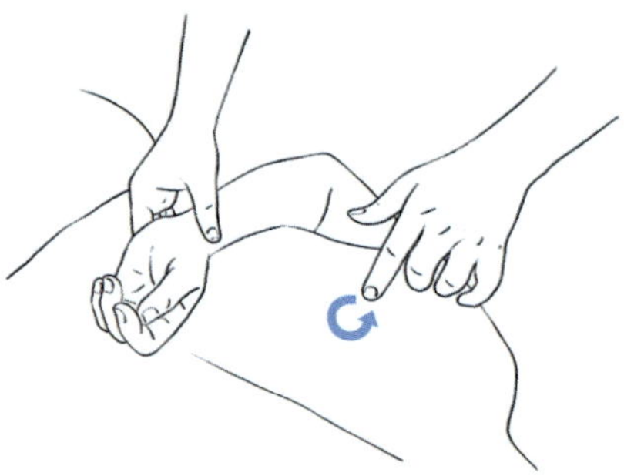

Legen Sie die Hand der massierten Person auf den Rücken. Ziehen Sie mit dem Finger kleine Kreise an der Muskulatur des Schulterblattes. Üben Sie festen Druck aus.

Chinesische Massage

Die chinesische Massage ist Teil der chinesischen Medizin. Sie wurde vor mehr als 5000 Jahren entwickelt, zeitgleich mit der ägyptischen Medizin und dem indischen Ayurveda. Sie umfasst die mittlerweile sehr bekannte Akupunktur, aber auch eine Unmenge von Arzneimitteln, spezielle Gymnastik (Tai-Chi und Qigong) sowie Ernährungsrichtlinien und Massagen. Die chinesische Medizin hat ganz Asien beeinflusst, vor allem Japan, aber auch benachbarte Länder wie zum Beispiel Indien. Die Methode wird häufig mit Ayurveda verglichen, vor allem was den ganzheitlichen Aspekt der Behandlung angeht. Die chinesische Massage arbeitet an den aus der Akupunktur bekannten Meridianen. Sie kann medizinisch eingesetzt werden, aber auch nur der »Harmonisierung des Körpers« dienen. Die Akupunktur stimuliert mittels Nadeln Punkte in der Haut, die auf gedachten Linien (Meridianen) liegen und den ganzen Körper durchziehen. Jeder Meridian hat eine bestimmte Funktion. Die Stimulierung dieser Punkte verbessert den Energiefluss und wirkt so auf die Organe ein.

Die Lebensenergie, chinesisch *Qi*, beherrscht die Welt ebenso wie den menschlichen Körper. Man stellt sie sich vor wie einen Hauch, einen Fluss, der im Körperinneren ständig in Bewegung ist. Von dessen Vitalität hängt unsere geistige und körperliche Gesundheit ab. Daher versucht die chinesische Medizin, das Qi zu beeinflussen. Da bei der Massage zwei Körper in Kontakt treten, sollte die Energie der massierenden und der massierten Person dienen. Dieses Prinzip begegnet uns in allen asiatischen Massagen wieder. Die Lebensenergie erfordert ein Gleichgewicht von Yin und Yang. Zu Yin gehört, was kalt, innerlich, dunkel, passiv und feucht ist. Das Yang hingegen steht für Warmes, Äußeres, Lichtes, Aktives und Trockenes. Die Massage trägt dem Rechnung, indem sie dem Körper Energie zuführt *(yin)* oder Energie ableitet *(yang)*. Beides dient dem Gleichgewicht.

Die chinesische Massage kennt viele Techniken, setzt jedoch stark auf die reflexologische Behandlung des Gesichts, der Hände und der Fußsohlen. Andere Techniken wie das Tuina setzen am ganzen Körper an und sorgen so für Entspannung, Revitalisierung und Harmonisierung.

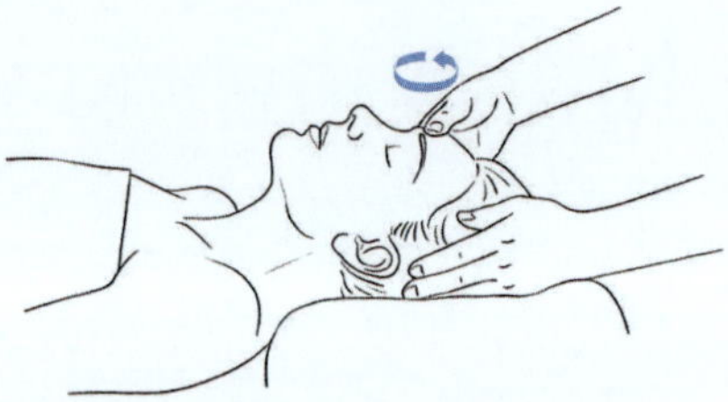

1. Ziehen Sie mit einem Daumen einen Kreis auf der Stirn des Behandelten. Üben Sie leichten Druck aus.

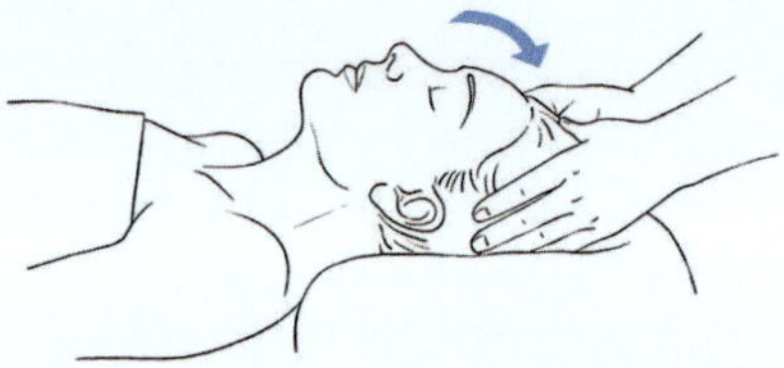

2. Ziehen Sie nun mit beiden Daumen eine gerade Linie vom Haaransatz bis zur Kopfmitte, ebenfalls mit leichtem Druck.

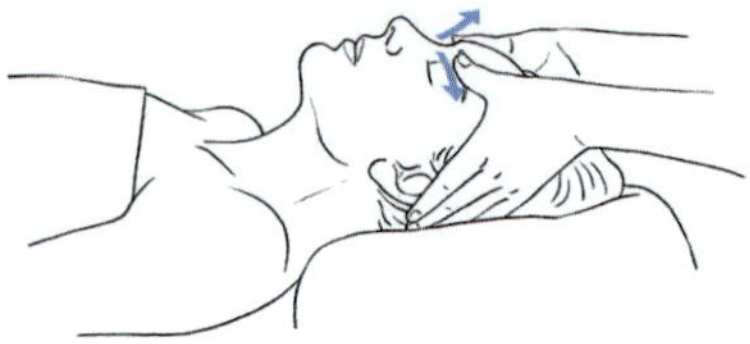

3. Streichen Sie mit beiden Daumen oberhalb der Augenbrauen eine Linie nach außen.

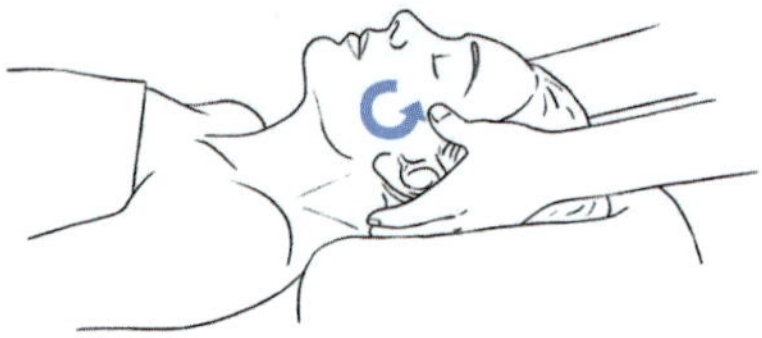

4. Machen Sie nun mit dem Daumen kreisende Bewegungen an den Schläfen.

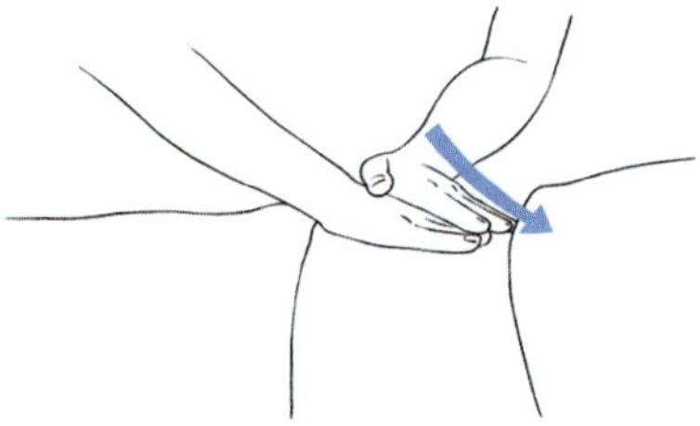

1. Legen Sie beide Hände übereinander und drücken Sie unterhalb des Brustbeins sanft in den Bauchraum. Loslassen. Zehnmal wiederholen.

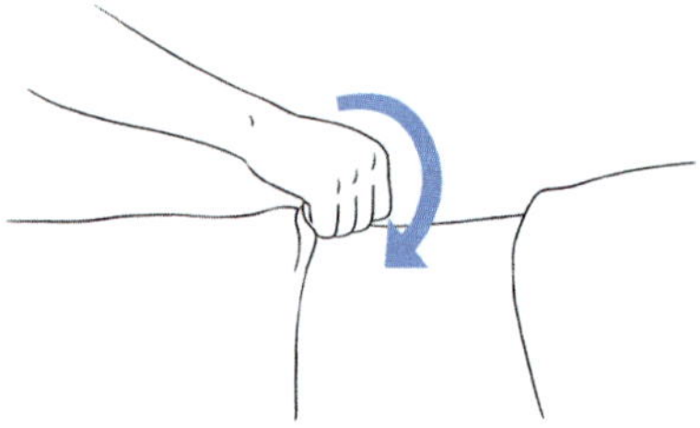

2. Schaukeln Sie mit der Faust auf der Bauchdecke vom Becken bis zu den Rippen. Steigern Sie allmählich den Druck.

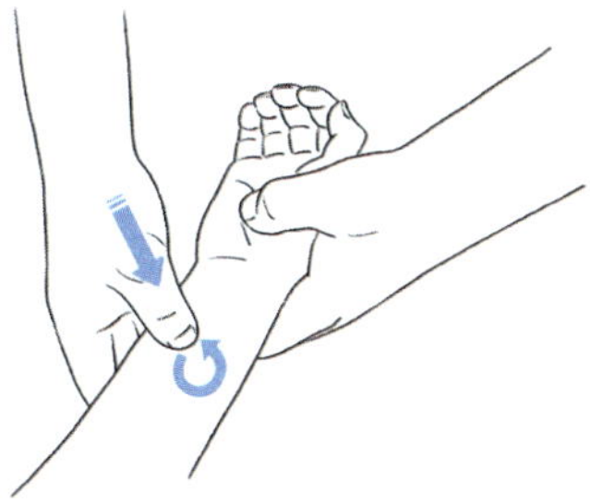

Ziehen Sie mit dem Daumen kleine Kreise dort, wo man üblicherweise den Puls fühlt (auf der Daumenseite unterhalb des Handgelenks). Üben Sie festen Druck aus.

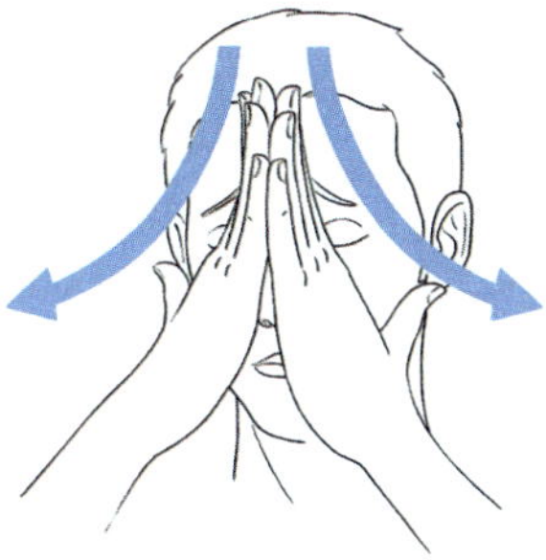

Setzen Sie die Hände an wie auf der Abbildung gezeigt und ziehen Sie diese von den Brauen bis zur Wange. Führen Sie die Bewegung schnell aus. Zehnmal wiederholen.

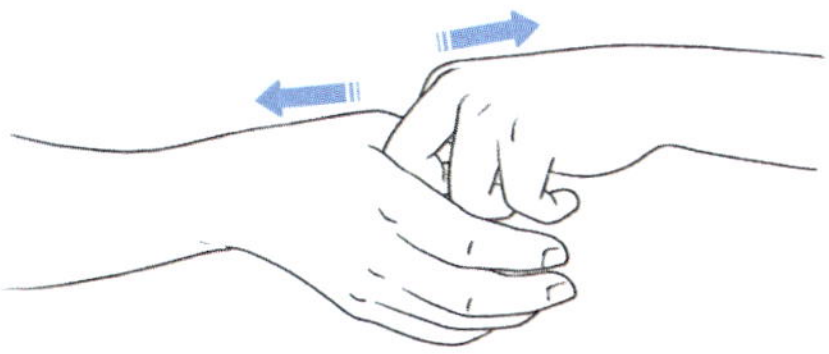

Nehmen Sie den Daumen zwischen zwei Finger und lassen Sie diese sachte darübergleiten.

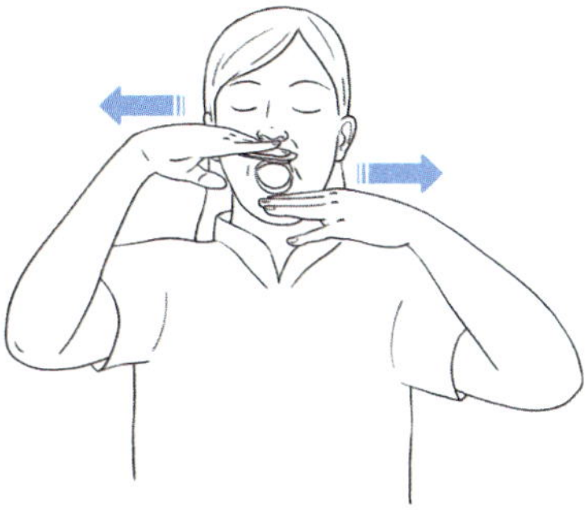

Selbstmassage: Setzen Sie die Handkanten oberhalb und unterhalb der Lippen an und machen Sie eine regelmäßige Sägebewegung.

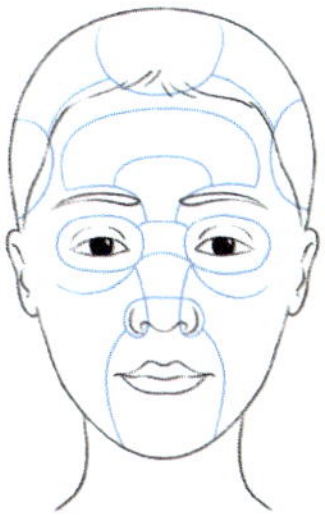

Zur Selbstmassage können Sie mit dem Finger den oben angegebenen Linien folgen.

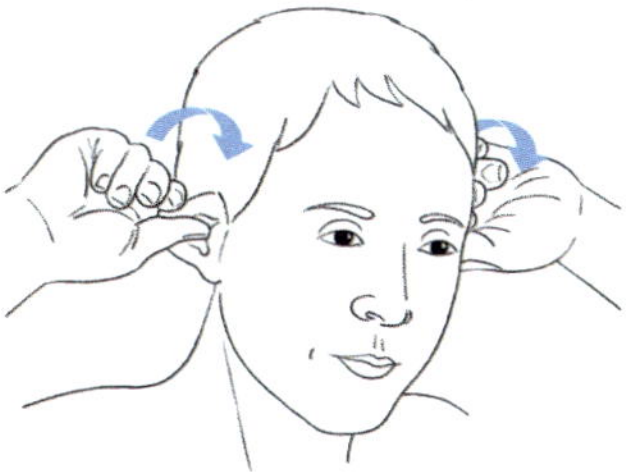

Selbstmassage: Drücken Sie mit den Fingern auf die obere Ohrmuschel. Ziehen Sie diese dann gleichzeitig auf beiden Seiten nach vorn. Zehnmal wiederholen.

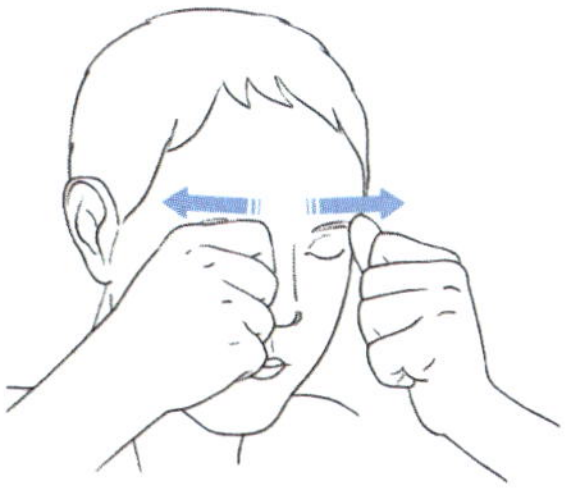

Ziehen Sie mit dem Daumennagel eine Linie über den Augenbrauen von innen nach außen. Die kurze Geste zehnmal wiederholen.

Anma

Die Technik des Anma entwickelte sich in Japan, Korea und China. Sie wurde ursprünglich von blinden Heilern ausgeübt. Ähnlich wie in der chinesischen Medizin werden hier 148 bestimmte Punkte am Körper behandelt, um die Meridiane ins Gleichgewicht zu bringen.

Anma heute ist letztlich eine Mischung aus den unterschiedlichsten Techniken: Druck mit den Fingern, Dehnungen, Klopftechniken, Effleurage, traditionelle Massage und so weiter. Anma lässt sich auch im Liegen ausüben, gewöhnlich aber wird die Technik im Sitzen angewandt. Es gibt dafür sogar einen eigens entwickelten Sessel.

David Palmer hat die Technik in den 1980ern in den USA bekannt gemacht, in Europa kam sie gegen Ende der 1990er-Jahre an. In Frankreich wurde sogar eine Organisation gegründet, die sich nur der Verbreitung des Anma widmete, das man in Büros und in den Wartesälen von Flughäfen anbot.

Die Massage bezieht den gesamten Körper mit ein und wird am bekleideten Patienten ausgeübt. Daher ist sie leicht umzusetzen, die einzelnen Sitzungen sind vergleichsweise kurz (15 bis 20 Minuten). Auch der Platzbedarf ist gering.

Die Massage dient vor allem der Entspannung, dem Stressabbau und der Erleichterung bei Muskelverspannungen. Tony Neuman beschäftigt sich ausgiebig mit ihr in seinem Buch über Sitzmassagen: *Le massage assis: L'art traditionell japonais d'acupression*. Tatsächlich gibt es auch nur wenige Fälle, in denen Anma nicht angebracht ist: bei Fieber, in der Schwangerschaft, bei Gefäß- und Hauptproblemen.

Da sie sich leicht in etwa 20 Stunden erlernen lässt, sind angehende Masseure und Masseurinnen davon begeistert, auch wenn den vollmundigen Versprechungen der Anbieter nicht immer Glauben zu schenken ist. Achten Sie darauf, dass Ihr Anma-Praktizierender eine gute Ausbildung hat und neben der Technik auch über gute Anatomiekenntnisse verfügt.

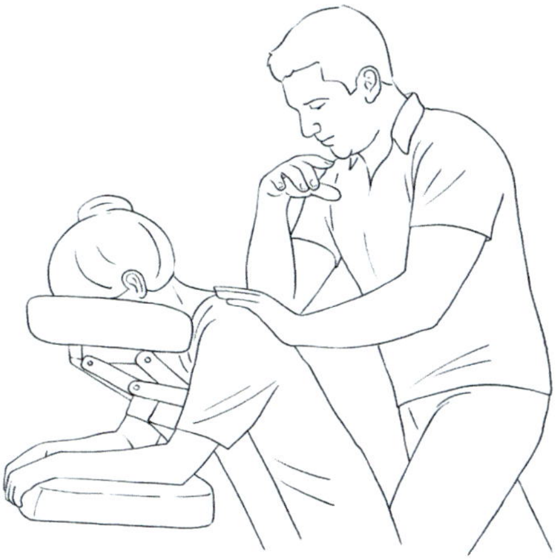

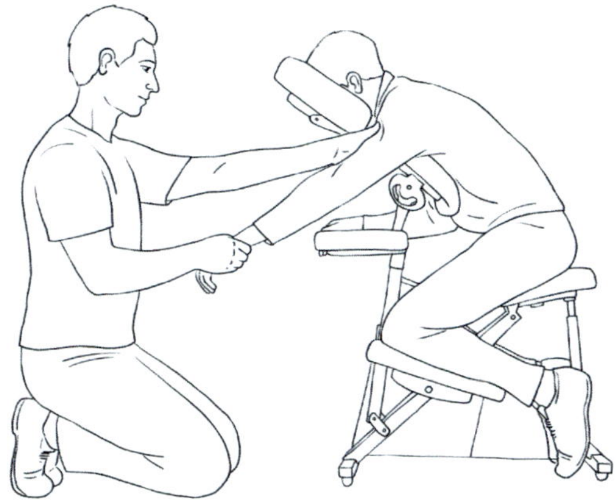

Der hier gezeigte Behandlungsstuhl wurde von David Palmer entwickelt und soll dem Patienten maximale Bequemlichkeit verschaffen.

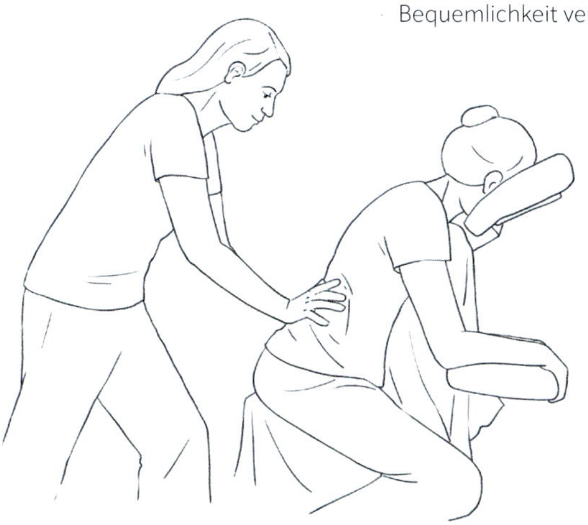

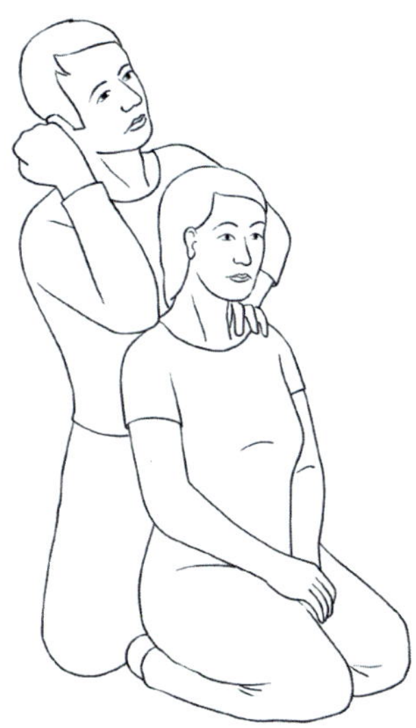

Dies ist eine der traditionellen Techniken, die im Sitzen oder Liegen ausgeübt werden kann.

Weitere Massagen

Kalifornische Massage

In den 1970ern entwickelte sich in Kalifornien eine Massagetechnik, die Seele und Körper in Einklang bringen soll. Inspiriert von der New-Age-Bewegung werden hier Techniken aus der asiatischen Massage ebenso eingesetzt wie aus der traditionellen westlichen Methode, um ein ganzheitliches Körperbild zu erzielen.

Hot-Stone-Massage

Für die Indianer Nordamerikas, von denen diese Technik stammt, symbolisiert die Lava, aus denen diese Steine bestehen, die Energie der Natur. Die warmen Steine werden auf bestimmte Körperpartien aufgelegt, um die Energie der Erde aufzunehmen. Eine entspannende und beruhigende Technik.

Tibetische Massage

Die tibetische Massage umfasst viele Elemente aus dem Ayurveda und der chinesischen Medizin, was angesichts der Lage Tibets zwischen diesen beiden Ländern kein Wunder ist.

Lomi

Diese Technik wurde ursprünglich von Schamanen in Polynesien entwickelt und diente als Initiationsritus beim Übergang zum Erwachsenwerden, wobei sie von Tanz und Gesang begleitet war. Im Westen wird sie als höchst entspannende Wellnessmassage praktiziert.

Schwedische Massage

Die schwedische Massage ist untrennbar mit bestimmten gymnastischen Übungen verbunden. Sie wurde von dem schwedischen Arzt Per Henrik Ling zu Beginn des 19. Jahrhunderts entwickelt und setzt auf Techniken, die der griechischen Antike und der römischen Badekultur entstammen.

7

UNVERZICHTBARE SPEZIALTECHNIKEN

Faszientherapie

Die Behandlung der Faszien ist eine manuelle Therapie, die Spannungen im Körper abbaut. Christian Carini, einer der Begründer dieser Technik, meint: »Diese Therapieform setzt die Berührung ein, um das traumatische Gedächtnis des Körpers und des Geistes freizusetzen.« Faszien sind Membranen, die je nach Körperpartie mehr oder weniger dicht beschaffen sind. Sie umgeben Muskeln und Organe und ziehen sich – wie Danis Bois, einer der maßgeblichen Faszientherapeuten meint – »wie ein umfassendes Spinnennetz durch den Körper, das die Füße mit dem Kopf und die Tiefe mit der Oberfläche verbindet.« Man rechnet die Faszien zum Bindegewebe. Es handelt sich um mehr oder weniger elastische Membranen, welche die Muskeln, Gelenke und die biologische Dynamik des Körpers beeinflussen und damit all seine Funktionen. Denn die Faszien spielen bei vielen Dingen eine entscheidende Rolle: Kraftübertragung, Bewegungssteuerung, Schmerzen und Entzündungen, aber auch bei der Bewusstheit des eigenen Körpers und Selbst.

Ihr Tonus und ihre Elastizität dämpfen Schocks, denen wir körperlich und seelisch ausgesetzt sind. Sind sie zu straff gespannt, haben wir Schmerzen. Sie sind mitunter auch für Probleme verantwortlich, für die es keine medizinische Erklärung gibt.

Jüngere wissenschaftliche Untersuchungen zeigen, dass Faszien bei Bewegungseinschränkungen eine wichtige Rolle spielen. Auch wenn man sie lange ignoriert hat, sind sie kein träges Gewebe. Sie haben eigene Blutgefäße und Nerven, die Spannungen in den Faszien schmerzhaft machen. Man vermutet mittlerweile, dass sie für chronische Rückenschmerzen verantwortlich sind. Sie sind untereinander verbunden wie eine »Kette«. Wenn man an einem Glied zieht, überträgt sich die Bewegung auf ein benachbartes Glied. Françoise Mézières hat daraus eine Technik zur Fasziendehnung entwickelt, die solchen »Muskelketten« folgt. Die Schritte einer Faszienmassage haben ebenfalls eine klar vorgegebene Abfolge. Achten Sie darauf, in die korrekte Richtung zu arbeiten, wenn Sie Erfolge erzielen wollen.

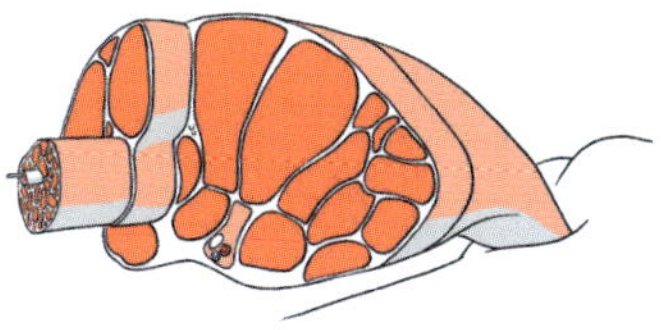

Die Faszien sind hier weiß eingezeichnet. Sie umgeben häufig die Muskeln, rot dargestellt.

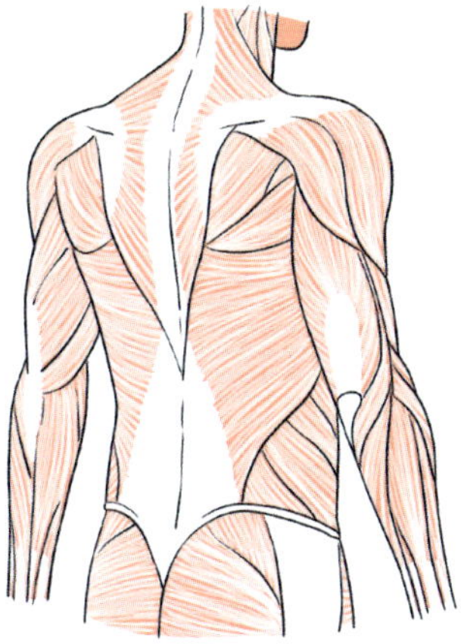

Auch hier sind die Faszien weiß eingezeichnet. Sie können oberflächlich oder tief liegen und umgeben große Muskelflächen.

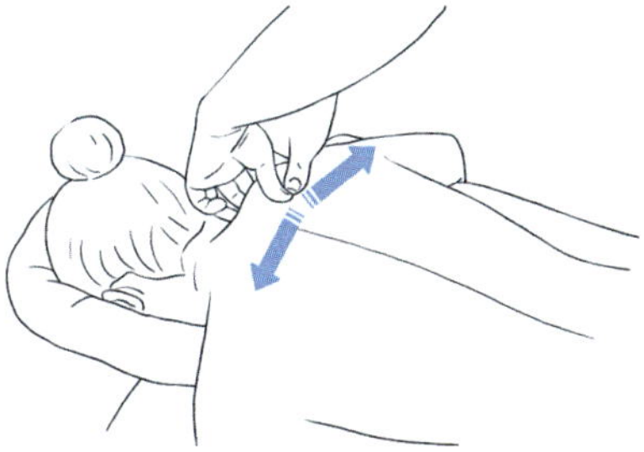

Nehmen Sie mit den Fingern eine Hautfalte an der Schulter auf und streifen Sie diese nach außen, wobei Sie einen kräftigen Druck beibehalten.

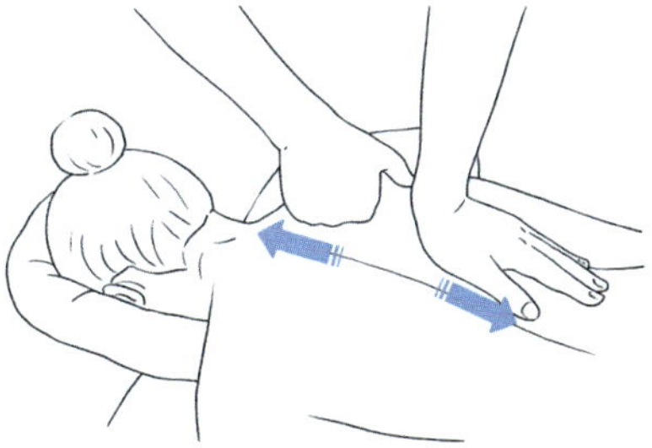

Legen Sie Faust und Hand auf wie gezeigt. Dann streichen Sie mit gleichmäßigem Druck in die jeweils entgegengesetzte Richtung.

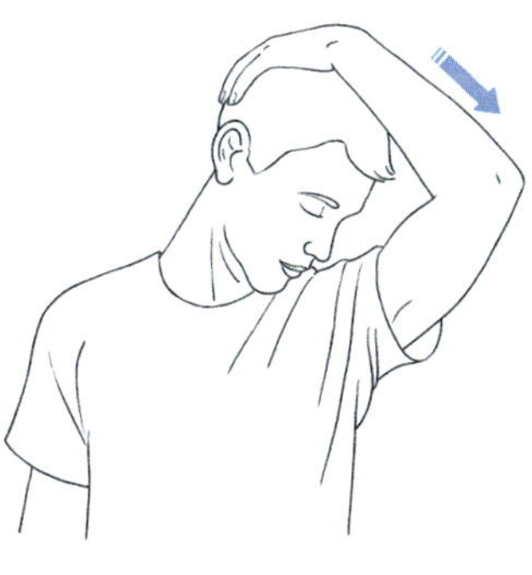

Selbstdehnung: Legen Sie die Hand flach auf den Kopf. Ziehen Sie diesen langsam und fest nach unten und zur Seite. Halten Sie diese Position zehn Sekunden lang.

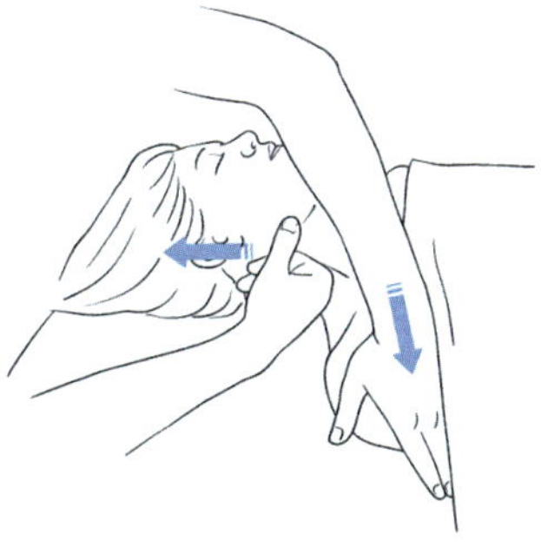

Legen Sie die geschlossene Hand seitlich am Nacken an. Die andere legen Sie flach auf die Schulter. Lassen Sie die Hände langsam auseinandergleiten.

Querfriktion nach Cyriax

Zielsetzung

Die Cyriax-Therapie, bei der tief liegende Gewebestrukturen behandelt werden, gehört zu den von Sportlern hochgeschätzten Techniken. Sie kann Schmerzen in Muskeln, Sehnen und Bändern gleichermaßen lindern. Sehnen verbinden Muskeln und Knochen. Hier bilden sich Entzündungen aus, vor allem Sehnenscheidenentzündungen. Bänder hingegen stabilisieren Gelenke.

Die Cyriax-Therapie beruhigt entzündungsbedingte Schmerzen und ermöglicht der Sehne nach einer Verletzung, ihre Elastizität wiederzugewinnen. Sie verhindert, dass sich Narbengewebe bildet, das die Beweglichkeit einschränkt. Die Technik wurde in den 1930er-Jahren von Dr. James Henry Cyriax entwickelt. Sie zielt zunächst darauf ab, die Durchblutung der betroffenen Region zu verbessern, damit sich weniger Narbengewebe bildet und die Entzündung zurückgeht. In einem zweiten Schritt bewirkt man ein Zuviel an Körpersignalen. Die Wahrnehmung an der schmerzenden Stelle unterscheidet nicht zwischen Schmerz und Druck. Aus diesem Grund lässt bei von außen ausgeübtem Druck die Schmerzempfindung automatisch nach. Zusammen erhöhen diese beiden Techniken die Beweglichkeit betroffener Gelenke.

Beschreibung

Diese Methode geht in die Tiefe und arbeitet dabei häufig mit Friktionen (Reibung). Die Behandler setzen Hände, Finger, Fingerkuppen, aber auch den Ellbogen ein. Dabei wird auf die verletzte Region maximaler Druck ausgeübt. Die Bewegung erfolgt quer zur Verlaufsrichtung der Muskelfasern oder der Sehne, daher der Begriff »Querfriktion«. Sie müssen also die Verlaufsrichtung der anatomischen Strukturen kennen. Der Eingriff erfolgt mit kleinen Bewegungen wie bei der üblichen Reibung, aber der Druck und der Rhythmus müssen konstant sein. Für Behandler ist diese Technik anstrengend, denn es kann gut 15 Minuten dauern, bis Sie das gewünschte Ergebnis erreichen.

Was Sie spüren: Das hängt ganz von der behandelten Stelle ab. Bei einer Sehne spüren Sie vielleicht ein straff gespanntes Band unter den Fingern, bei einem Band eine faserige Struktur, beim Muskel ist es eine übermäßige Dichte. Die anfängliche Abtastung, ohne die diese Technik unmöglich ist, vermittelt den Eindruck von gestresstem Gewebe, das Bewegungen einschränkt oder gar verhindert. Da die Behandlung einige Zeit dauern kann, sollten Sie darauf achten, dass Sie guten Zugriff auf die zu behandelnde Stelle haben. Tasten Sie sich durch die einzelnen Gewebeschichten vor, bis Sie die richtige Stelle erreicht haben. Dann beginnen Sie die Behandlung und behalten den einmal angefangenen Rhythmus bei. In winzigen Schritten wird sich eine Entspannung des Gewebes einstellen. Es wird weniger dicht, elastischer.

Was die behandelte Person spürt: Der »exquisite« Schmerz ist stark, aber ebenso begrenzt auf die Stelle, wo das Problem sitzt. Der punktuelle Schmerz lässt nach und weicht dem Gefühl einer schmerzhaften Zone. Üblicherweise sind mehrere Sitzungen nötig, um den Nutzen dieser Technik zu erfahren. Wenn sich die Region beruhigt hat, können Sie auch mit Selbstmassage daran arbeiten, zum Beispiel beim Tennisellbogen.

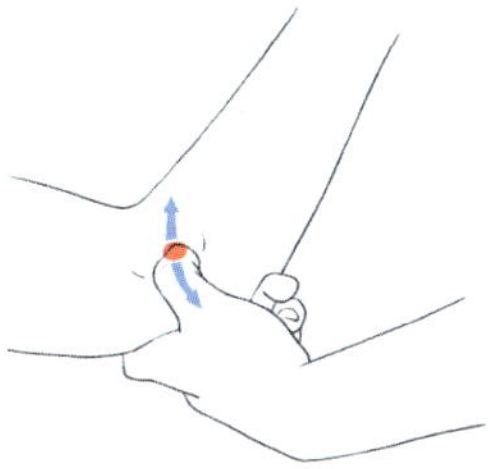

Cyriax-Griff beim Tennisellbogen

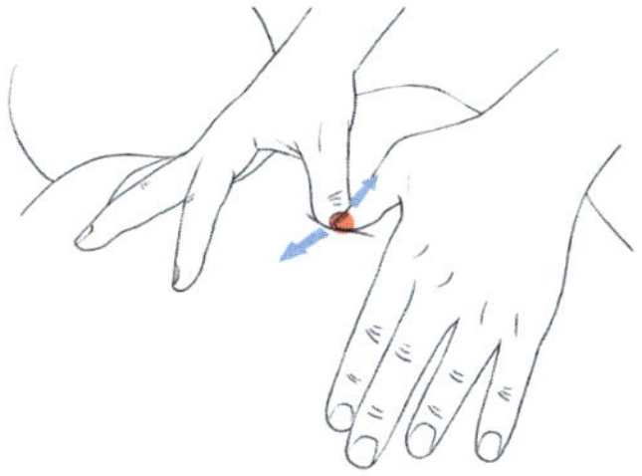

Tiefenstimulierung des Muskelgewebes

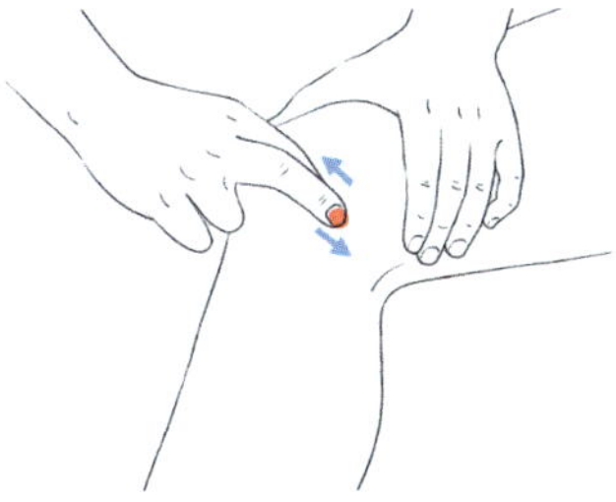

Cyriax-Griff beim Innenband des Knies

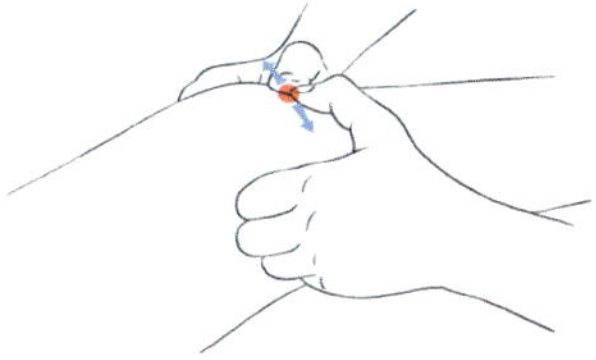

Cyriax-Griff für die Patellarsehne

Beckenmassage

Erst in der Mitte des 19. Jahrhunderts wurden durch die Arbeit des österreichischen Arztes Ignaz Semmelweis Hygienemaßnahmen für Ärzte zur Routine. Die Schweden sind die Vorreiter bei dieser speziellen Praxis, die auf die Erkenntnisse griechischer und römischer Ärzte und Bädertherapeuten zurückgehen. Dr. Ling, der Begründer der schwedischen Massage, war einer der Vorkämpfer dieser Technik. Der schwedische Kinesiotherapeut Martin Thure Brandt entwickelte eine gynäkologische Massage, die für diese Zeit geradezu revolutionär war. Er beschreibt den »dynamogenischen« Reflex durch die Bauchmassage (bei der durch die Massage konkrete Organfunktionen angeregt werden). Und er entwirft eine Reihe körperlicher Übungen, welche die weiblichen Genitalien, aber auch den restlichen Körper stärken sollen. Zu diesen Techniken gehört auch die Massage der Vagina, die mit »kurzen und leichten kreisenden Massagen behandelt wird, auf die kurze Pausen folgen«. Die Technik hatte vor allem in England Erfolg, wo die Damen des viktorianischen Zeitalters offensichtlich ein gewisses Vergnügen an dieser speziellen Massage fanden. Hier stellen wir Ihnen eine sehr entspannende Technik vor, die Sie allein oder zu zweit üben können.

Beschreibung

Platzieren Sie Ihren Finger am Eingang der Vagina und wölben Sie ihn nach oben (siehe Zeichnung). Fixieren Sie das Handgelenk mit der anderen Hand und führen Sie mit dem Finger fünfmal kleine kreisförmige Bewegungen aus. Dann pausieren Sie. Fahren Sie mit größeren Kreisbewegungen fort. Pause. Verschieben Sie den Finger leicht und wiederholen Sie den Ablauf.

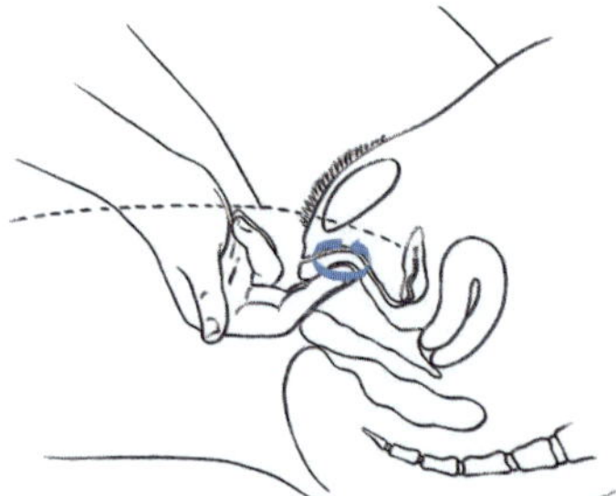

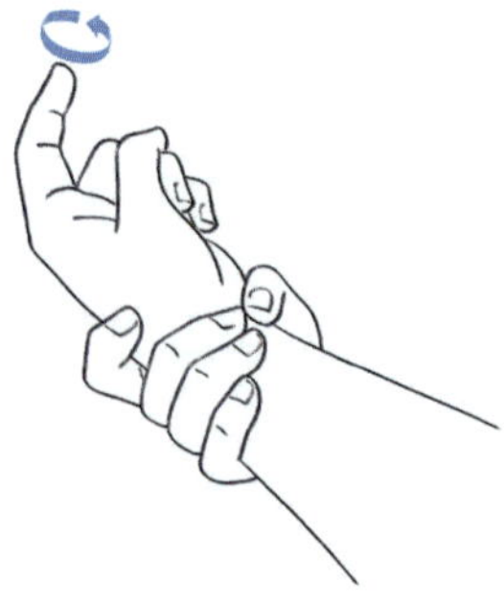

SCHLUSSWORT UND ANHANG

Die richtige Massage und die richtigen Behandler finden

In Frankreich wie in Deutschland dürfen therapeutische Massagen nur von speziell ausgebildeten Masseuren und Masseurinnen gegeben werden. Außerdem muss ein Arzt sie verschreiben. Für alles andere gibt es eine Menge Praktizierende, die Ihnen Techniken anbieten, die Sie selbst bezahlen müssen. Man spricht hier meist von Drainage, Wellness oder ähnlichen Dingen. Diese Anbieter dürfen nicht mit etwaiger therapeutischer Wirkung werben. Daher konstruiert man oft eine Art Opposition zwischen medizinischen Masseuren und anderen. Aber dieser Gegensatz besteht nur, wenn nicht ausgebildete Masseure ihre Grenzen überschreiten und medizinische Therapien anbieten.

In den letzten Jahren wurden unglaublich viele Massagesalons eröffnet. Dass sie von Asiaten betrieben werden, ist nicht unbedingt ein Qualitätsmerkmal.

Sie können alle möglichen Massagen buchen:

- asiatische Massagen, welche die Energien zwischen Yin und Yang ausgleichen und Ihnen neue Energie schenken,
- ayurvedische Massagen, die reinigend und entspannend wirken,
- orientalische Massagen, die sich auf die großen Muskelgruppen konzentrieren und nach sportlicher Anstrengung ratsam sind,
- kalifornische oder schwedische Massagen, die eher anregend wirken.

Der Preis für diese Behandlungen variiert, je nach Ort des Angebots, der Qualität und Erfahrung der Masseure und natürlich nach Dauer der Massage. Die Preise reichen also von 30 Euro bis 150 Euro für Massagen von 15 bis zu 90 Minuten.

Massagetherapeuten, die bestimmte Techniken anbieten, haben sich meist in Berufsverbänden zusammengeschlossen. Von dort bekommen Sie Namen und Adressen, aus denen Sie Behandler auswählen können.

Im Hotel oder im Spa können Sie meist exotischere Massagen buchen. Natürlich ist da auch viel Marketing dabei, aber Sie werden erstaunt sein, wie qualifiziert die Behandler in guten Häusern sind. Das schlägt sich allerdings auch im Preis nieder.

Zögern Sie nicht, auch Freunde und Bekannte zu fragen. Mundpropaganda ist manchmal die beste Informationsquelle, gerade wenn Sie sich zu Hause massieren lassen wollen.

Wir haben für dieses Buch so manche Technik ausprobiert, meist auf Empfehlung von Freunden oder Patienten, die damit gute Erfahrungen gemacht haben.

Und wenn Sie in einem Land Urlaub machen, das für seine Massagen berühmt ist, sollten Sie ruhig mal jene Kunst genießen, die meist im Rahmen einer Gemeinschaft entstanden ist und sich daher kaum übertragen lässt.

In jedem Fall: Lassen Sie sich nicht blind auf irgendein Abenteuer ein. Eine schlechte Massage kann Ihrer Gesundheit schaden. Wenn Sie Zweifel haben, lehnen Sie lieber ab.

Verwendete und empfehlenswerte Literatur

Davis, Claire et al.: *The Trigger Point Therapy Workbook: Your Self-Treatment Guide for Pain Relief*. New Harbinger, 2013

Dicke, Elisabeth; Leube, Dr. Hede: *Massage reflektorischer Zonen im Bindegewebe bei rheumatischen und inneren Erkrankungen*. Verlag von Gustav Fischer in Jena, 1944

Finn, Richard: Triggerpunkte selbst behandeln. Riva Verlag, 2023

Kesse, Joseph: *Medizinalrat Kersten: der Mann mit den magischen Händen*. Nymphenburger, 1961

Leprince, Dr. A.; de Sambucy, Dr. A.; de Beauce, J.-P. M.; Rigel, P.: *Comment rajeunir: L'organisme de le système nerveux d'après les méthodes de Gëorgia Knap*. Omnium Littéraire, 1949

Neuman, Tony: Le massage assis: *L'art traditionnel japonais d'acupression: amma*. Jouvence, 1999

Simons, David G.; Travell, Janet G.: *Myofascial Pain and Dysfunction: Trigger Point Manual*. Williams and Wilkins, 1983

Alle Techniken auf einen Blick

Beispielvideos

Die folgenden Videos stellen Beispiele dar, wie sich die unterschiedlichen Techniken zu einer Massageeinheit zusammenfügen lassen.

Grundtechniken: Rücken *(le dos)*

- Gleichzeitige Streichung *(Effleurage global)*
- Abwechselnde Streichung *(Effleurage alterné)*
- Gleitender Druck *(Pressions glissées)*
- Rollen *(Palper-rouler)*
- Striche ziehen *(Traits tirés)*
- Dehnung *(Étirements)*
- Kamm *(Peignage)*
- Vibration *(Vibration)*
- Klopfungen *(Percussions)*
  - Muschel *(Percussions coquillage)*
  - mit offener Hand *(Percussions mains ouvertes)*
  - mit Faust *(Percussions poings fermés)*
- Décordage

Grundtechniken: Beine *(les jambes)*

- Abwechselnde Streichung *(Effleurage alterné)*
- Reptation, Variante der Löschwiege
- Druck mit dem Daumen *(Pression au pouce)*
- Schaukel *(Ballottements)*
- Knetung *(Pétrissage)*

Grundtechniken: Bauch *(le ventre)*

- Streichung *(Effleurage)*
- Abtasten *(Palpation)*
- Klavier *(Pianotage)*
- Zupfen *(Pincement)*
- Pumpe *(Pompage)*
- Löschwiege *(Tampon buvard)*
- Kreisende Massage *(Ponçage)*

Grundtechniken: Gesicht *(le visage)*

- Modellage *(Modelage)*
- Reibung *(Friction)*
- Ziehen *(Traction)*
- Dehnung *(Étirement)*
- Hinhorchen *(Écoute)*
- Ziehen der Halswirbelsäule *(Traction dans l'axe)*

Beispiel: Ganzkörpermassage *(massage global)*

- Rücken *(le dos)*
- Rückseite der Beine *(la jambe partie postérieure)*
- Vorderseite der Beine *(la jambe partie antérieure)*
- Füße *(les pieds)*
- Bauch *(le ventre)*
- Arme und Hände *(les bras et les mains)*
- Gesicht *(le visage)*

Beispiel: Wohlfühlmassage *(bien-être)*

- Arme und Hände
- Gesicht

Über die Autoren

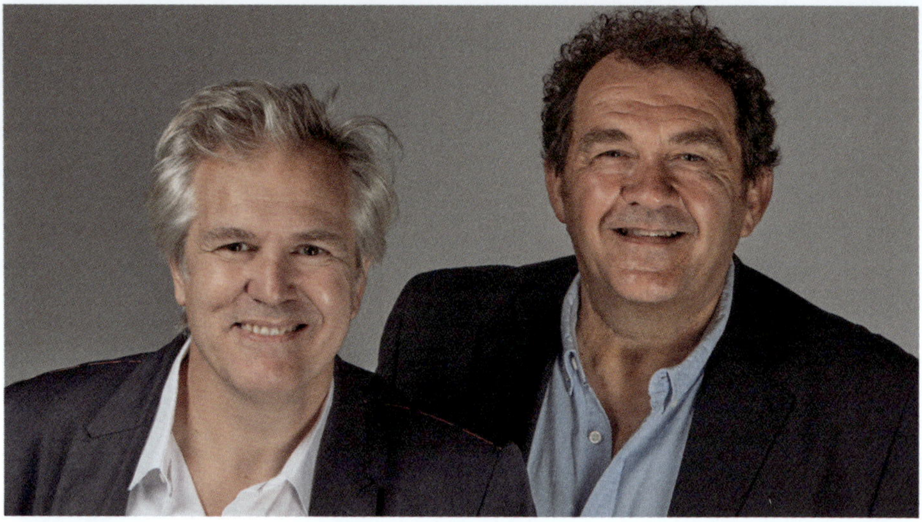

Jean-Christophe Berlin (rechts im Bild) ist Sportmediziner und Physiotherapeut. Neben seiner eigenen Praxis ist er in einer Einrichtung für Rückenchirurgie tätig. Seinerzeit selbst als Rugbyspieler auf dem Feld aktiv, ist er heute Physiotherapeut der Rugbymannschaft des Stade Français Paris, die in der obersten Liga spielt, wo er auch die sportmedizinische Abteilung leitet. Er ist Autor mehrerer Bücher rund um das Thema schmerzfreie Bewegung.

Nicolas Bertrand ist Physiotherapeut, Osteopath und Co-Autor mehrerer Gesundheitsratgeber. Er lebt und arbeitet in Nizza.

Dank

Madame Helbaz
L'arbre de vie
Jeanne-Sopie Berlin
Olga Ponourina
Leslies, Côme, Gabin, Léo et Noé
Marie-Emily Barathon
Elisa und Swan Bertrand
Corali Bajot
Anne Ragougneau
Jean-François Fanet